101 coisas
para fazer antes
da dieta

MIMI SPENCER

101 coisas para fazer antes da dieta

Tradução
Paula Bara

CIP-BRASIL. CATALOGAÇÃO-NA-FONTE
SINDICATO NACIONAL DOS EDITORES DE LIVROS, RJ.

Spencer, Mimi
S729c   101 coisas para fazer antes da dieta: porque ser bonita não é apenas uma questão de perder peso/Mimi Spencer; tradução: Paula Bara. - Rio de Janeiro: Best*Seller*, 2012.

Tradução de: 101 things to do before you diet
ISBN 978-85-7684-407-5

1. Beleza física (Estética). 2. Banquetes. I. Título. II. Título: Cento e uma coisas para fazer antes da dieta.

11-7610.   CDD: 646.7042
                                                CDU: 646.7-055.2

Texto revisado segundo o novo Acordo Ortográfico da Língua Portuguesa.

Título original norte-americano
101 THINGS TO DO BEFORE YOU DIET
Copyright © 2009 by Mimi Spencer
Copyright da tradução © 2012 by Editora Best Seller Ltda.

Capa: Igor Campos
Editoração eletrônica: FA Editoração

Todos os direitos reservados. Proibida a reprodução,
no todo ou em parte, sem autorização prévia por escrito da editora,
sejam quais forem os meios empregados.

Direitos exclusivos de publicação em língua portuguesa para o Brasil
adquiridos pela
EDITORA BEST SELLER LTDA.
Rua Argentina, 171, parte, São Cristóvão
Rio de Janeiro, RJ — 20921-380
que se reserva a propriedade literária desta tradução

Impresso no Brasil

ISBN 978-85-7684-407-5

Seja um leitor preferencial Record.
Cadastre-se e receba informações sobre nossos lançamentos
e nossas promoções.

Atendimento e venda direta ao leitor:
mdireto@record.com.br ou (21) 2585-2002

Para Lily May

SUMÁRIO

Agradecimentos 9
Introdução 10

CAPÍTULO 1
Mude a forma de pensar para mudar a forma do corpo: *o esplendor corporal começa pela cabeça* 20

CAPÍTULO 2
A dúzia não dietética: *o programa dos 12 passos para dar um jeito nos hábitos de gordinha* 47

CAPÍTULO 3
O básico do corpo: *tudo começa pelas calças* 74

CAPÍTULO 4
Como comer pouco, parte I: *o que colocar no garfo* 95

CAPÍTULO 5
Como se vestir para parecer magra... *e enganar o mundo* 120

CAPÍTULO 6
Como comer pouco, parte II: *domine a arte de eliminar calorias* 151

CAPÍTULO 7
A arte da ilusão: *distrair, iludir e enganar* 190

CAPÍTULO 8
Sobre a beleza: *como despistar flacidez, gordura, banha e inchaço* 211

CAPÍTULO 9
Encontro marcado com a taxa de metabolismo: *a prática de exercício físico começa aqui* 230

CAPÍTULO 10
A vida, o universo e tudo mais: *como tudo que você faz reflete no espelho* 255

CAPÍTULO 11
Ame-se: *engrandeça-se para reduzir de tamanho* 282

Sites úteis 290
Bibliografia 292

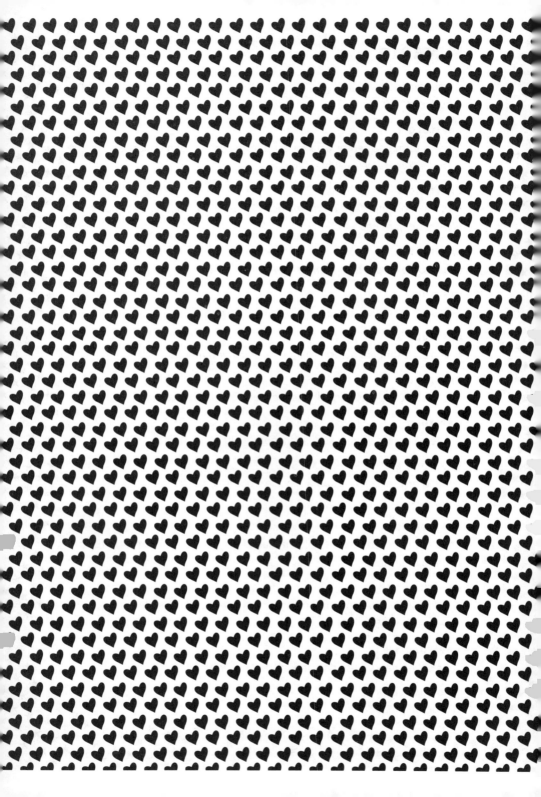

AGRADECIMENTOS

Um obrigado e um pão doce bem grande à Lizzy Kremer, uma mulher de muito discernimento que sabe que pedir duas colheres para uma única sobremesa ainda vale a pena.

Também agradeço muito à Marianne Velmans, minha voz da razão. Digo o mesmo a todos da Transworld, especialmente à Manpreet Grewal, Alison Barrow, Kate Samano, Sarah Roscoe e Janine Giovanni.

Um agradecimento especial à Nicola Jeal por ser absurdamente brilhante, durante tantos anos que já até perdi a conta, e à Sue Peart, da revista *You*, por me ceder o espaço da minha coluna durante cinco anos para discutir o estado dos guarda-roupas do país.

E, finalmente, como sempre, o meu obrigado a Paul, Lily e Ned, os amores da minha vida.

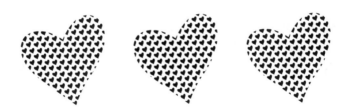

INTRODUÇÃO
MAGREZA: O SONHO DE UMA GERAÇÃO

Não conheço nenhuma mulher que não queira perder dois quilinhos. É claro que algumas adorariam perder ainda mais do que isso — e, quem sabe, reduzir o número do manequim —, mas a maioria de nós se põe a olhar o horizonte de nossas vidas e vislumbra um dia em que estaremos — ah! — dois quilos mais magra; um dia em que a saia tamanho médio não fique apertando na barriga depois do almoço, a calça jeans não fique justa na coxa (até dificultando o andar), e a barriga seja uma tábua, não uma gelatina. Para a maioria de nós, isso é um zumbido irritante e persistente que ecoa nas profundezas da mente.

Não estou prestes a dizer que você deva desistir do sonho de ser mais magra. Sendo uma mulher de 40 anos com um interesse saudável em ficar deslumbrante numa camiseta justinha, admito que dentro de nós exista o grande desejo de estar sempre o melhor possível. Conheço muito bem a necessidade do sexo feminino de competir entre si — na praia, reparamos nos corpos que ostentam biquínis para ver se estamos à altura e temos uma sensação maravilhosa quando chegamos a um lugar cheio de gente e percebemos que as pessoas reparam a elegância do nosso andar, e não o papo embaixo do queixo. Quem não quer estar mais bonita, mais feliz e mais em forma? Queremos estar no comando da nossa vida. Queremos que a nossa aparência reflita as nossas ambições — em relação à carreira, aos filhos e às realizações mais pessoais. Resumindo: quando nos é dada a escolha, a maioria não quer ser gorda.

Este livro é um caminho simples e bem-sinalizado para atingir tal objetivo. Indica exatamente como chegar ao destino que revelará uma pessoa novinha em folha, o lugar onde você se sentirá, será e estará no seu melhor — melhor do que jamais imaginou. A diferença é que eu sei que você pode realizar esse feito *sem fazer dieta* (escute com atenção para ouvir o canto dos querubins). Portanto, não espere encontrar autoflagelação, abnegação, pesagem, choro e cardápios que incluem somente toranja em cada refeição durante seis semanas. Em vez disso, passo a passo, de 101 maneiras, você aprenderá:

* Como parar de julgar e começar a viver.
* Como comer mais e diminuir o peso na balança.
* Como usar roupas que emagrecem, para ficar deslumbrante.
* Como mudar a forma de pensar para ficar em forma.
* Como parar de chorar por causa do corpo e conquistar o equilíbrio corporal.
* Como fazer dieta se torna o problema, e não a solução.

Portanto, este livro é contemporâneo e faz uma promessa realista: ele examinará a sua relação com o garfo, a geladeira, a moda, os amigos e os pontos fracos. Revelará os segredos de como realmente nos sentimos em relação ao corpo que possuímos e, especialmente, àquelas partes que preferiríamos trancar numa caixa e nunca mais rever. Examinará por que nos tornamos uma nação de apáticos, que não saem da frente do computador ou da TV. Demonstrará como nos libertar das garras do sofá e partir rumo a um corpo melhor, enquanto permanecemos — gloriosas — na zona de conforto. E ainda tem a cereja do bolo: diferentemente de uma dieta, fornece respostas eficientes *hoje*, e não amanhã ou depois do fim de semana ou quando o Natal termina, mas agora.

A RIQUEZA DA TERRA: COMO AS DIETAS NOS CONSUMIRAM POR COMPLETO

Não é estranho num mundo assolado por crimes com facas, crise de crédito, iminente escassez de petróleo e ameaçadores desastres ecológicos, passarmos tanto tempo pensando sobre a balança? É possível até usar uma metáfora para a nossa era: enquanto Roma, ou seu equivalente, arde em chamas, olhamos para nosso próprio umbigo e indagamos quem comeu todas as tortas.

Números recentes mostram que são os britânicos que estão comendo um número razoável dessas tortas. O povo do Reino Unido foi oficialmente classificado como o mais gordo da Europa, mas tenho certeza de que encontrei o homem mais gordo da Europa há alguns meses no longo trajeto a Miami. O homem se esparramou, invadindo o meu espaço, como se fosse um derramamento de óleo. Inclusive, foi extremamente difícil me concentrar nas páginas da revista de moda que me acompanhava; a publicação continha tantas beldades raquíticas, tantos lindos ossos, que até chacoalhou quando eu a tirei da minha bolsa.

Há muitos aspectos curiosos em relação à atual obsessão com o corpo e a boa forma, porém talvez o mais alarmante seja o fato de que, quanto mais se inspeciona as celebridades franzinas, mais gordo se fica. O abismo entre os que comem e os que não comem está maior — literalmente — do que nunca. Enquanto um número crescente da população mundial aumenta de tamanho a uma velocidade altíssima, o restante se torna neurótica com dieta, ingerindo somente mamão papaia ou peixe.

Quanto a mim, parece que estou de dieta desde o nascimento do meu primeiro filho — o que trouxe muita alegria às nossas vidas, mas criou uma problemática desanimadora em relação ao corpo: quadris mais pesados, coxas mais grossas, barriga flácida e seios ladeira abaixo. Como muitas mulheres, pulei de galho em galho no que diz respeito às dietas da moda. Fiz todas... a dieta de Atkins, a do índice glicêmico, a de South Beach, a de Hay, a Montignac, a Perricone, a Paleolítica, a das combinações... Comi omelete de clara, fiz desintoxicação de xarope de bordo, tomei sopa de repolho guardada na garrafa térmica, um Dulcolax na hora de dormir, sopa emagrecedora no almoço... Soa familiar? Se existe uma atividade que une as britânicas, é a obsessão por dieta. Quatro em cada dez britânicas estão *permanentemente de dieta*; é o hobby nacional, o nosso esporte favorito. Um levantamento recente descobriu que 40% das mulheres já fizeram algum tipo de "dieta radical" pelo menos uma vez. Aliás, é quase impossível ser diferente disso, devido ao enorme número de soluções rápidas disponíveis a quem é boba o suficiente para adquiri-las. Apesar de sabermos que são inúteis — uma rota de fuga que não leva a lugar nenhum —, persistimos. Surge, do nada, mais uma superdieta que promete detonar a gordura e pronto. Algo dentro de nós se agita, e uma voz melancólica vai ganhando força. *Essa pode ser A Dieta.* Afinal de contas, existe um quê altamente provocativo em relação à possibilidade de perder peso, à vaga ideia de reduzir seu tamanho. Toda vez, acabo iludida. E, toda vez, eu perco. Mas não são quilos que eu perco; eu perco é o ânimo.

"Se existe uma atividade que une as britânicas, é a obsessão por dieta. Quatro em cada dez britânicas estão *permanentemente de dieta*; é o hobby nacional, o nosso esporte favorito."

FAZER DIETA? ESSA NÃO É A FORMA DE EMAGRECER

Não precisa ser um gênio para ver o profundo paradoxo que existe no âmago do relacionamento moderno com a alimentação: quanto mais obcecados por alimentação saudável, mais gordos (e mais tristes) nos tornamos. Para cada "livro de dieta" que chega às prateleiras, ganhamos mais um quilinhos; para cada programa de televisão sobre emagrecimento, afrouxamos mais um buraco do cinto.

É óbvio que nada disso funciona — a privação e as modas não são boas a longo prazo. Vale a pena saber que quem começa uma dieta depois da virada do ano desiste após 78 dias — por alguma esquisitice cruel, bem na época da Páscoa. Tudo o que se sabe é que fazer dieta apaga todo o prazer que existe no ato de comer, o que nos deixa perdidos. E os técnicos dos laboratórios de alimentos dietéticos querem manter as coisas assim. Imagine se encontrassem o produto dos sonhos, que realmente emagrece e mantém a nova forma. Eles ficariam desempregados mais rápido que a pronúncia de "aspartame".

Acredita-se que as estratégias convencionais de dieta têm um índice de sucesso de apenas 5%. Há tantos indícios que levam a esse fato desanimador que uma equipe de psicólogos da UCLA realizou uma pesquisa abrangente de 31 dietas de longo prazo para revelar a verdade inviolável. "Diversos estudos indicaram que fazer dieta é, na verdade, um prognóstico consistente sobre futuro ganho de peso", afirma a análise, publicada no *American Psychologist*. "Procuramos quais seriam as provas existentes que demonstrariam que as dietas funcionam a longo prazo e descobrimos que as provas revelam o contrário." Descobriu-se que, apesar de as pessoas que fazem dietas emagrecedoras perderem vários quilos nos primeiros meses, a maioria volta ao peso original em cinco anos, enquanto 1/3 acaba com o peso mais alto do que quando iniciaram o projeto. Tanta determinação... Tanta punição... Tudo por nada. O estudo concluiu que é melhor nem fazer dieta. "Você não ficará pior e poupará o corpo de todos os danos associados ao efeito ioiô."

Se você quer batata frita para acompanhar essas informações, um estudo de 2003 descobriu que, quanto mais dietas as crianças e os adolescentes faziam, mais propensos estavam de se tornarem adultos obesos. Atualmente, alguns especialistas afirmam que a obesidade é, cada vez mais, uma doença causada por seu tratamento. Acredita-se que pais que impõem aos filhos dietas rigorosas ou que são adeptos de dietas radicais enviam à prole a mensagem de que comida é perigoso. É algo a se temer. O resultado disso são pessoas cada vez mais ansiosas quando o assunto é alimentação; pessoas apavoradas com números de tabelas alimentares e *E. coli*, agrotóxicos e dieta dos pontos, sal e açúcar, gordura e colesterol e outros antinutrientes do Mal que estão à espera de corromper nossos inocentes garfos.

Nesse clima de medo, nem surpreende o fato de estarmos no meio de um tiroteio. Para muitas pessoas neste mundo monstruoso, os alimentos deixaram de ser nosso sustento e apoio para se tornarem servos do Belzebu. Este século também presenciou a ascensão das dietas radicais — regimes severos, restritivos, prescritivos e (muito possivelmente) extremamente perigosos; programas que estimulam abandonar um grupo de alimentos para reduzir medidas ou cheirar vagem de baunilha para exterminar a ânsia de comer. Muitas pessoas oscilam entre o medo de engordar e a busca ferrenha pela magreza, e esperam ansiosas pela Próxima Grande Ideia (de preferência que tenha vários adeptos-celebridades) que promete acabar com a barriga-avental, o tríceps flácido, as gorduras das costas que pulam para fora da calça, o peito triplo, ou seja lá mais o que inventam a cada semana nas revistas de fofoca para criticar alguma parte feia do corpo e discriminá-la com toda maldade.

O SEU CORPO É PROBLEMA SEU: COMO A COMIDA SE TORNOU O INIMIGO E A GORDURA SE TORNOU TABU

Parte do problema é que as calorias estão por toda parte, dando tchauzinho e nos seduzindo. Há bebidas alcoólicas baratas e a garrafa noturna de vinho Syrah. A cultura de café e croissant. As porções de tamanhos explosivos. Temos pouco tempo para tudo, então vamos de carro em vez de ir a pé. Falta discernimento, portanto, nossas noites são pontuadas pelo barulhinho do micro-ondas. Comemos no caminho e fazemos 1001 coisas durante as refeições, dando garfadas e mandando a comida goela abaixo atrás do volante quando o sinal de trânsito está vermelho (leve em consideração o fato deprimente de que o número de americanos que almoçam no carro é maior do que aqueles que fazem a refeição num restaurante). Há comida por toda parte e, quando não é comida abundante, é comida pecaminosa, tornando o humilde pão nosso de cada dia em algo a ser venerado ao preço de 22 reais numa delicatéssen gourmet. Não é de se admirar que estejamos esgotadas.

E tudo isso, não se esqueça, existe numa era de fascismo alimentar, em que cada garfada é classificada, controlada e condenada como culpada; uma era em que as mulheres ficam obcecadas com o corpo a cada 15 minutos (aparentemente, essa média é maior do que a frequência em que os homens pensam em sexo). 1/3 das mulheres admite fazer uso de remédios para emagrecer e laxantes, e 98% respondeu recentemente à uma pesquisa de revista que ODEIA o próprio corpo. Tal distúrbio leva a um comportamento absurdamente bizarro. Digira os seguintes fatos: no Reino Unido, gasta-se o equivalente a 8,4 bilhões de reais por ano em fast-food, 10,1 bilhões em chocolate... e 5,6 bilhões em produtos de dieta. Não é um absurdo?

Para mim, o único consolo em relação a isso é que o problema não é só meu. É seu também. Está todo mundo no mesmo barco. Nas minhas viagens como jornalista de moda, as mulheres que encontro parecem acometidas por uma crise corporal entorpecente e passam a vida toda — a única que têm e terão — se sentindo mal porque se sentem gordas. Claro que é um desperdício inquestionável, mas eu sei que a tristeza em relação ao corpo pode ser muito real e presente. Eu também já passei por isso. Já até vesti a camisa (uma enorme, superlarga, estampando na frente a frase NÃO OLHE PARA MIM! com letras gigantescas). Com o ganho de peso após ter filhos, também me sentia imunda, medonha, e tão elegante e atraente quando uma mobília. Era como se meu corpo, tal como estava, com uns quilinhos extras aqui e ali, fosse capaz de ditar o astral do meu dia. Igual a tantas mulheres, passei anos tentando ficar a par de tudo, me esforçando para emagrecer, me debruçando sobre tabelas de calorias, catando dicas interessantes de treinadores de celebridades e chefs de Hollywood, usando cada grama da minha força de vontade para não sucumbir àquela panqueca amanteigada ou àquela última e provocante batata assada.

Mas, um dia — um bom dia, um dia de força — eu disse basta. Retomei os sentidos. "Eu ainda sou eu", pensei, "só estou usando calças um pouco mais largas". Observei tudo à minha volta meticulosamente. Olhei para a minha vida, acorrentada ao espelho do quarto e à balança que fica no banheiro, consumida pelas minúcias insípidas do controle do peso. Além de perceber que dietas consecutivas são um grande e terrível desperdício de tempo, energia, dinheiro, conversa e emoção, também são inegável e absolutamente inúteis. E esta é a infâmia final: a longo prazo, não adianta fazer dieta — não funciona, não funcionará, não vai funcionar e, provavelmente, faz mais mal do que bem. Então eu parei bem aí.

Como consequência, comecei a escrever menos sobre os quimonos de organdi do John Galliano, a me perguntar menos se a Prada fazia algum sentido (deixei as pessoas decidirem isso) e falei mais sobre assuntos mais realistas e corriqueiros: a relação com o nosso corpo, a necessidade que sentimos de competir, como o corpo — o corpo de todo um país — está mudando (muito rápido), por que vivemos com uma obsessão por dieta — e como, essencialmente, isso não leva a lugar nenhum.

Mas, se fazer dieta sempre foi uma fraude, o que funcionaria? O que poderia realizar o sonho de ficar magra sem as exigências das dietas de Hay, de Atkins, da Zona e de todas as outras? Percebi que o necessário era um *carpe diem alimentar*, e não uma dieta. Algo prático, sustentável, eficiente — até mesmo holístico —, uma forma de vida que considere o meu apetite como parte de algo muito maior, que veja meu apetite como uma imagem realista que englobe a imagem corporal, a autoestima, o estilo de vida e os altos e baixos de praxe de uma vida normal, e não de uma vida destinada somente às estrelas de Hollywood, herdeiras, modelos e pessoas que têm uma equipe para preparar o suco de beterraba matinal.

Quando comecei a estruturar este livro, ficou claro que o elemento que falta nas dietas best-sellers é segurança. Autoconfiança. Ao adquirir esse elemento mágico — este livro mostrará como fazê-lo; será uma ajuda transformadora que virá aos poucos —, o seu lado magro surgirá naturalmente. Ao escrever este livro, pus de lado as dietas e comecei a encontrar formas que me fazem sentir melhor comigo mesma. E adivinha só?! Perdi aqueles dois quilinhos.

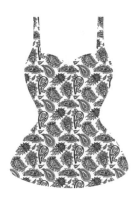

A PROMESSA DE 101 IDEIAS

Portanto, esta é a dieta sem dieta. Este livro ajudará você a emagrecer — de verdade —, mas também revelará como ter acesso ao seu "eu esbelto". É um livro que mostra caminhos, e não que prescreve regras; que dá dicas e fala sobre coisas pequenas que, juntas, fazem uma grande diferença. Tem um quê de "sortidos", em parte porque ler 80 mil palavras no formato de um livro grosso pode levar você direto à lata de biscoitos, mas principalmente porque algumas das coisas que figuram nestas páginas serão a sua passagem rumo à liberdade, e, bem, certas coisas simplesmente não funcionarão para você. Eis 101 sugestões para emagrecer, um bufê genuíno de conselhos, os quais, mesmo assimilando apenas metade à vida cotidiana (pois é, *vida cotidiana* — isto aqui não é uma dieta radical de duas semanas, mas um livro que muda a vida para sempre, uma espécie de *Thelma e Louise* literário) farão toda a diferença. Algumas sugestões são práticas, outras, psicológicas. Algumas são um pouco divertidas, outras requerem um pouco de trabalho. Há novos métodos e coisas que a vovó já dizia. Você vai se deparar com uma investigação abrangente dos artifícios, subterfúgios, truques e manobras básicas do mundo da moda, que farão você parecer perfeitamente magra num piscar de olhos.

Para cada manobra, plano e artifício para emagrecer, existe um indicador prático que faz uma diferença significativa na forma do corpo. Há inúmeras estratégias simples para reduzir as calorias e um exame detalhado sobre como o peso está completa e intimamente relacionado a como nos sentimos. Você aprenderá que, se normalizar a sua relação com a comida e colocar a alimentação no primeiro plano da rotina diária, em vez de enfiá-la entre todas as outras responsabilidades, poderá simplesmente acabar com a necessidade de fazer dieta continuada, de comer compulsivamente, de fazer lanchinhos com medo e de morrer de culpa. Ah, e também fará você caber numa calça jeans menor.

Este livro promove uma abordagem eminentemente viável que prioriza o bom-senso. Se você acha que está na hora de se libertar das modelos que estampam os outdoors, da tirania da magreza, da maldição por estar sempre de dieta, então este livro é para você. Aqui, vamos massacrar o mito da dieta, o masoquismo, a misoginia contra si mesma. Este livro ajudará você a largar as armas e dar um fim à guerra contra a sua autoimagem. O primeiro passo é começar a amar o próprio corpo. Não se compare a amigas, modelos, irmãs, celebridades, àquela garota da aula de ioga que sempre fica linda de calça verde-limão. Fazer isso é cair na armadilha e implica a possibilidade de passar a vida toda repetindo a mesma coisa. Seja gentil com si mesma; é o primeiro degrau para sair dessa e partir para outra.

No geral, a promessa das 101 ideias levará a uma visão completa e profunda de você e do seu peso, observando formas de comer, formas de burlar, formas de vestir, o que descartar e por que devemos agradecer aos deuses por vivermos na nova era da lingerie (que nos dá a solução). A jornada será positiva, agradável, progressiva; dará num destino onde você se sentirá mais feliz e mais forte, livre das algemas da magreza e dos tormentos de fazer dieta.

Resumindo, uma dieta não se relaciona apenas ao que você (não) come; não vem embalada a vácuo. Tem a ver com você por inteira e com como você se sente. Quando você começar a entender isso, vai estar no caminho para desvendá-la. Está pronta?

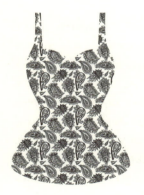 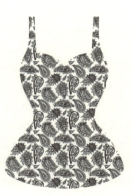 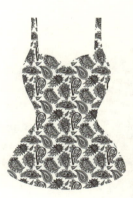

CAPÍTULO 1
MUDE A FORMA DE PENSAR PARA MUDAR A FORMA DO CORPO
O esplendor corporal começa pela cabeça

Primeiro de tudo: não pare de comer! Que alívio, não é mesmo? Mas você precisa começar a amar — não aquele cupcake lindo, não aquela ankle boot maravilhosa com um salto enorme, não o novo corte de cabelo da J.Lo, e sim VOCÊ. A sua cabeça tem de estar no lugar desde o princípio. Então saia do esconderijo (ou da geladeira, ou da revista de moda) e se olhe no espelho. É aí que a jornada começa. O amor e a honestidade farão a sua escolta pela estrada rumo à glória. Este capítulo repensará a sua relação com o mundo. Tratará de encontrar sentido, ter perspectiva e compreender o que funciona para VOCÊ. Não para a garota de calça de ginástica verde-limão. E sim para você.

1 NÃO LEIA LIVROS DE DIETA*

É um fato desanimador que a maior preocupação na nossa era é com peso e emagrecimento. Enquanto o mundo se torna cada vez mais rico e mais redondo, nós parecemos cada vez mais fascinadas pelo peso de nossos colegas. Mas é claro que estamos muito mais interessadas nas mulheres.

Pense em como as dietas e todos seus consequentes absurdos saturaram a nossa cultura, e na quantidade de tempo e esforço que isso requer. Fomos treinadas a medir as pessoas num piscar de olhos. Estamos sempre pensando no peso — na sua cruel falta ou no seu excesso libertino. Vivemos ligadas a padrões alimentares das celebridades, a pílulas de solução rápida, a curas milagrosas de autoajuda e aos últimos regimes surgidos em Los Angeles e endossados pelas celebridades.

Isso, minhas amigas, é Pornografia de Dieta, um fenômeno perverso que nos corrói num nível visceral e crítico. Além disso, leva a autoestima pra longe e engole grandes extensões de tempo e energia, os quais poderiam ser gastos em qualquer outra atividade. Existiram outras eras, como a Renascença, a Idade do Ouro, a Belle Époque, mas nós temos a sorte de a programação televisiva atual ostentar Back Inside Britain's Fattest Man [A intimidade do Homem Mais Gordo da Grã-Bretanha]. Eu não acho que devemos passar as noites ruminando sobre as complexidades da existência humana, mas seria uma mudança agradável pensar um pouquinho além da banda gástrica das estrelas.

Dentre as primeiras exigências, a plataforma sobre a qual você se manterá, caso queira mesmo resolver todas as pendências de sua vida, é Pensar Direito. Você *tem de* se libertar da problemática presente na nossa dança moderna com as dietas, embalada por uma música cansativa e ridícula que precisa parar. Você tem de estar com a cabeça no lugar. Tem de deixar de lado as extravagâncias esquisitas, as promessas loucas, o marketing perverso de uma indústria dedicada a manter o controle sobre você.

---

* Quero dizer logo que este não é um livro de dieta. É um livro de "não dieta", feito para criar relacionamentos positivos — com a calça jeans, com a manteigueira, com a cintura, com o mundo.

Então pare de olhar para o bumbum da Jordan e se perguntar como ela consegue. Comece a viver. Pare de se comparar a uma norma social enferma. Comece a gostar daquilo que tem. Pare de acreditar em mentiras e no que Susie Orbach chama de "as ficções que dominam a nossa cultura". Em vez disso, comece a ler algo edificante. Busque amparo na poesia, em Platão, calce um sapato alto e dance tango com uma rosa vermelha na boca. Só não vale ser a rosa comestível de um bolo.

2 ACREDITE QUE VOCÊ É BONITA

Você é uma pessoa deslumbrante, só que ainda não sabe disso. Para assimilar esse princípio fundamental, você precisará ajustar as Lentes Gordas e admitir que ostentar uns quilinhos extras não é pecado capital, independentemente do que a mídia maliciosa levou você a acreditar. A Dra. Kerry Halliday, psicóloga especializada em questões relacionadas ao corpo, sempre se depara com mulheres perfeitamente normais e que vestem um tamanho descente, mas que "estão convencidas de que usar tamanho M é sinônimo de gorda! Muitas das minhas pacientes têm um peso saudável, mas têm uma cabeça gorda, cheia de pensamentos gordos. Há um diálogo constante de culpa. Ele está presente quando se deitam e quando acordam; é interno, introvertido e isola".

Já chega! Dê partida ao projeto "nova você" com uma postura FORTE. O fato de se amar não torna a pessoa narcisista, e sim realista, armada e pronta para resistir ao massacre da nossa cultura bizarra de culto à magreza.

No entanto, você precisa ser realista em relação às expectativas. Há anos, aprendi que é impossível eu usar tamanho P, muito menos PP. Sei que Kate Moss pode usar calça justa e que eu não posso; que, às vezes, as minhas coxas se beijam como se fossem velhas amigas; que minissaia me deixa igual a um pacote embrulhado... Há algo de muito libertador ao admitir esses pequenos fatos, ao aceitá-los e depois deixá-los ir, como se flutuassem feito balões brilhantes. De repente, você está livre.

Mas isso não significa abandonar *a si mesma*. Este projeto não tem a ver com admitir e desistir, para depois ficar nas sombras e esperar a mudança das estações. Não. É um plano de ação, um apelo para mudança, um manifesto para celebrar tudo aquilo que faz com que ser mulher seja tão bom!

Então aceite quem você é, agora. Não viva um sonho, viva a realidade. Você não é Katie Holmes. A sua barriga é flácida. Você queria ficar mais bonita de biquíni. Observe os balões coloridos indo embora, um por um. Logo, logo, você nem vai saber mais que existiam. E sempre se lembre de que a riquíssima indústria da dieta se baseia na expectativa de fracasso; você, minha querida, deve começar com o poder estimulante da esperança.

3 ABRA OS OLHOS E RECONHEÇA SEU VALOR

A não ser que você tenha argumentos cármicos para acreditar no contrário, cada pessoa só tem um corpo. Pode crescer e diminuir, reduzir e se expandir, mas, falando por alto, você nasceu com essas pernas, esse peito, esse bumbum, enfim, com essa carcaça. Em vez de toda essa implicância, não seria muito melhor amá-lo? Só um pouquinho? Mas como é possível amar alguém que você não conhece realmente?

Antes da partida, é necessário entender exatamente a sua situação atual. Se não acender a luz agora, você nunca compreenderá a verdade, então tome as rédeas da situação. Olhe-se. Você não morde. Não espero que conduza um exame microscópico do seu corpo, centímetro por centímetro, mas você precisa saber como é a sua aparência, quem você realmente é e concluir se aquela calça palazzo realmente lhe cai bem.

Então pare de ignorar o seu reflexo — seja na vitrine das lojas, no espelho, naqueles provadores cruéis onde consegue dar uma espiadinha no bumbum nada familiar... Seu corpo não vai a lugar nenhum sem você. Olhe fotos de férias. Não se esconda da verdade — nunca é tão ruim quanto se espera (apesar de aquele biquíni da viagem a Tenerife ter chocado).

Quando já tiver se olhado — isso mesmo, nua, com as luzes acessas —, você poderá começar a pesar as opções. Não sugiro instalar espelhos enormes onde houver espaço — você não é Peter Sringfellow —, mas aprenda a administrar uma boa dose de sinceridade excepcional. Se você é o tipo de pessoa que escreve diários e guarda papeizinhos de viagens ótimas, pode ser que queira tirar fotos de "antes" para ficar admirada com as fotos de "depois" daqui a alguns meses (mas é melhor guardá-las só para você).

Seja lá o que você vir, não se desespere na frente do espelho. Se encarar a realidade e se achar gorda, não dê início a um projeto de vergonha e culpa. Você ainda está na terceira dica. Mal começamos! Em vez de querer o que não tem e acabar deprimida, levante a cabeça e observe os pontos positivos, tendo em mente o fato de que você não está tão gorda quanto imagina. A sua tarefa — com a ajuda das próximas 98 dicas — é parar de se sentir gorda e começar a se sentir deslumbrante. Entenda agora (e lembre-se sempre disto ao ler os próximos dez capítulos) que delicadeza e formas barrocas arredondas são coisas femininas, bonitas e *totalmente* normais. Com certeza, é muito mais atraente do que um desejo louco de ter barriga-tanquinho e coxa igual a um graveto. Se duvidar, pergunte a um homem.

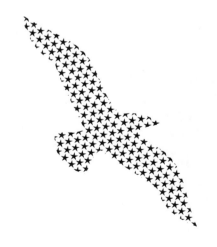

MUDE A SUA FORMA, E NÃO O SEU PESO

Já vale a pena observar que você — *isso mesmo, você* — não quer perder peso. O que realmente quer é *mudar a forma*. Se você tem formas avantajadas e bumbum grande, quer ficar fininha. Se você é larga e flácida, quer ficar durinha e com tudo em cima. Eu sei, eu entendo. Também sou assim. A questão, então, não é quanto você pesa. Nem o seu IMC. Esse índice (o meu é 21,9) é muito abstrato, uma teoria genérica que não consegue medir as particularidades e peculiaridades do indivíduo. Não leva em consideração o tipo de corpo, a etnia nem a composição corporal e, portanto, deve ser tratada com a cautela que lhe cabe. Uma atleta perfeitamente magra e em forma tem muitas chances de ser classificada como obesa usando esse sistema. De acordo com o padrão de IMC (o peso dividido pela altura ao quadrado), Brad Pitt está tecnicamente classificado como "acima do peso", enquanto Arnold Schwarzenegger e George Clooney são "clinicamente obesos". Até mesmo a Dame Kelly Holmes é taxada como peso-pesado.

Se você está realmente acima do peso ou desesperada para ter um número que indique as suas dimensões, o IMC pode ser útil — aliás, não há nenhuma alternativa que faça esse trabalho melhor. Mas, como assunto corriqueiro e um tanto gordinho, saber o IMC é quase tão útil quanto saber resolver equações de segundo grau. Desde quando precisamos saber os valores das raízes para descobrir o valor de x^2?

É muito melhor sentir a realidade tal como ela se apresenta. Use os olhos. Use as suas calças. Use o espelho, que não perdoa e não é lá tão gentil. Todo mundo sabe, por exemplo, que músculo pesa mais que gordura. Todo mundo sabe que gordura localizada em certos lugares perturba mais a vista do que se estivesse em outras áreas. Todo mundo sabe que os 70kg infernais de uma mulher são os 70kg fabulosos de outra. Encontre o seu cantinho feliz.

4 PARE DE VENERAR A MAGREZA E SINTA-SE FELIZ COM O CORPO QUE DEUS LHE DEU

Não é nenhuma novidade que, na nossa sociedade, a obsessão pela magreza nos distrai da realidade, principalmente como apontado por um estudo recente — por associá-lo ao "sucesso". Segundo uma pesquisa publicada no *British Journal of Developmental Psychology*, a maioria das garotas de 6 aninhos está insatisfeita com o corpo e quer emagrecer, sendo que metade acredita que precisa fazer dieta para perder peso. "Parece que as meninas estão cientes da importância do papel que o peso e a boa forma exercem na popularidade ou nas piadinhas", concluiu o estudo. A explicação dos psicólogos para esse ataque ao corpo é que, em tempos de igualdade, apesar de algumas hierarquias baseadas em religião, origem, dinheiro e educação perdurarem, tendemos a julgar as pessoas pela aparência. A imagem é dinheiro. É engraçado pensar que, até os anos 1970, só as mulheres acima do peso faziam dieta. Hoje em dia, só as que estão acima do peso não fazem dieta.

É claro que o objetivo deste livro é dar um fim a essa podridão. Sabemos que não há problema nenhum e que não há nada de estranho em querer se sentir em forma, estar saudável e arrasar com um shortinho curto, mas o perigo está em convencer a si mesma que todos os problemas serão eliminados ao emagrecer. A vida — gorda, magra ou algo entre esses dois extremos — sempre apresentará pedras no meio do caminho, tanto se você pesar 70kg ou 50kg. Mesmo se você tiver o peso desejado, terá de lidar com marido/filhos adolescentes/sogra insuportável. Sempre haverá contas a pagar, engarrafamento e aquela mancha irritante de vinho tinto no tapete. Você não vai atingir o nirvana quando a balança marcar 57kg. Então pare de depositar todas as esperanças e sonhos num corpinho sequinho e magrinho. Aceite que ser magra não é sinônimo de ter um corpo bom. Saiba que a magreza pode significar um problema (você não ficará inteligente; aliás, negar ao corpo nutrientes essenciais é a coisa mais idiota do mundo). Quando você abrir os olhos, provavelmente vai emagrecer. A vida é estranha assim mesmo.

5 USE O CÉREBRO, E NÃO O GARFO

Pode parecer loucura, mas é possível "reprogramar" o cérebro para comer bem. Além das necessidades fisiológicas, das ondas hormonais e das pressões sociais, o apetite sofre mais uma influência: a da psicologia.

A mente humana é igual a uma criança. Diga-lhe para não fazer algo, prive-a de algo (qualquer coisa, é sério; seja um adesivo do *High School Musical*, uma merendeira do Homem-Aranha, castanha-do-pará com cobertura de chocolate), e ela vai querer essa coisa *mais do que qualquer outra coisinha sobre a face da Terra*. Ficará obcecada. Já tentou pensar "não posso comer aquele bolo"? Dá quase tão certo quanto pensar "não posso imaginar elefantes rosa", não estou certa?

Num estudo feito por psicólogos da Universidade de Hertfordshire, descobriu-se que fazer dieta, na verdade, *aumenta* o desejo por "alimentos proibidos", como chocolate. No experimento, os pesquisadores mostraram a 85 mulheres uma série de imagens de deliciosos bolos de chocolate e pudins suculentos encharcados de calda de chocolate, e descobriram que as envolvidas no estudo revelaram um desejo significativamente mais alto por tais itens do que quando lhes eram dadas fotos de outros sonhos de consumo, como um perfume ou um carro da Mercedes. Até agora, nenhuma novidade, certo? Bem, dentre as mulheres adeptas de dieta (as que fizeram dieta no ano anterior ou estavam de dieta no momento), as reações foram ainda mais fortes. Elas apresentaram desejos ainda maiores e sentimento de culpa. "Estar de dieta influencia a maneira como se vê a comida, neste caso em particular, o chocolate", o estudo concluiu. "Em vez de ajudar as pessoas a se alimentarem de forma mais saudável e evitar produtos que fazem mal à saúde, o efeito negativo causado pelas dietas mostra ter o efeito contrário, pois aumenta o desejo pelos alimentos que estão tentando evitar (...) Se sempre negamos ao cérebro a comida que mais queremos, nós a desejamos ainda mais."

Fica evidente que é necessário cortar o mal pela raiz: em primeiro lugar, permita-se comer só um pouquinho daquilo que tanto quer; em segundo, tenha um comportamento moderado em relação às comidas que engordam. Como podemos ver, "pense magro" não é uma frase sem sentido. Segundo outro estudo recente, é possível emagrecer com o pensamento. A pesquisa envolveu 47 mulheres que foram solicitadas a passar meia hora pensando após um almoço farto (algo que sempre achei um grande prazer e muito fácil de fazer, apesar de o sono ser uma ameaça constante). Os pesquisadores descobriram que incitar as mulheres a se lembrarem dos detalhes da última refeição fez com que tivessem chances 1/3 menor de beliscar. Suzanne Higgs, coordenadora do estudo, sugere que isso possa revelar uma ligação maior do que se acredita haver entre memória e peso corporal. "A capacidade de lembrar pode ser um fator que explique por que algumas pessoas comem mais que outras", disse ela ao *Daily Telegraph*. "Hoje em dia, fazemos certas coisas que podem nos distrair e evitar que nos lembremos tão bem daquilo que comemos."

Então preste atenção. Observe o que você come, mas de maneira relaxada e não invasiva, como uma mãe tranquila que, sem perceber, fica de olho no filho na piscina. Há quem revele toda a verdade escrevendo um diário alimentar e acredite que, ao detalhar o que ingere, limitará e ajudará a evitar "comer inconscientemente". Experimente fazer isso. Comigo não funciona. Certa vez, comecei a registrar o que comia, mas foi tão tedioso cobrir o período da manhã até a hora do almoço que recorri a uma fatia de bolo como consolo, para acrescentar um tempero ao meu dia. Mas pode dar certo para você. A ideia é estar consciente do que comeu e saber onde está o seu ponto fraco, que está sempre à espera de pegar você no primeiro ronco do estômago.

Mesmo se você não acredita nessas teorias da psicologia, temos de admitir que ego, superego e id precisam seguir a mesma direção, rumo a uma nova você, confiante, equilibrada e saudável. E será muito melhor se você parar de se punir sobre o seu corpo e o espaço que ele ocupa. A punição só leva à rebelião e à reincidência, arremessando o seu corpo inconsciente rumo à geladeira aberta. Seja gentil. Tenha pensamentos bons (mas não acrescente calda de chocolate).

SENTIR-SE GORDA SIGNIFICA
QUE VOCÊ É HUMANA, E NÃO QUE É ENORME

Você conhece bem a sensação. Você acorda toda errada. O seu rosto encara você friamente no espelho, exigindo saber por que você se deu o luxo de sair do casulo. O guarda-roupa parece uma medonha corrida de obstáculos, uma pista cheia de armadilhas e explosivos, repleta de jaquetas de corte estranho e de cores horrendas. Aquele vestido que você usou sexta-feira e arrasou? Um pesadelo. Aquele par de sapato plataforma sensual e provocante? Piranhudos. O suéter vermelho de gola V, aquele que fazia você se sentir uma Gina Lollobrigida? Parece mais um monte de titica.

Há dias em que as mesmíssimas roupas no mesmíssimo corpo provocam uma sensação excessivamente diferente — e tudo depende de algo insubstancial e subjetivo: o humor. Todo mundo tem dias assim. Ninguém está imune de acordar com o cabelo feio, a pele feia, a unha quebrada e sonhos dilacerados. Essas coisas surgem porque somos seres humanos. Mais especificamente, surgem porque somos mulheres.

São fruto da consequência brutal dos hormônios, das emoções, da sensibilidade exacerbada, de um comentário, de um olhar torto. Essas coisas inexplicáveis não podem ser colocadas numa placa de Petri e manipuladas com uma pipeta. Não podem ser estudadas por nenhuma tese a ser apresentada num simpósio. Mas podem ter um efeito potente sobre o seu dia e sobre como você se sente. Aceite-as. Não as combata. Hoje será amanhã, e aquele vestido que a deixou parecendo uma abóbora a transformará em princesa, só porque você *começou a pensar diferente*. Até Hamlet já sabia que "nada em si é bom ou mau; tudo depende daquilo que pensamos". Mas não pense muito sobre isso. Em vez disso, leia Shakespeare.

6 MORRA DE RIR
DAS REVISTAS DE FAMOSOS

Abra qualquer revista semanal e você irá se deparar com a costumeira legião de mulheres com quadril estreito e com uma expressão revelando a determinação de pular o almoço. Desde a década passada, muitas de nossas heroínas contemporâneas parecem ter reduzido até não sobrar mais nada. Nada além de pele e osso. É esse visual, ou a falta dele, que se tornou a aspiração e inspiração de toda uma geração de garotas.

É claro que sempre admiramos os nossos ícones. A própria Jennifer Aniston se lembra de idolatrar as atrizes quando criança. "O cabelo, as roupas, a maquiagem: tudo delas era perfeito", ela afirma. "Ao relembrar isso, vejo que não era uma coisa boa. Eu queria me tornar uma pessoa inalcançável." Posteriormente, ela confessou que a consequência dessa veneração foi um distúrbio alimentar que acabou com sua saúde. "Comecei a tomar vitaminas, a fazer exercícios e fui longe demais. Comecei a fazer a Dieta da Zona e acabei ficando viciada." Já Sarah Michelle Gellar soltou, certa vez, que ser celebridade significa habitar outro mundo, outra dimensão — e que era tarefa impossível uma simples cidadã tentar seguir tal mundo. Ela disse: "É uma loucura que as mulheres tentem ser magras como nós. Temos personal trainers e personal chefs. É nosso trabalho ter essa aparência."

Não tem por que tentar imitar as celebridades peso-pena, apesar de algumas mortais, na ausência de carne feminina apropriada no pedestal da fama, tentarem fazê-lo. Há anos sei essa verdade — desde quando, mais de uma década atrás, cruzei com um diretor de arte da revista *Vogue* com um bisturi na mão para tirar uns centímetros do tornozelo de Claudia Schiffer. Devo dizer que ele fez isso a uma foto, e não à Claudia Schiffer em carne e osso, o que teria causado um enorme estrago. Mas, mesmo assim, sempre fiquei furiosa por até mesmo Claudia — uma top model original e queridinha de todos — não ser considerada boa o suficiente para o consumo público em seu estado natural.

Na vida real, sabemos que as celebridades têm de ralar muito para ostentar beleza, nem que seja um pouquinho. Se um dia parassem de fazer esse tremendo esforço, tudo iria por água abaixo. Eu juro. Com tanta vaidade, suor e afetação nesse meio, não é de se admirar que a maioria não fala uma língua estrangeira, não sabe fazer compota e não sabe tocar flauta Piccolo. Essa gente, simplesmente, não tem tempo.

No entanto, elas têm tempo de seguir dietas bobas baseadas em espirulina, pólen de abelha e frutas amazônicas disponíveis no mercado. O mundo hollywoodiano está cheio de coisas tipo cápsulas de pimenta caiena e shakes de proteína Myoplex. As geladeiras são trancadas à noite, e a chave é levada pela empregada. Os personal trainers estão esperando na porta de manhã cedinho, armados com extrato de semente de uva e aparelhos de última geração para exercícios físicos.

"Não tem por que tentar imitar as celebridades pesopena, apesar de algumas mortais tentarem fazê-lo."

Obviamente, o corpo que essas mulheres ostentam são, geralmente, estupendos. Mas a que preço? Não muito tempo atrás, uma foto revelou coincidências entre Cameron Diaz e Victoria Beckham, no MTV Music Awards. As duas cobriram o corpinho bronzeado com minúsculos pedaços de pano que estavam fazendo o papel de vestido. Acima do vestido, ambas exibiam pescoço e ombro nus, rosto esticado, pele dourada e seios feitos de aço. Abaixo, elas usavam um par de sapato idêntico, de salto finíssimo e prateado, que mais parecia algum utensílio que Gordon Ramsay usa para matar siri. Isso, acabei concluindo, é o uniforme moderno de gala das celebridades. Pele perfeita, seios fartos, membros longos, saltos indefectíveis. E um corpo escovado feito pistão de Fórmula 1, que adquire tamanha aerodinâmica que a manutenção vira um trabalho permanente, em tempo integral, feito por pessoas especializadas.

Essa manutenção extrema acabou virando o estilo de vida do rebanho de Hollywood e mediações, deixando gente como a gente agonizando na pista. Somos bombardeadas diariamente com imagens de perfeição física e passamos a enxergar essas mulheres biônicas como normais. E, portanto, enquanto as revistas de moda estão repletas de modelos magricelas e celebridades bronzeadas, as páginas do fim são dedicadas a dietas da moda que prometem acabar com a gordura, propagandas de lipoaspiração e artigos sobre como uma refeição de cinco garfadas vai transformá-la numa mulher escultural na hora do almoço (contando que você não almoce nada).

Nesse processo, muitas de nós perdem totalmente a perspectiva, desenvolvendo ideias retorcidas sobre a aparência da mulher. Pense nas estrelas do cinema, nas popstars, em qualquer modelo sobre qualquer passarela em qualquer lugar do mundo — tenho bolsas que pesam mais que essas modelos. Eu posso dobrar alguém como Lindsay Lohan e guardar no bolso. Nesse mundo de espelhos, ter 40kg significa ser peso-pesado. Mas podemos adquirir uma perspectiva verdadeira ao considerarmos que a pin-up dos anos 1890 era Lillian Russell, *todinha distribuída em 90kg*. Nem precisa mencionar Jayne Mansfield, Rita Hayworth, Jane Russel, Sophia Loren, Raquel Welch — nenhuma delas conseguiria trabalho hoje em dia — para saber que tem alguma coisa rolando.

Para manter essa forma anormal, os nossos ícones — aquelas corajosas que vestem a camisa e admitem — passam fome permanentemente. Elizabeth Hurley já admitiu isso. Marcia Cross, que faz Bree Van De Kamp na série *Desperate Housewives*, recentemente confessou que ficar magra é um "inferno na Terra" e que tem a impressão de ter abolido a alimentação desde que começou a trabalhar na série. Atrizes, modelos, cantoras, apresentadoras — todas elas estão sujeitas à ditadura da magreza imposta por criadores, agentes e produtores que sabem muito bem o que vendem. Isso aconteceu com as All Saints, com o Girls Aloud , e com a Myleene Klass. Devido à minha experiência no mundo da moda, sei que isso acontece com jovens cheias de esperança assim que veem a primeira Polaroid tirada na recepção da agência de modelos. Christina Ricci lembra o comentário mordaz favorito para aspirantes a atriz em Hollywood: "Falam: 'Ela parece saudável demais', o que significa 'Ela precisa emagrecer'."

Essa forte ressaca do jogo de imagem é uma corrente poderosa, e é quase impossível de resistir. Há quem tente. Quando a modelo inglesa do momento, Daisy Lowe, chegou a Nova York para sua primeira temporada de desfiles, disseram que ela estava "meio pesada". A reação dela? "Eu sou quem sou. Os meus antigos agentes em Nova York me sugeriram que eu perdesse peso. Então eu troquei de agentes. Tenho muito orgulho do fato de usar dois tamanhos a mais que a maioria das modelos. Ser um palito não é nada sensual."

É isso mesmo. E os editores de revista estão começando, devagarzinho, a passos de tartaruga, a chegar à essa conclusão. Sophia Neophitou-Apostolou, editora da revista *10*, afirmou: "Os designers com quem trabalho estão pedindo meninas mais femininas, e os diretores de arte reclamam que, hoje em dia, estão acrescentando curvas em vez de apagá-las." Esses diretores de arte, no entanto, só querem curvas nos locais certos para transmitir sensualidade, como aconteceu a Elizabeth Hurley, que recentemente descobriu que seus seios foram aumentados digitalmente para a capa da revista *Cosmopolitan*. "Na última capa que fiz para a *Cosmo*" disse ela à *Details*, "acrescentaram uns 12 cm aos meus seios. É engraçado demais. Meus peitos estão enormes. Muito grandes. Gigantescos."

Certo. Então é melhor admitir logo que é um mundo estranho e moldado por pincéis reais e virtuais (ou airbrushing, como é conhecido no meio) no interior do santuário da fama. Você, contudo, não é uma boneca inflável, a se encher ou esvaziar quando bem entenderem. O seu desafio é ignorar tais extremos e se refamiliarizar com as curvas arredondas do peso normal feminino. As mulheres reais são flácidas em certos lugares, onde é bom fazer carinho. Se a imagem de celebridade começar a lhe parecer aceitável, então pare de olhar. Feche a revista. Vá fazer uma caminhada.

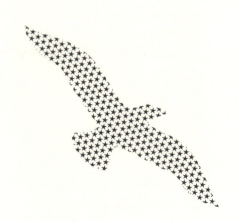

O LAMENTO DO TAMANHO:
COMO PERDEMOS O RUMO

Há 25 anos, as modelos pesavam 8% menos que uma mulher normal (sim, a Twiggy era extraordinariamente magra na época). Hoje as modelos pesam 23% menos que a média.

Em 2000, a BMA (Associação Médica Britânica), no relatório *Eating Disorders, Body Image and the Media* [Distúrbios Alimentares, Imagem Corporal e a Mídia], apontou que a magreza extrema das celebridades era "inalcançável e inapropriada", observando que a lacuna que existe entre o ideal da mídia e a realidade parecem estar agravando os distúrbios alimentares. "Atualmente, alguns setores da mídia passam imagens de mulheres extremamente magras e abaixo do peso em contextos que sugerem que tais pesos sejam saudáveis ou desejáveis", afirmou, recomendando que mulheres normais com peso maior — mas ainda dentro do limite de um peso saudável — devem estar "mais em evidência na televisão para que sirvam como modelos para as jovens mulheres". O relatório comentou que os produtores de televisão e o mercado de publicidade revejam o uso de imagens de mulheres muito magras, e que a Independent Television Commission [Comissão Independente de Televisão] reveja sua política de publicidade. Quase uma década depois, o oposto aconteceu.

De vez em quando, a revolta acontece lá dentro. Emma Thompson, por exemplo, é conhecida por estar numa cruzada contra a estupidez da magreza que assola sua profissão — e meteu o bedelho quando Kate Winslet (quando fazia *Razão e sensibilidade*) e Haley Atwell (quando fazia *Brideshead Revisited*) escutaram dos produtores que deviam emagrecer. Mas, em geral, é um estilo de vida em que muitos estão aprisionados ou são cúmplices.

Talvez valha a pena ter uma bagagem sobre o que constitui a beleza. Em 1913, o dicionário de língua inglesa *Webster's Dictionary* definiu o vocábulo da seguinte maneira: "propriedades agradáveis aos olhos, aos ouvidos, ao intelecto, à faculdade estética ou ao sentido moral". Hum... Não sei se uma mulher tamanho PP que passa fome permanentemente, com um cadeado na geladeira, se encaixa nesses critérios. O que você acha?

7 ENCONTRE O SEU PONTO FORTE E JOGUE COM ELE A SEU FAVOR

Enquanto as nossas antepassadas se ocupavam com questões complicadas como o direito universal de voto e como alimentar uma família de sete pessoas com um único nabo, nós, mulheres sortudas e preguiçosas do século XXI, passamos uma boa parte do tempo pensando sobre o próprio umbigo. Uma pesquisa recente da revista *Grazia* revelou que o corpo domina a nossa vida. Sete de cada dez entrevistadas aparentemente acham que a vida melhoraria muito se tivessem um corpo "bom" (afff, a paz mundial está tão fora de moda); a metade considera que a forma e tamanho do corpo arruínam a vida sexual (apesar de a maioria dos homens discordar; Phil Hilton, ex-editor da revista masculina *Nuts*, certa vez afirmou algo em relação ao tema de seios perfeitos: "Os homens gostam de todos os seios e adoram ter acesso a qualquer um. A ideia de que são especialistas no assunto é incorreta.").

Ainda assim, a maioria das mulheres — e pouco importa o nível de estudo, se são bem-sucedidas e, até mesmo, bonitas — fica desesperada com os braços que balançam ao acenar e com as coxas que se encontram no meio. Em vez de encontrar o nosso ponto forte, estamos permanentemente em busca dos pontos fracos — a marca de suor na blusa, o espinafre no dente, a celulite que aparece toda sorridente ao sair do táxi.

O Dr. Andrew Hill, psicólogo da Leeds Medical School, acredita que não gostar de algumas partes do corpo, em particular dessa forma gradativa e exigente, é um fenômeno moderno. "Agora temos a tecnologia para mudar partes específicas do corpo, então, podemos ser mais hipercríticos simplesmente porque é possível resolver o problema. Tudo isso faz parte da nova cultura de autoaprimoramento, que nem existia há trinta anos atrás", ele afirma.

Portanto, nós nos diminuímos, corroendo a própria autoestima, naufragando o próprio navio. A questão é que *todos* nós temos os pedacinhos inconvenientes, as coisas que preferimos deixar escondidas. Madonna, por exemplo, despreza suas coxas grossas "italianas", herdadas da mãe; Erin O'Connor tem complexo dos "joelhos celtas"; Nadine Coyle, do Girls Aloud, não suporta as pernas que têm ("Às vezes, olho para elas e tenho vontade de vomitar", ela disse); metade do rosto de George Michael é sempre fotografado em sombra, porque ele não gosta da outra metade.

Pelo menos Lily Allen está aprendendo a lidar com essas questões. Ela descobriu, há muito tempo, como fazer seus atributos jogarem a seu favor usando vestido de debutante para esconder o que ela considera ser um grande porta-malas. Ela disse: "A minha parte preferida é a cintura. Sempre foi fininha. As minhas coxas não são finas, e foi por isso que comecei a usar vestido. Eu tinha consciência das minhas coxas e do meu bumbum grandes, e descobri que vestidos escondem isso."

"Madonna despreza suas coxas grossas 'italianas', herdadas da mãe; Erin O'Connor tem complexo dos 'joelhos celtas'; Nadine Coyle, do Girls Aloud, não suporta as pernas que tem."

Contudo, foi Kelly Osbourne que dominou a arte de jogar com os pontos fortes. "Eu nunca gostaria de ser perfeita", diz ela com um sorriso (sim, você *sabe* que ela está sorrindo). "Gosto do fato de ser avantajada e provavelmente sempre vou me sentir meio gordinha. Não quero ser perfeita, quero ser um indivíduo... Recentemente, pela primeira vez na vida, eu coloquei um vestido e pensei: 'Você está linda'. Era um vestido da marca Belville Sassoon que vesti numa cerimônia de premiação e passei bons vinte minutos me olhando no espelho e pensando: 'Nunca, jamais, eu pensei que ficaria bonita assim.'"

Você não adorou isso? Não ficou com vontade de dar um abraço nela? De comprar um chocolate quente (com leite desnatado, sem creme) pra ela? Então... Vou fazer um comentário pessoal, visto que estamos compartilhando experiências. Quero lhe apresentar os meus tornozelos quase perfeitos, herdados geneticamente, assim como a minha boa audição, uma voz decente e o nariz que dá uma sombra generosa nos dias ensolarados. Então eu uso sapatos chiques, calça pescador, uso e abuso dos vestidos, tudo para os tornozelos serem os protagonistas da minha vida, ciente de que, enquanto dançam no centro do palco, as minhas áreas não tão excelentes podem figurar despercebidas no fundo. Como a parte da cintura, por exemplo.

Sou uma dessas mulheres macias na cintura. A minha barriga é mole e saliente, como um pãozinho quentinho, apesar de se manter inalteradamente teimosa ao se recusar a se mover, apesar dos surtos desesperados de abdominais, alongamento e conversas sérias e estranhas. É o meu pesadelo, o meu bicho-papão. Ela me dá a sensação de estar levando as compras de outra pessoa (Olha! Carrego sem as mãos!). Mas eu já mencionei os meus tornozelos maravilhosos...?

Viu? Use essa dica. Você pode sofrer com os ombros, joelhos e dedos do pé (mas eu aposto que você sofre mais com a barriga, o peito ou o bumbum). Mas, antes de começar a se cutucar com a varinha da autodepreciação, encontre aquilo que você mais goste. Não aquilo que menos goste. Se é a panturrilha, exiba. Se é o decote dos seios, entre de cabeça. Não aponte para as coxas que detesta e entregue a munição para os adversários; dê atenção aos lindos pulsos, aos lábios carnudos, ao sorriso. Acredite na beleza. Não se atenha aos pontos fracos. Se você pode melhorar o bumbum com o uso sensato da luz de vela e dos vestidos de debutante, tudo ficará melhor.

É SEU CORPO, AMIGO...
COMO NEUTRALIZAR OS PONTOS NEGATIVOS

✴ **Quadril grande?** Bem, Sophia Loren também os tinha no auge de sua carreira. A dica aqui é a roupa ficar justa na cintura e vasta no bumbum, como Lily Allen faz, para criar o efeito de ampulheta.

✴ **Ombros largos?** Experimente usar frente-única ou um decote de matar. É como Jessica Alba e Helen Mirren dão jeito, pobrezinhas.

✴ **Perna curta?** Calça boca-de-sino com a bainha caprichada, saia que acaba exatamente no joelho, jaqueta curtinha transada para alongar as pernas... Tudo isso ajuda a aumentar as proporções e acrescentar um tamanho ilusório. Nem precisa dizer que salto alto é o seu fiel escudeiro. Kylie Minogue usa sapato baixo? Eu acho que não.

✴ **Gordinha na cintura?** *Eu também!* Não precisa esconder a barriga, basta domá-la, o que é uma das muitas maneiras práticas de se esquivar do assunto. Então, largue mão do cós ou aprenda a usá-lo a seu favor. Escolha blusas com movimento na bainha ou de boa modelagem para não deixar nada pular para fora.

✴ **Bumbum avantajado?** Beyoncé e J.Lo seguem em alta. Aumente os ombros entre 2 cm e 5 cm, assim como a bainha, para colocar a cintura em evidência.

Vamos tratar mais desses assuntos — dezenas deles — nos Capítulos 5 e 7, onde você aprenderá exatamente como se vestir para realçar os seus pontos fortes. Mas, antes de entrar em detalhes, você precisa aprender o básico...

8 DESCUBRA O SEU PRÓPRIO ESTILO

O que se veste é de absoluta importância, causa impacto e é o passaporte para um mundo magro. Para cada saia balonê questionável, para cada poncho meio suspeito na "cor obrigatória da estação", há sempre uma peça de roupa que fará o seu corpo ficar deslumbrante, simplesmente porque marca sua presença singular, você como indivíduo. Consequentemente, é algo que pode ter muito pouco a ver com as modas do dia. Descobrir as roupas que combinam *com* você, em vez de lutarem contra você é o princípio fundamental do alto estilo e a chave para vestir-se de maneira que emagreça.

Não é apenas o que se veste que importa, mas também como se veste. A diferença está num chapéu colocado meio torto, num lenço jogado com displicência, num caminhar marcante; tem a ver com arriscar na combinação de cores (isso nunca fez mal algum a Yves Saint Laurent) ou assumir um clássico impecável (smoking para a noite? Vá em frente. Suéter de caxemira? Há boas razões que justificam o estrelato eterno dessas grandes peças). Tudo que se veste emite sinais sutis, impressões codificadas que podem cativar ou chamar a atenção de todas as pessoas presentes num recinto. Ou simplesmente fazer com que elas virem a cara. A sua missão é passar a imagem de confiança. Com tranquilidade. Ao chegar ao item 101, garanto que você possuirá autocontrole, equilíbrio guardados no bolso feito um amuleto.

Por agora, você precisa saber que, como é comum na vida moderna, é preciso vender o peixe. Entre em um lugar como se você mandasse ali ou, pelo menos, como se ele mandasse em você. A psicóloga comportamental Sue Firth concorda que estilo é consequência de confiança, sendo disponível a qualquer pessoa, de qualquer idade e de qualquer forma, desde que esteja a fim de esforçar-se. Ela disse: "Leva tempo e tem de prestar atenção aos detalhes. A impressão total emite uma mensagem de carisma, e é isso que chama nossa atenção. Projetar o estilo é função da confiança, da autoestima e do autorrespeito."

Em vez de buscar ter o corpo da estação, tente encontrar o seu próprio *estilo*. Seja fiel a você mesma. Como Quentin Crisp já afirmou: "A moda é o que se adota quando não se sabe quem é." Portanto, se aquele suéter da moda que evapora das prateleiras faz o seu peito parecer um saco de batatas, não compre. Se a moda nas passarelas é calça branca, mas o seu traseiro pede misericórdia, dê um tempo... Se você é sempre elogiada quando veste aquele terninho cinza, aquele que comprou há anos, aquele que adora você acima de tudo, como um fiel vira-lata, vista-o! Não importa o que a passarela tem a dizer sobre isso. Não seja escrava da moda. Muito pelo contrário, diga a si mesma que não é só porque está na moda que deixará você magra. É como Ingrid Bergman sabiamente disse: "Seja você mesma. O mundo venera o original." Uma das melhores formas de fazer isso é...

CRIE UM VISUAL QUE SERÁ SUA MARCA REGISTRADA

Um belo dia, alguns meses atrás, eu tomava um café na cozinha da minha casa com a minha grande amiga Carla, que passava por uma crise existencial. "Quem sou eu? Quem SOU eu?", ela esbravejava, com as mãos na cabeça e uma mecha de cabelo (não pude deixar de perceber) balançando perigosamente próximo ao café frio que descansava próximo ao seu cotovelo.

Eu retruquei sem querer soar superior: "Ah, Carla, quando a idade vai avançando aos poucos, não dá mais para ficar se preocupando em adotar todas as modas urbanas, em ficar mudando o corte de cabelo a cada minuto e esperando que o corpo encaixe perfeitamente naquela calça jeans justinha ou em uma calça sarouel presa na panturrilha só porque Marc Jacobs mandou. Não. O que precisamos, com o passar do tempo, é de uma Coisa."

"Uma Coisa?"

O congresso do café frio e do cabelo chegara a seu auge, e Carla estava com o dedo indicador na bochecha.

"Isso. Uma Coisa. Igual aquela cabeleira ruiva deslumbrante da Grace Coddington. E os chapéus malucos de Issy Blow. E aqueles vestidinhos mais colados que a própria pele que Victoria Beckham usa. E o cabelo de escova que Anna Wintour sempre ostenta, e... Você tem de se encontrar para se projetar."

Eu mesma fiquei meio abalada com esse simples epigrama, mas Carla não parecia nem um pouco interessada. Ela limpou o nariz no lenço de papel cafeinado.

"Mas qual é a *minha* Coisa?"

Sugeri animada: "Adote o monocromatismo."

É o que sempre aconselho às ovelhas perdidas do rebanho da moda. Foi uma dica que aprendi anos atrás, quando trabalhava com uma certa editora de moda. Como todas as pessoas da moda de alto escalão, essa mulher tinha acesso a quase tudo que seu coração desejasse. Baús de Dior, torres de Versace, caminhões de Armani. Cristais, caxemira, sedas exóticas vindas da Samarcanda, bolsas de pele de cobra, sapatos Gucci, calças Pucci. E o que ela escolhia?

Calça preta, camisa branca. Dia após dia. Todo santo dia. Obviamente, ela fez um voto, no início da carreira, de ter "um visual marcante"; visual esse — diga-se de passagem — que devia mais que humilde reverência à escola de moda de Einstein (ele tinha sete ternos idênticos no armário e os usava numa ordem exata, sempre obedecida, permitindo, portanto, que seu cérebro se ocupasse de tópicos mais rigorosos, e não de coisas como se verde ou azul lhe caíam bem).

Todo dia, essa editora trabalhava com sapato de salto alto negro, calça preto-carvão de corte perfeito e o tipo de camisa branca que brilha no escuro, de tão limpa e viçosa que é sua brancura. Ela sempre ostentava um visual imaculado (sempre suspeitei que ela trocasse por um modelito idêntico depois do almoço ou quando alguém espirrasse perto dela ou simplesmente abrisse a bolsa). Ela não enlouquecia quando à procura da próxima grande moda; já que esse era seu trabalho, ela tinha um guarda-roupa que simplesmente ostentava uma calma implacável. Seu jeito moleque e o fato de ela ser agradável aos olhos ajudavam, mas essa atitude serve muito bem para qualquer mulher que não está mais na flor da idade.

Descobrir a sua Coisa lhe garante uma sensação de bem-estar, força e autoconhecimento. É como a sensação de chegar em casa. Depois de muita conversa, Carla e eu vislumbramos a Coisa dela. Acontece que ela é uma dessas que adora bijuteria, cheia de balangandã e penduricalho. Ela usa pulseira de pingente que faz barulho quando anda e contrasta com o visual básico (jeans, camiseta branca e terninhos de alfaiataria, caros e de corte impecável). Genial. Acho que você vai concordar.

Não precisa enlouquecer. A sua marca pode ser algo simples e chique (brinco de brilhante coladinho na orelha, batom vermelho...) ou algo peculiar e legal (tênis com vestido de baile, meia arrastão com sapatilha de balé, um pouquinho de brilho e um lápis bem escuro no olho). Particularmente, até completar 38 anos, eu só queria saber de cabelo louro e sutiã com bojo. Atualmente, só vale azul-marinho, podendo chegar a um verde azulado e um anel de água-marinha que pode ser usado como arma. No seu caso, pode ser sobretudo e alfaiataria. Pode ser corpete e espartilho. Pode ser blusa justinha e bracelete quase no cotovelo. Seja lá o que for, encontre sua marca. Use-a. Com frequência. Não sempre. Mas com frequência. Lembre-se sempre da mulher de branco, da dama de vermelho, daquela mais propensa a ser bem-sucedida. Pense nos anéis de Diana Vreeland, nas calças de Katharine Hepburn, na Coco Chanel e seus casaquinhos de buclê, camélias e pérolas. Se estiver em dúvida, encontre o seu próprio ícone — Marilyn Monroe, Gwen Stefani, Angelina Jolie, Oprah Winfrey — e copie. Sequestrar o estilo da sua heroína não é pecado nenhum. É o segredo para se vestir com inteligência. Se Karl Lagerfeld pode, você também pode.

Contudo, não basta estabelecer a sua marca, cruzar os braços e esperar a morte chegar. Permita que ela evolua, inserindo-se na trajetória geral, mas olhando a seu redor por todo o caminho. Desenvolver um Visual — você verá — é como criar uma armadura: flechas podem atingi-la, mas você estará a salvo.

QUEM SEQUESTRAR:
CELEBRIDADES E SUAS PEÇAS INSEPARÁVEIS

Uma peça fashion que se torna uma marca registrada é igual a ter uma assistente pessoal de confiança ou uma pessoa para fazer a sua sobrancelha que entenda cada milímetro de seu rosto. Essas pessoas podem dar destaque às suas características mais fabulosas ou interferir nas suas partes mais tinhosas. Pare para pensar sobre a população mundial que figura na lista dos "mais bem-vestidos" e veja que a marca registrada é quase sempre aquele elemento marcante que os destaca das massas. O truque é encontrar — ou roubar — um estilo e ser fiel a ele, um pouco como:

✻ **Elizabeth Hurley e o seu jeans branco.** Ela nunca abriu mão da peça, mesmo quando o item estava tão na moda quanto furar o olho. "Devo ter uns trinta pares iguais", Hurley admite. "Eu adoro esse jeans e sei que funciona." É claro que Elizabeth está sempre linda e elegante para fazer com que uma calça jeans branca esteja sempre chique, e nunca vulgar. Mas por que ela usa essa peça o tempo todo? Porque transmite uma forte mensagem de estilo: "Sou magra!" — é o que essa calça diz aos berros. "E rica! E sou lavada a seco!" Pode ser que você não seja fã de jeans branco, então vá experimentando até descobrir qual é a sua praia: calça cinza de veludo cotelê? Calça skinny preta de veludo liso? Calça capri de brim? A escolha é toda sua, mas precisa ter a *sua cara*. Imprima sua marca.

✶ **Anna Wintour e o seu corte chanel clássico e óculos escuros Chanel.** Quem é um ícone fashion que está constantemente sob os holofotes — e não há como ser diferente para a editora de *Vogue* — precisa pisar com confiança sobre a corda bamba do estilo. E Anna Wintour o faz com completa facilidade, sobretudo confiando magistralmente em óculos escuros enormes, num corte chanel sem firulas e peças de alta-costura provenientes diretamente do ateliê. É como eu disse. Armadura. Acredito que o seu guarda-roupa não pode arcar com um vestido da Maison Chanel de R$ 82 mil, mas um corte de cabelo legal e um acessório para ser a sua marca registrada? Essas coisas são acessíveis.

✶ **J.Lo e seus jeans boca-de-sino justinhos nos quadris.** Como sabemos muito bem, Jennifer Lopez tem um lindo traseiro latino, e o jeans boca-de-sino é um ótimo jeito de realçar esse atributo. Essa parte do corpo de J.Lo nos fascina há muitos anos e é a maior arma da artista. Esse modelo específico de jeans atrai atenção para os quadris e, graças ao restante do material, tem um apelo místico, ao exagerar nas curvas e cair superbem (também funciona para bailarinas de flamenco).

✶ **Kate Moss e seus itens muito importantes.** Pense no que dá vida ao armário de Kate: os casacos Ossie Clark, as jaquetas rock'n'roll retrô usadas por Keith Moon e compradas num leilão, vestidos de festa dos anos 1930, joias únicas que falam muito mais do que ela. Mas, quando a questão é estilo próprio, Kate é notoriamente constante. Ela acredita em qualidade, e não em quantidade; em comprar peças originais, e não imitações; em peças eternas, e não em coisas da moda. Sempre vai a reuniões de negócios vestindo um terninho Chanel, "igual à Jackie O", ela diz, "mas com uma camiseta, um poderoso relógio Rolex e sapatos sexy da Vivienne Westwood". Sua loja preferida é a S. J. Phillips, uma joalheria na New Bond Street, em Londres, aonde ela sempre vai no dia de seu aniversário: com o passar dos anos, se tornou a base de seu visual. A questão é que ela não patrulha o mundo da moda para ficar por dentro das últimas novidades que saem da passarela. Ela sabe qual é a dela e se apega a isso, flertando, de vez em quando, com alguma coisa com franjas ou uma bolsa nova da YSL para nos fazer inveja.

✱ **Elle Macpherson e seu blazer.** Talvez seja um anacronismo, mas, como é alta, Elle tem o corpo ideal para o blazer clássico e descolado (venhamos e convenhamos, ela tem o corpo perfeito até para carregar uma eco-bag com compras de supermercado). Porém o blazer é uma peça marcante para *qualquer* corpo. É um coringa versátil do guarda-roupa que pode ficar supersensual se for justinho (e se dobrar as mangas, nem se fale...). Se está pensando em copiar Elle, fique longe dos botões metálicos e encha o blazer de atitude; seja lá o visual que queira ostentar, evite o almofadinha — você não quer ficar parecendo James Hewitt, mas o que quer é se parecer um pouquinho com AC/DC no palco tocando "Highway to Hell" para um público de milhares de pessoas.

✱ **Audrey Hepburn e suas calças capri.** Calça pescador — até a canela ou no joelho — é uma boa forma de revelar tornozelos delicados e realçar um par de salto alto coquete. Além disso, é bonito. Desde que as calças capri apareceram nos anos 1950, graças a Audrey em *Sabrina* e *Cinderela em Paris*, a peça emana uma mensagem de descontração, de uma liberdade fashion tipo caminhar-pela-praia. Se pudessem falar, dariam uma risadinha e acenderiam um cigarro (mas sem tragar).

Quando começar a pegar a manha, você verá que a maioria das celebridades, do presente e do passado, tem uma Coisa. Dita Von Teese? Batom vermelho, corpete. Jemima Khan? Camadas esvoaçantes, cabelo selvagem. Bianca Jagger? Terninho preto, camisa branca. Amanda Harlech? Chanel retro, Dior retro. Judi Dench? Camadas de linho. Jayne Mansfield? Suéter bem recheado. Annie Leibovitz? A mulher de preto. Daphne Guinness? Alfaiataria irreverente e um toque de penas. Dá para vê-la de longe; é exatamente aí aonde quero chegar.

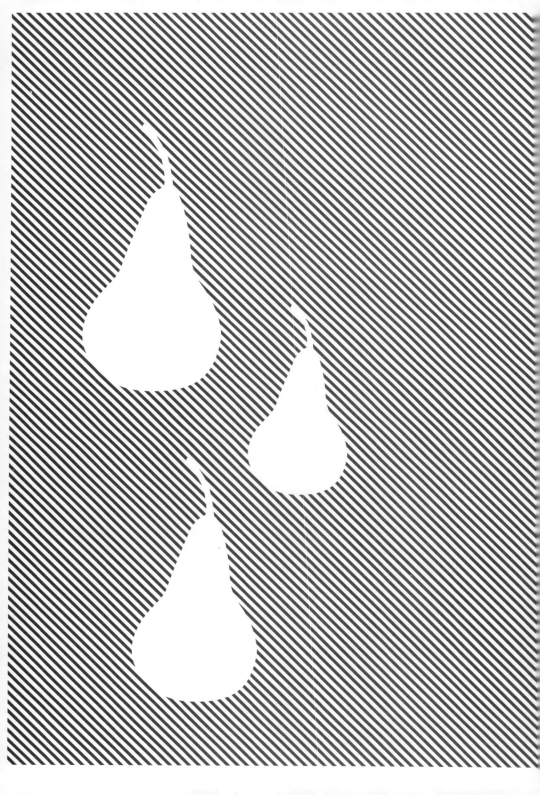

CAPÍTULO 2
A DÚZIA
NÃO DIETÉTICA
O programa dos 12 passos
para dar um jeito nos hábitos de gordinha

Você já leu todos os livros, já rasgou páginas de revista e tentou viver apenas de um punhado de uva-passa e ervilha. Bem, eu também. Já tendo digerido muitos e muitos livros de dieta para você, identifiquei as partes úteis e deixei o resto se decompor. Portanto, isto que vou lhe apresentar são as regras de ouro, os Doze Passos que tirarão você do porão úmido e a levarão ao sublime terraço no espaço de tempo que leva para ler este capítulo. Com as sugestões aqui apresentadas, você terá o alicerce para estabelecer uma relação nova e saudável com a geladeira. Quando chegar ao item 21, estará no caminho certo para amar o seu corpo. Como Voltaire disse: "Nada seria mais cansativo que comer e beber se Deus não tivesse feito disso tanto um prazer como uma necessidade." Então se prepare para comer *mais*, e não menos (eu já disse que este é um livro de não dieta). Aqui direi como manter o princípio do prazer sem estourar os miolos.

10 COMA UM CAFÉ DA MANHÃ DECENTE

Não é nada inteligente pular refeições. Se parar um minutinho para pensar, você poderá se convencer de que pular o café da manhã ajudará a reduzir um tamanho no manequim.Vai dizer: "Não vou comer cereal integral esta manhã! São menos 250 calorias e faltam só três horas para o almoço!"

Agora pare para pensar nisso **cinco** minutinhos e você vai se dar conta de que o certo é o oposto disso. A primeira coisa que tem de observar e entender é que você é um animal. Desculpe, mas é mesmo. Aceite esse fato. Você tem antepassados, querida. Você, como eu, surgiu na sopa primordial, e continuamos carregando a bagagem evolutiva que nos trouxe até aqui, neste incrível mundo de Curvex e iPhones. Isso significa que o nosso organismo continua reagindo ao ambiente da antiga maneira; não importa se o enchemos de caprichos e agulhadas, isso nunca mudará a forma como o organismo funciona. Inúmeros estudos já mostraram que pular refeições — ou fazer qualquer tipo de dieta de privação — simplesmente evoca uma primitiva reação de "medo de fome", e é ela que estraga qualquer tentativa de perder peso. A biologia animal do nosso organismo é amplamente conhecida, mas, se você passou anos de forma reclusa, vou lhe explicar os meandros do nosso organismo por meio do básico:

✳ **Em tempos de privação alimentar** (por exemplo, durante os primeiros desesperadores dias de Atkins), os circuitos primitivos do organismo entram em ação.

✳ **O organismo** — que possui mente própria — chega à conclusão de que está passando fome. Ele pensa: "Hummm... Não tem comida... De onde a próxima refeição virá?"

✳ **Os hormônios unem forças**. Eles entoam: "Não se preocupe, ajudaremos para que armazene calorias. Vamos, simplesmente, ignorar os sinais de saciedade e aumentar a sensação de fome. Não se preocupe, vamos ajudá-lo nessa empreitada!"

✳ **Prevendo futuras privações e vicissitudes**, o organismo opera no "modo de economia", armazenando mais alimentos na forma de gordura e utilizando menos alimento como energia. Ele se apega a

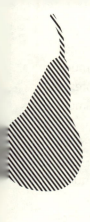

tudo que vale a pena, e não importa quanta fome você passa, pois *nunca* conseguirá fechar aquela saia-lápis. Sejamos francas, isso não faz parte da sua estratégia de jogo.

Refeições não esperadas, omitidas ou que não satisfazem fazem com que você *se torne dependente do armazenamento de gordura* na prevenção do próximo período de escassez de comida (chegue ele ou não). Portanto, toda essa conversa fiada presente no discurso das dietas, segundo as leis do próprio organismo, terá um efeito contrário.

Aliás, um estudo realizado na Universidade de Nottingham revelou que manter padrões constantes de refeição também apresenta vantagens metabólicas definitivas e está associado a um efeito térmico do alimento (o gasto energético da digestão e absorção) mais poderoso, uma ingestão menor de energia e diminuição na taxa de colesterol "ruim". Então, para manter o peso baixo, são necessárias refeições regulares e previsíveis, preferencialmente consumidas na seguinte ordem:

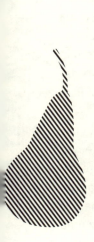

✱ **Um bom café da manhã**. O desjejum aciona o metabolismo, que, durante a noite, fica preguiçoso e tinhoso. Portanto, o café da manhã tem de ser a refeição mais importante do dia, e não apenas algo que você enfia goela abaixo no caminho entre o chuveiro e a estação de metrô. Num estudo realizado ao longo de cinco anos com quase 7 mil homens e mulheres, os pesquisadores do Addenbrooke's Hospital em Cambridge descobriram que os que comiam mais no café da manhã engordaram menos durante um determinado período — e foi irrelevante se consumiam mais alimento em geral durante o dia — do que aqueles que comiam muito pouco de manhã.

Cameron Diaz levou o conselho ao pé da letra e come o jantar (frango com alho e limão acompanhado de brócolis, já que você perguntou) na hora do café da manhã. Esquisitíssimo. Mas ela afirma que lhe dá energia para enfrentar o dia todo: "Comecei a fazer isso quando ia surfar, pois aí dava para eu ficar no mar quatro horas sem ter fome." Angelina Jolie fez algo parecido para readquirir o corpão depois de dar à luz gêmeos. O cardápio "invertido" consistia de um generoso desjejum (aparentemente, um café da manhã inglês com direito a tudo), com a ingestão calórica diminuindo gradativamente durante o dia, que era finalizado com uma escassa xícara de sopa de legumes caseira no jantar.

Contudo, pode ser que você prefira ir para o trabalho alimentada com o secreto alimento da dieta de Madonna que, por sinal, é muito mais trivial: uma simples prato de mingau de cereal. Esse prato potente garante a sensação de saciedade por muito mais tempo, especialmente depois de se exercitar ou antes de personificar o Duque de Cumberland na Batalha de Culloden. A aveia, que queima devagar e dá sensação de saciedade, é formidável e poderosa, o alimento de Zeus (pode até mesmo desacelerar o processo de envelhecimento, o que é uma possibilidade boa demais para ignorar).

Ainda falando do mingau, ajuda se não acrescentar açúcar demerara, calda dourada ou geleia de morango. Condicione-se a gostar do mingau puro. Aveia em flocos grossos pode deixar a refeição mais interessante; leite desnatado deixará, obviamente, o alimento mais magro. Vou lhe dar uma opção ainda melhor: faça o mingau com água, seguindo a mais pura tradição escocesa. Se quiser entrar de cabeça no preparo e aderir aos costumes da Highland, saiba que há quem diga que se deve mexer sempre no sentido horário, com a mão direita, para não acordar o diabo; já outros alegam que o mingau — ele — deve ser tratado no plural — eles. Aliás, deve-se comê-los em pé; com uma colher de pau.

Se mingau não é a sua, opte por uma granola com açúcar reduzido. Se estiver com tempo e gostar desta opção, você pode fazer a sua própria granola, com flocos de aveia, nozes trituradas, uma mistura de sementes interessantes e o toque final com maçã seca ralada. Se não for possível, pode pedir granola diretamente da Áustria, feita exatamente ao gosto: com frutas secas tibetanas ou sem uvas-passas. Para mais informações, consulte mymuesli.com.

O propósito de tudo isso é comer o suficiente para exterminar a necessidade de um segundo lanche da manhã lá pelas 11h. Você não é o Ursinho Pooh. Então, antes de terminar o prato de mingau e começar a encher a lava-louça, mais uma dica: acrescente proteína. Um estudo recente da Universidade de Purdue, no estado de Indiana, diz que consumir ovo ou bacon (ou os dois) no café da manhã induz uma maior sensação de saciedade durante todo o dia, se comparado com a ingestão de proteína no almoço ou no jantar. Tudo tem sua hora certa. Então, acrescente uma fatia de presunto magro, um ovo cozido, uma fatia de salmão defumado, ovos verdes e presunto, um espetinho de frango ao alho. A escolha é sua, e é ela que vai preparar você para enfrentar o dia. Ou pelo menos até a hora de fazer...

✴ **Um almoço rico em proteína**. Por direito, essa deve ser a principal refeição dia. Então não desperdice esse glorioso momento mastigando um sanduíche de segunda categoria e um musse de chocolate de padaria. Saia às ruas com o objetivo de se alimentar. Aproveite esse momento. Gosto do princípio ayurvédico, segundo o qual estamos predispostos a comer uma refeição maior no meio do dia porque o nosso 'fogo digestivo' está mais forte entre 10h manhã e 14h da tarde, permitindo ao nosso sistema que opere com o máximo de eficiência. Você pode achar que isso é conversa fiada. Tudo bem, mas você almoça na hora do almoço, né? Se deixar para mais tarde, segundo estudos, é bem provável que a ingestão calórica seja mais alta. Contudo, saiba que o índice glicêmico cai após o almoço, então é uma boa consumir algum tipo de fruto seco no lanchinho da tarde (eu recomendo amêndoa, como você verá no Capítulo 4).

✴ **Proibir o consumo de carboidrato depois das cinco da tarde**. Com todo o respeito para com o estimado falecido Dr. Atkins, o carboidrato tem seu lugar e hora. Não podem ser todos os tipos, apenas os carboidratos ideais e complexos, e não na hora do jantar. Por quê? Alguns nutricionistas dizem que o organismo só queima gordura depois que tiver se livrado do estoque de carboidrato. Então por que criar um obstáculo com o consumo noturno de carboidratos? Há quem afirme que o metabolismo é lento durante a noite e tende a armazenar os carboidratos noturnos como gordura corporal. Algumas mulheres afirmam ter menos inchaço quando reduzem o consumo de carboidrato à noite. Que seja... Que seja... A ciência ainda não encontrou uma resposta certeira para tal questão. Tudo que você precisa saber é que, se diminuir o consumo de carboidrato à noite, é provável que haja um decréscimo na ingestão calórica diária sem fazer grandes sacrifícios. Mas, se, por outro lado, você devorar uma pizza gigante ao fim da noite e depois for dormir... Tchauzinho, magreza.

✴ **Um jantar pequeno**. A ideia aqui é pegar leve à noite. É como diz aquele ditado irritante: "Café da manhã de rei, almoço de príncipe e jantar de mendigo." O problema é que a nossa cultura, com os dias velozes e as noites mais preguiçosas, com o piloto automático ligado nos hábitos alimentares noturnos e com os encontros sociais à base de jantares fartos, tende a causar um acúmulo de calorias no fim do dia. Se vamos jantar fora, embarcamos com toda coragem numa viagem épica que vai da entrada ao café, aceitando o que quer que nos cruze o caminho: sorbets, tira-gostos, acompanhamentos e pratos especiais. É como se quiséssemos vencer uma aposta. Em casa, associamos o jantar com gulodice, tanto de comer quanto de beber e, se não o fizermos, será que não ficaríamos meio... entediados?

"A noite é o período em que a maioria das pessoas consume alimentos com alto teor de gordura, como bolos e pães, porque estão cansadas ou entediadas", afirma Louise Sutton, professora de Saúde e Ciência do Exercício da Universidade Metropolitana de Leeds. Então está bem. Limitar o horário de consumo de carboidrato dá um jeito nisso (coma um pouco mais de proteína à noite; ajudará você a se sentir saciada por mais tempo). Mas, se você sofre do tédio que consome a alma e deixa a comilança infinita acabar com a sua noite, faça outra coisa. Liberte as suas noites! Aprenda a dançar salsa. Jogue baralho. Faça parte de um coral. Embarque numa viagem com Dickens ou Jilly Cooper. Durma. Pare de comer e comece a viver.

✱ **E finalmente**... Mais uma coisa: jante num horário razoável, para que você tenha pelo menos duas horas para a digestão antes de se deitar. Assim, você dormirá bem e acordará renovada.

11 COMA MAIS... DAS COISAS CERTAS

A vida não deve ser um exercício que oscila entre a abstinência e o purgatório. Deve ser divertida, prazerosa e, sem sombra de dúvidas, cheia de comida. Mas você precisa saber que tudo dá certo se você come grandes quantidades de algumas coisas e não muito de outras. Não tem nenhuma fórmula ou receita mágica. Lá no fundo, todos sabem o que faz bem, apesar de o discernimento estar momentaneamente obscurecido por aquela linda torta de maçã. Alguns alimentos se comportam melhor que outros e temos de dar duro para dominar os mais desafiadores. Portanto, alguns lembretes:

✱ **Seja complexa**. Troque açúcares simples por carboidratos integrais, que dão mais energia, igual ao coelhinho da Duracell. Opte por carboidratos de digestão lenta (como aveia, arroz integral basmati, pão integral) em vez de carboidratos de digestão rápida (bolo de chocolate, panqueca, enfim, qualquer guloseima). É a melhor forma de ignorar o ciclo de açúcar — o espiral de desejo-consumo-arrependimento-desejo-consumo-arrependimento que conhecemos tão bem. A breve explicação para esse ciclo fatal é que carboidratos altamente refinados, ao elevarem a taxa de açúcar no sangue, incitam o pâncreas a produzir insulina. A insulina, dentro do âmbito que aqui está sendo tratado, é o seu demônio, o seu inimigo interno. Também é um adversário astuto, possuindo mais de uma arma à sua disposição. Primeiramente, reduz o nível de glicose na corrente sanguínea ao direcioná-la para vários tecidos do corpo para uso imediato — ou ao armazená-la na forma de gordura. Também inibe a transformação de gordura corporal *em glicose novamente* para o organismo queimar. Então a insulina é capaz de um ataque ferrenho duplo: facilita o acúmulo de gordura e depois impede a queima. A insulina também atua no cérebro para fazer você comer mais, no fígado para fabricar mais gordura e nas células adiposas da barriga para armazenar mais gordura. Viu? Que grande vilã! Manter um lindo e estável nível de açúcar no sangue — propiciados, por exemplo, pelo consumo de carboidratos de digestão lenta que demoram e requerem energia para serem digeridos — fará com que o sistema nervoso pare de exigir que você estoque "combustível". Em outras palavras, consuma-os e, assim, não terá tanta fome. Quer algo mais simples do que isso?

✱ **Coma mais alimentos integrais**. "Quem come pão branco não sonha", proclamou Diana Vreeland. Se você já tentou criar um sanduíche interessante usando uma fatia de pão branco, vai entender direitinho o que ela disse. O projeto está fadado ao fracasso desde o início, mesmo se você acrescentar geleia de pimenta e carnes curadas vindas da Espanha. Aliás, o termo "pão branco" tem uma conotação de algo sem graça e convencional. Por que você vai querer comer isso? Pão integral, por outro lado, é coisa fina. Se você ainda não provou, não sabe o que está perdendo. John Cusak, por exemplo, é famoso por recusar todo e qualquer tipo de alimento branco — farinha, açúcar, arroz, e por aí vai. Em sua maioria, os carboidratos refinados são brancos, então é uma regrinha bem viável evitá-los pela cor. Se você não consegue se entregar 100% aos alimentos integrais, experimente o pão feito com trigo integral "albino", que é natural e parece branco, só que atua como integral (é mais comumente conhecido como trigo-branco. Ele não possui os taninos e o ácido fenólico encontrado no exterior do trigo-vermelho, que, para alguns, é o que dá o sabor amargo dos produtos integrais).

✳ **Coma verde**. É isso mesmo, a velha história das frutas e verduras. Mas vale a pena promovê-la permanentemente — não só pelas fibras e energias positivas, mas também por causa da vitamina C, que, dentre os inúmeros benefícios para a saúde, pode ser crucial na manutenção do peso. Segundo pesquisadores da Universidade do Estado do Arizona, pessoas que consomem uma quantidade adequada de vitamina C queimam 30% a mais de gordura durante a prática de exercícios moderados do que quem não ingere a quantidade ideal. Também revelaram que pouca vitamina C na corrente sanguínea está relacionada a maior gordura corporal e aumento da cintura. Então mergulhe nessa, mas lembre-se de que a vitamina C é frágil e se perde rapidamente. Então, se for cozinhar legumes, que seja rápido e com amor, como se estivesse tirando um espinho do dedo do amado.

✳ **Escolha roxo**. Se você quer estar realmente na moda (e a par da Mariah Carey), roxo é o que há. Consumir alimentos roxos aumenta a ingestão de vitaminas num piscar de olhos. Beterraba, beringela, mirtilo, açaí, ameixa, cenoura-roxa, repolho-roxo, figo, azeitona, aspargos-roxo... Alimentos dessa coloração são considerados uma das melhores fontes naturais de antioxidantes e vitaminas essenciais e devem fazer parte do seu cardápio junto aos verdes. Como a própria Mariah Carey diz: "Eu costumava acordar e me perguntar o que eu queria comer. Agora, em vez de pedir alguma comida deliciosa, eu me pergunto o que vai me manter no tamanho que me faz sentir melhor com o meu corpo." Borsch é o que há!

✴ **Aprenda a amar lentilha**. Infelizmente, a lentilha não tem uma fama muito boa, desde que os hippies dos anos 1960 se apropriaram dela e basearam toda uma filosofia na simplicidade e pacifismo do grão. A lentilha, preparada junto de outros legumes, faz parte da dieta humana desde o Período Neolítico. E há uma boa razão para tal. Na Bíblia, Esaú foi enganado para vender sua herança em troca de um prato de lentilha (Gênesis 25:34). Ninguém pode culpá-lo, pois o grão transborda proteína, fibra, vitamina B e outros nutrientes essenciais, como ferro e ácido fólico. Alguns cereais como a lentilha, o grão-de-bico e uma enorme variedade de feijões, apesar de humildemente relegados, são um ótimo combustível para a dieta — em sopas, hambúrgueres vegetarianos e na deliciosa tarka dal —, equilibrando os níveis de açúcar no sangue enquanto garante que a energia queime de maneira lenta e contínua.

E ainda tem mais! Há inúmeros tipos de lentilha diferentes: marrom, vermelha, amarela, verde, dourada, negra Beluga e até mesmo uma grandona amarela, originária do México, onde é chamada de Macachiados. Mas a minha preferida é a pequena lentilha puy, que faz tudo que a lentilha original é capaz, mas consegue estar sempre na moda.

✴ **Aumente o repertório e inclua grãos com os quais ainda não se deparou**. Em vez de se garantir no trigo — que é um grande clichê —, seja selvagem e promíscua em relação ao consumo de grãos. Opte pelos mais saudáveis para ingerir uma quantidade bem maior de micronutrientes e fibras do que as espécies mais comuns. Na busca por alimentos interessantes que liberam energia vagarosamente, experimente a espelta, a quinoa, o bulgur e o trigo-mouro. Não conquistou o seu interesse? Então prove amaranto ou teff, encontrados em lojas de produtos naturais. Podem ser usados em saladas, sopas e cozidos ou preparados com um acompanhamento para impressionar os amigos. Se tudo isso parece demais, simplesmente troque o arroz branco pelo integral. Há inúmeras razões para fazê-lo, e uma das mais primordiais é que o arroz integral *realmente tem gosto de alguma coisa*.

12 FAÇA REFEIÇÕES, E NÃO LANCHES

Nas últimas duas décadas, o que comemos se modificou enormemente. Apesar de termos boas e grandes razões para nos alegrarmos (Temakis! Salada de mizuna! Onze tipos diferentes de azeitona!), a evolução de nossos hábitos alimentares indica que passamos a comer mais. Mais comida. Mais lanches. Mais tempo se alimentando.

Além de o tamanho das porções estar maior, com os grandes negócios aumentando os pratos por um acréscimo "mínimo" do bolso do consumidor, estamos muito propensos a beliscar entre essas refeições gigantescas. Atualmente, há pouquíssimos períodos de tempo sem comida. Uma reunião de negócios? Coma um muffin. Está esperando o trem? Compre um cookie. Parou para abastecer o carro? Não se esqueça de comprar uma rosquinha! Dê uma boa olhada no corredor de lanches no supermercado perto da sua casa. Você ficará impressionada com a quantidade de opções. Doce, salgado, não importa. A indústria de lanches da Inglaterra, apesar de ainda ser um bebê e estar muito atrás da dos EUA, vale R$ 26 bilhões por ano e não para de crescer para servir o nosso novo estilo de vida sem mesa.

Esse banquete de lanchinhos mudou a forma dos nossos dias, tanto que sociólogos afirmam que os americanos acrescentaram às três grandes refeições — café da manhã, almoço e jantar — uma outra, ainda sem nome, que dura *o dia todo*. Um estudo da Harvard descobriu que os americanos não consomem, atualmente, mais calorias durante refeições do que há duas décadas, mas que estão quase duplicando o consumo de calorias por meio de lanches e bebidas — como refrigerantes — entre as refeições. Os ingleses não estão muito atrás.

Essas beliscadinhas do mal são definidas pela indústria dos alimentos como "alimento ambiente", desenvolvido para "consumidores temporário" que buscam "satisfação instantânea". Trendwatching. com, uma empresa que monitora e classifica tais produtos, chama essa tendência de Cultura do Lanche e observou que nos EUA, por exemplo, a venda de embalagens de 100 calorias de biscoitos salgados, biscoitos doces, batatinhas e doces cresceu quase 30% em 2007. Tudo bem, admito que essas embalagens podem ser de baixa caloria. Podem ser novidade. O povo pode adorar. Mas são alimentos? Aliás, vale a pena remeter a um estudo holandês que descobriu que lanches de tamanhos pequenos nos incitam a comer *mais*, e não menos; participantes dos estudos que consumiram essas embalagens "livres de culpa" comeram mais porque não exercitavam o autocontrole que as embalagens grandes exigem. Eis mais fatos para você digerir:

✱ **Os seguintes itens não são comida, então nem ouse levá-los à boca**: "lanchinho sempre à mão", "lanche no caminho" e "kit-lanche". Se é algo que basta abrir uma embalagem plástica e levá-lo à boca, faça um favor a si mesmo e largue-o imediatamente. Do mesmo modo, se for necessário abrir três camadas diferentes de anúncios do fabricante para chegar até o bem de consumo, é melhor deixar de lado.

✱ **Procure comer numa mesa**. E, não — como Michael Pollan afirma no brilhante livro *Em defesa da comida* —, a mesa de trabalho não conta. Atualmente, para muitas pessoas, o conceito de "refeição em família" — servida numa mesa, com talheres apropriados e muita conversa — é tão coisa do passado quanto o conceito de remendar meia e arrumar a cama meticulosamente depois de acordar. O nosso estilo de vida "evoluiu" tendo como base o micro-ondas e o freezer. Introduzir a mesa à essa conduta, além de realmente fazer a experiência como um todo passar por uma evolução, faz pensar no alimento. E isso é bom. Lembre-se de que somente os animais comem em pé. Se os prazos superapertados e as exigências de um dia puxado exigirem comer na mesa de trabalho, surpreenda-se com mudanças nos planos. Em vez de comprar aqueles sanduíches prontos, gosmentos e gordurosos, vá à casa de frios que fica logo ali na esquina e compre umas fatias de presunto curado, umas azeitonas pretas bem saborosas, uns tomates italianos e pão para molhar no delicado azeite de oliva verde. Deixe a proteção de tela do seu computador ficar roxa de inveja enquanto você degusta o seu pequeno banquete. Pois é, demorou mais para comprar e mais para comer, mas continuará na lembrança quando você voltar para casa.

"Os americanos acrescentaram às três grandes refeições — café da manhã, almoço e jantar — uma outra, ainda sem nome, que dura *o dia todo*."

✻ **Procure não comer sozinha**. Deixada sozinha, sem o olhar reprovador do meu marido, sou capaz de comer uma pizza tamanho família inteira, fatia por fatia em sentido horário até dar uma volta inteira no relógio. Quando sozinho, o ser humano é igual a um hamster e, com toda felicidade do mundo, pode comer um pacote de biscoito de chocolate sem parar. Por outro lado, comer acompanhado serve para controlar a velocidade, a sujeira e a devassidão alimentar (sendo uma pessoa que já experimentou isso, posso afirmar que é uma vergonha repetir o prato pela terceira vez na frente de convidados). Lembre-se sempre de que, ao comer acompanhado de deuses da gula, é bem provável que você também se torne um deles. Se você tem uma amiga gordinha, convide-a para uma caminhada e não para ir à churrascaria.

✻ **Evite porções enormes**. Fico muito irritada com o tamanho do pacote de pipoca que somos forçados a comprar no cinema. Ninguém precisa de tanta pipoca assim. Nunca. Jamais. Nem mesmo para aguentar um filme do Tom Cruise. Falando por alto, se a embalagem for maior que a sua cabeça, não compre (no mínimo, você vai economizar alguns trocados). Gostei do experimento realizado pelo professor Brian Wansink e sua equipe na Universidade de Cornell, que deu a frequentadores de cinema em Chicago pacotes de pipoca feita cinco dias antes. Alguns ganharam pipoca média, outros, pipoca grande. As sobras eram pesadas no fim da exibição, e foi revelado que as pessoas com as porções maiores comeram 53% mais que aquelas que receberam as porções tamanho médio. Comeram *porque estava lá*, e essa é praticamente a mesma razão porque Mallory escalou o Everest, só que, no caso da guloseima cinematográfica, não há nenhum benefício cardiovascular. O *New York Times* explicou da seguinte forma: "As pessoas não comeram a pipoca por gostarem. Foram acionadas por motivos ocultos: a distração do filme, o barulho de outras pessoas comendo pipoca e o impulso pavloviano por pipoca que é ativado no momento em que adentram um cinema..."

✻ **Reserve tempo**. Se você está com pressa, nunca vai preparar um sanduíche saudável ou uma salada variada e interessante. Vai é parar no posto e comprar uma barrinha de chocolate. Também é bem provável de ser mais uma pessoa que vai passar pela seguinte situação, descrita pelo *Washington Post*: tomar café de maneira praticamente intravenosa quando se está atrasado. Não faça isso.

✱ **Planeje com antecedência para impedir os lanchinhos**. O que você vai comer amanhã? O que tem para o lanche da tarde? Sobrou guacamole? Entre em sintonia com a geladeira e os armários da cozinha para tomar decisões conscientes sobre as suas refeições. Não esbarre na comida sem querer. Não lance um olhar perdido em guloseimas sem valor nutricional algum. Não se permita que o jantar lhe arme uma tocaia. Isso acontece todo dia, então esteja preparada. Se não, aquele restaurante chinês que entrega em casa, aquela caixa de bombom e/ou aquele pacote de biscoito doce vão engolir você e depois cuspi-la pelo lado avesso da sua calça jeans nova. Eu aposto.

13 NÃO OMITA NADA, NÃO PROÍBA NADA

Isto aqui não é nenhum teste de resistência, é a vida. Então não estabeleça metas ridículas. Você fracassará. Conceda tempo a si mesma e, assim, triunfará.

Tente usar um pouquinho a psicologia de autoajuda quando estiver lutando para não cair na tentação de devorar aquela rosquinha. Diga a você mesma que pode comê-la, mas que realmente não precisa dela. Pelo menos, não agora. Você pode comer depois, se ainda estiver com vontade. E, depois, é bem provável que essa vontade louca tenha passado. Ou você vai estar bem longe da padaria e ter seguido em frente com a vida.

Se simplesmente não conseguir resistir, se o açúcar do topo e o recheio de creme provarem serem irresistíveis, conceda anistia a si mesma. Mas não faça uso de um colapso acidental para fazer uma comilança sem fim, debulhando-se em lágrimas enquanto se lambuza com sorvete. Foi um deslize, e não um crime. Em vez de se censurar, em vez de se reprimir, você precisa se perdoar, esquecer e seguir em frente. Seguir para o item 14, talvez.

DESINTOXICAÇÃO É O CACETE!

Você já sabe que não precisa de dieta. E tem mais: se fizer uma dieta saudável, abrangente e com uma gama variada de nutrientes, você também não precisa se desintoxicar. Uma das citações que mais gosto sobre o assunto vem do cientista-chefe da Food Standards Agency (órgão britânico de regulamentação de alimentos), o doutor Andrew Wadge, que implorou às pessoas para abandonarem as dietas de desintoxicação e os suplementos alimentares. No blog mantido pelo site do órgão, ele escreveu: "Fala-se muita besteira sobre 'desintoxicação', e parece que a maioria das pessoas se esqueceu de que nascemos com um mecanismo de desintoxicação dentro do nosso corpo. Chama-se fígado. O meu conselho é: largue mão dessas dietas de desintoxicação e suplementos e, com o dinheiro economizado, compre um presente legal para você. Particularmente, recomendo o novo CD do Neil Young e o do Steve Earle." O que você precisa — e um CD do Neil Young ajuda — é pôr a disparidade de lado e descobrir um equilíbrio saudável que funcione para você.

14 COZINHE MAIS

Agora eu vou apresentar você à Marcie, uma grande amiga minha. Marcie dorme em lençol Calvin Klein, tem uma flora exótica em vasos caríssimos que decoram seu apartamento em Primrose Hill, gosta de fazer tratamentos faciais com regularidade com alguém que se chama Aurora, possuiu instrutor de Pilates particular, veste caxemiras ridiculamente caras e usa o Moisture Surge Gel da Clinique na sua extremamente sensível área dos olhos. A cozinha da casa dela é, segundo ela própria, impecável, repleta de produtos de grandes marcas, como Wolf, Smeg e Gaggenau, máquinas de espresso, grill teppanyaki e refrigerador de vinhos de alumínio escovado. O lava-louça (sempre vazio) tem cheiro de limão. O conjunto de louça de porcelana chinesa, branca reluzente, fica empilhado em torres perfeitas, sempre à espera para ser chamado para entrar em ação. Os armários da cozinha da Marcie são impressionantes e exibem seu conteúdo aos olhos preguiçosos: potes de noz-moscada inteira, cravos aromáticos, uma erva estranha chamada Nigella, comprada em homenagem à maior cozinheira da nação. Mas, saca só... Ela nunca usa *nada*. Nem o cominho nem as sementes de coentro. Nem o endro seco, o orégano, o açafrão que mais parece cílios de ouro. Apesar de a cozinha da Marcie berrar "gastronomia", ela não cozinha. Ela pede comida. Ela come fora. Mas não cozinha. Faz com que eu me lembre do maravilhoso comentário da Jennifer Aniston quando ela havia acabado de se mudar para a mansão de Malibu com o então marido Brad Pitt, há muitos e muitos anos: "Ficar em casa é a nova versão de sair para se divertir. É legal convidar os amigos, dar jantares, jogar pôquer. Só que eu não sei cozinhar, mas estou planejando aprender, e a nossa cozinha é demais."

Pode ser que cozinhar não seja uma coisa de outro mundo para nós, como é para Marcie e Jen, mas muitas de nós acabaram desenvolvendo uma relação perversa com o prato. No Reino Unido, gastam-se R$ 390 bilhões por ano com comida, mas 1/3 disso vai parar na lata de lixo. Devoramos programas de TV de grandes chefs, mas nos esquecemos do que é cozinhar. Mesmo se temos confiança na cozinha e somos capazes de dar piruetas entre o molho béchamel e o maçarico para crème brulée com a segurança de um profissional, quem não está cansada demais, ocupada demais e preguiçosa demais para pegar um descascador de batata no fim do dia? É como afirmou a escritora Zoe Williams: "Todo mundo sabe o que fazer com uma beringela, mas não faz."

Se queremos emagrecer e comer bem, talvez seja aconselhável fazer algo. Afinal de contas, o ato de cozinhar é extremamente vital e visceral. Não espero que você prepare um coelho desde o abate. Como mãe que trabalha fora, reconheço que é muito fácil deixar a cozinha de lado e cair nas garras do lindo e delicioso prato que vem à mesa do simpático bistrô da esquina no fim de um dia frenético. Mas, se não colocar a mão na massa, o que lhe sobra? Aquela lasanha congelada da marca multinacional? Aquele purê de batata feito por um estranho usando rede no cabelo? Qual é! Encare a realidade, saia da redoma e tome frente da cozinha. Está bem, nem sempre, mas frequentemente. Não é nada difícil colocar um frango no forno, espremer um limão em cima e esfregar um pouco de sal grosso no peito. Muito menos lavar alface e fazer um molho com mostarda Dijon, azeite de oliva e um bom vinagre de vinho branco. Comparando com as refeições prontas, pode haver competição?

Mas, para pôr a mão na massa, você tem de se entender com a comida. O alimento não pode vir sob o som do micro-ondas. Então siga o conselho da Kelly Osbourne e jogue o micro-ondas pela janela (mas, antes, certifique-se de que não haja ninguém lá fora). Faça um voto de que criará uma relação mais íntima com o alimento. Reconecte-se. "Alimentos são brilhantes!" É assim que devemos pensar na hora certa do dia.

15 DIMINUA O RITMO E DIGIRA A COMIDA APROPRIADAMENTE

Parece uma coisa muito simples, mas pense no fato de que você está sempre apressada. Engolindo às pressas. Morrendo de pressa. O conselho de Janet Street-Porter para uma vida longa e saudável deve ser escrito na sua testa com canetinha colorida: "Coma o mais devagar possível e nunca pule refeições." Isso é extremamente importante numa cultura na qual todo mundo está sempre atrasado. Assim como o Slow Food — movimento internacional contra o Fast Food que promove a alimentação como fonte de prazer — se inseriu na consciência coletiva, o Slow Eating tem de ocupar seu lugar eterno. Estou me referindo ao ato de comer intencionalmente. Comer saboreando. É até capaz de que estudantes de História se refiram a isso com um aforismo mordaz que remete à afirmação de Horace Fletcher, um dos primeiros gurus da dieta que disse: "A natureza castigará aqueles que não mastigam." Fletcher era um homem exigente que promoveu a ideia de que mastigar devidamente os alimentos diminui o apetite, levando à perda de peso e melhora na saúde. Defendia ser necessário mastigar cada garfada 32 vezes — ou até o alimento se tornar um líquido na boca — antes de engolir. Ele até aconselhava que os *líquidos* deveriam ser mastigados para ficarem bem misturados com a saliva. Henry James e John D. Rockefeller eram adeptos assíduos dos conselhos de Fletcher e deviam formar uma dupla bem chata quando se tratava de companhia para jantar. Mas Fletcher sabia muito bem de uma coisa: a boca tem um trabalho a fazer na trituração dos pedaços de comida. Engolir a comida como se fosse um trem-bala sem destino é querer arrumar encrenca. Então mastigue um pouquinho mais. Não devore a comida, não engula a bebida, não enfie goela abaixo, não beba em goles grandes. Faça um esforço consciente para apreciar e saborear a comida. Coloque os talheres sobre o prato entre uma garfada e outra. Deixe seu corpo saber o que está entrando. Diz-se que mastigar devidamente é a maneira mais barata de manter o peso. Se isso não cola com você, então nada mais colará.

Já que estamos olhando de dentro para fora, tente manter uma regularidade. Eu vivenciei os anos 1970, quando uma em cada três pessoas fazia a Dieta F e comia toneladas de farelo de cereais numa tentativa de não haver impedimentos no caminho a ser percorrido pelo alimento. Contudo, ainda há muitas razões para recomendar o consumo de fibra: é encontrada nas paredes celulares dos vegetais — frutas, legumes, verduras, grãos, cereais, frutos secos, sementes e vagens — e não é digerida quando ingerida. Isso significa que é o agente fortalecedor ideal, pois dá sensação de saciedade mais rápidamente e fica no estômago mais tempo que outros alimentos. A fibra desacelera a digestão — mais adoráveis elementos vagarosos —, o que significa que nos sentimos satisfeitas entre as refeições que incluem fibra. Por exemplo, sabe-se que pão integral dá muito mais sensação de saciedade do que o pão de forma branco e pálido. E, para melhorar ainda mais a situação, a fibra acompanha a gordura por todo o sistema digestivo, o que significa que menos gordura é absorvida e armazenada. Apesar de ser amplamente debatido, afirma-se que 1/4 da população mundial está sempre sofrendo de prisão de ventre. Fuja disso com bastante hidratação, caminhada e fibra. Faz muito bem ser lento na cozinha, mas no banheiro, não.

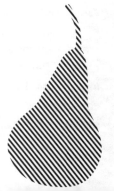

FAST FOOD:
COMO SABER SE VOCÊ COME RÁPIDO

✳ Se você fala com a boca cheia, está indo rápido demais.

✳ Se você fica com soluço, está indo rápido demais.

✳ Se você já chegou ao fim deste parágrafo, está indo rápido demais.

✳ Se você pede a conta antes de terminar o cheesecake, está indo rápido demais.

✳ O mesmo serve para o caso de você cuspir o alimento enquanto come.

✳ Se você não se lembra do que comeu no almoço...

✳ Se você atende o telefone no meio do jantar...

✳ Se o seu horário de almoço dura 12 minutos...

✳ Se você adora o sabor de Luftal.

Todos os itens acima são sinais que indicam que você come rápido demais, e que, provavelmente, sua digestão não anda como deveria. Além de ser um problema para qualquer pessoa que saia para jantar com você, é uma questão importantíssima para as suas pobres vísceras e pode ser decisivo no seu peso.

16 DÊ A ATENÇÃO MERECIDA À ALIMENTAÇÃO

Não leia, assista à TV, digite ou dirija enquanto come. Se não, nunca saberá quando se sente satisfeita (ou seja, quando PARAR).

No Japão, aparentemente, é considerado falta de educação comer e andar ao mesmo tempo. Não sei por quê, no Ocidente, as calçadas estão repletas de gente comendo alguma coisa a caminho de algo importante. Fico sempre impressionada com o número de gente que consegue comer andando. Seja lá o que for: miojo, sanduíche da lanchonete mais famosa do mundo, pizza, costela, burrito. E seja lá onde for.

Se você quer estabelecer uma relação saudável com as calorias, dê a elas um pouco de ar. "Comer e beber não são tarefas a serem cumpridas", afirma Will Clower, autor do livro *The Fat Fallacy*. "Não pode ser o que se faz no caminho para alguma coisa." Certíssimo. É algo que se faz quando se está com fome (e não inquieta, triste, de mau humor, mas sim quando se está com fome). Muita gente come no piloto automático, sem perceber. Uma em cada cinco pessoas beliscam quando estão entediadas; a maioria come até o programa de TV chegar ao fim; alguns nem sabem o que está no garfo.

COMO NÃO COMER:
VOCÊ SABE QUE NÃO ESTÁ CERTA QUANDO...

✻ Encontra migalhas sobre o teclado.

✻ O livro que está lendo apresenta uma mancha de geleia na página 32.

✻ Dominou a técnica de comer e passar batom ao mesmo tempo e (Deus me perdoe) enquanto está no banheiro.

✻ Alguém do outro lado do telefone pergunta: "Já colocou sal e vinagre?"

✻ Perdeu o ponto do ônibus.

✻ Tem mancha de sorvete na sua camisola (isso é chamado de "negligência" na minha casa).

✻ Terminar de jogar sudoku ao mesmo tempo que termina a sobremesa.

✻ Faz uso de três utensílios no jantar: garfo, faca e controle remoto.

✻ O seu parceiro pergunta "Você quer mais goulash?", e você responde: "Que goulash?"

✻ Você coloca o chiclete no outro lado da boca para comer um croissant.

17 JOGUE LIMPO – NÃO ESCONDA COMIDA

Eu estou falando da barra de chocolate na geladeira, dos biscoitos bem guardadinhos na gaveta da escrivaninha, das jujubas no porta-luvas. Des-armazene. Des-esconda. Balas debaixo da cama? Doces no bolso? Pare de guardar comida para consumo futuro. Se você é o tipo de pessoa que guarda comida, coloque numa prateleira, como uma peça de decoração, e não escondida atrás de uma almofada no sofá. Diz-se que Karl Lagerfeld, um homem que eu adoro apesar de toda sua esquisitice fantástica, mantém em casa "carne vermelha, bebida alcoólica e chocolate como ornamentos para cheirar e olhar, mas não para comer". *Não faça* isso a menos que você já seja fantasticamente esquisita. No entanto, jogue limpo. Erga a cabeça, empine o nariz, encha-se de orgulho e se livre de todos os segredos cheios de culpa.

Preste atenção (mas não fique obcecada, só atenta) naquilo que você come diariamente, tendo, constantemente, aquela sensação de *será-que-eu-comi-mesmo-até-a-última-migalha?*. Segundo pesquisas, metade das pessoas admite que mente sobre o tanto que come e que come escondido. Mulheres em todas as partes do mundo se escondem dos outros para comer a última fatia da torta de chocolate. Eu faço isso. Você faz isso. Segundo uma pesquisa, 50% das mulheres confessam já ter comido um pacote de biscoito inteiro de uma só vez. Portanto, ocorre um banquete nas cozinhas, despensas e copas que passa despercebido. E você faz parte dele; pode reparar.

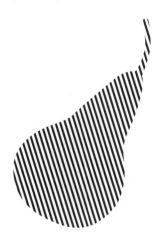

18 SURPREENDA-SE E ABANDONE HÁBITOS DE UMA VIDA TODA

Segundos estudos, até 45% das coisas que fazemos diariamente são corriqueiras — feitas sem pensar, no mesmo local, na mesma hora e da mesma maneira. Pense sobre o impulso de ver o e-mail. De limpar a mesa. De passar hidratante. De beliscar. É por isso que propaganda funciona. É por isso que você vai ao supermercado toda semana pelo mesmo caminho. "Os hábitos se formam quando a memória associa ações específicas com locais e estados de humor específicos", afirma a professora Wendy Wood da Universidade de Duke, nos EUA. "Se você come regularmente um pacote de salgadinhos no sofá assistindo à TV, depois de um tempo, quando vir o sofá, vai associá-lo automaticamente ao pacote de Doritos." Agora que chegamos ao item 18, está na hora de mudar os hábitos. Entregue-se ao acaso, dê uma chance aos encontros e desencontros. Combata as garras da rotina e, assim, estará combatendo a gordura.

A psicóloga Kerry Halliday afirma o seguinte: "A nível neurológico, as mulheres atormentadas por questões relacionadas ao peso necessitam desenvolver caminhos positivos, e não repetir os negativos. Romper com um hábito leva 21 dias — então, inicialmente, ao sentir uma compulsão por comer demais ou muito pouco, é necessário enfrentar a situação de cabeça erguida. Tente estabelecer um comportamento que mude o seu caminho costumeiro. Vá caminhar. Ligue para uma amiga. Saia de casa. Deixe para lá a mesa de trabalho. Deixe uma coisa inédita atrair a sua atenção para romper a regra e mudar o cenário."

Contudo, todas nós possuímos uma propensão ao *status quo*, que é a vida cotidiana estabelecida numa posição padrão. Buscamos sempre nos sentar no mesmo lugar no ônibus, costumamos não mudar de canal quando acaba um programa e começa o outro, queremos fugir das discussões. Portanto, o que você precisa é de uma série de movimentos secundários. Pequenas mudanças. Nada de obsessão. Mas uma diferença real. Mexa-se um pouco, rebole.

✴ **Estacione o carro o mais longe possível do supermercado / trabalho / padaria**. Porque assim — adivinha só — você terá de andar mais.

✴ **Seja radical**. Se é normal você comer na frente da televisão ou do computador, descarte os dois aparelhos. Prometa nunca mais comer no escritório, na mesa de trabalho ou no sofá. Dentro de uma semana mais ou menos, o hábito — ou seja, aquela rotina que você mal percebe que existe — passará por uma grande mudança. Além disso, você não vai se deparar com migalhas sobre o teclado ou debaixo das almofadas do sofá.

✴ **Fuja das ciladas**. Observe quando o seu autocontrole tende a desmoronar. Se você está sempre morrendo de fome ao chegar do trabalho, então tenha sempre uma banana na bolsa para comer no caminho de casa e evitar comer um pacote inteiro de pão assim que entrar em casa. Se você tem tendência a fazer lanchinhos noturnos, opte por tomar um banho relaxante. Evite as armadilhas e não se faça de boba, parada em frente à geladeira aberta buscando inspiração; não ouse nem abrir o pacote de jujuba, nunca mais coloque a garrafa de vinho sobre o criado-mudo (que lugar mais conveniente...). Se a cozinha fica à esquerda, vire à direita. Você pode se deparar com uma estante de livros ou na área externa no prédio conversando com a vizinha sobre cerejeiras.

✴ **Não termine numa floresta cheia de calorias e torça para acontecer o melhor**. Neste caso, o mais provável é você terminar gorda e complacente. Reajuste a sua vida para se esquivar dos fetiches alimentares. Se você não consegue sair do Starbucks sem um muffin de mirtilo (380 calorias), não vá ao Starbucks. Se você sempre compra uma barra de chocolate junto ao jornal na banca, então faça uma assinatura. Estude o inimigo e não se insira na linha de fogo.

✴ **Tenha uma ideia do seu próprio Mapa de Hábitos pessoal**, com os locais que, sem sombra de dúvida, vão sugar e depois cuspir você após passar por uma enchente de comida. O meu mapa é mais ou menos assim (sempre dou as coordenadas do inimigo e insiro o que ele tem a oferecer):

M&S: Minichocolates.

Boots: Sanduíche de frango assado e biscoitos de chocolate.

Starbucks: Muffin e capuccino descafeinado.

Pret à Manger: Bolo de canela.

Carluccio's: Croissant(s) de amêndoa.

E por aí vai. Tenho muitas razões para fazer inúmeras paradas diárias e revisitar um queridinho meu. Mas a nossa missão é não sucumbir e quebrar tais hábitos. Faça outro caminho quando for para o trabalho. Ande por aí. Faça compras em outros lugares. Atravesse a rua quando souber que há uma granada alimentar no caminho — ou apenas um espresso que cai superbem com um *pain au chocolat*.

✈ **Aproveite e crie um Mapa de Memória Alimentar**, com o comportamento que envolve seus hábitos alimentares desde a infância, com os momentos proustianos escondidos nos confins da mente. Pode ser que você não se depare com madeleines, e sim com KFC e barras e mais barras de chocolate ao leite. Pode ser que se depare com o bacalhau que a avó sempre fazia nos almoços de família, seguido de doce de leite para sobremesa. Tais delícias atávicas estão presas à sua alma, dentro do seu cérebro; e a sua reação a elas, agora que já adulta, é muito potente. Basta ver você batendo mais um prato de arroz e feijão só porque é algo que a faz sentir confortável, amada e livre das garras da vida adulta. Fique atenta. Só isso.

19 APRENDA A LIDAR COM A TENTAÇÃO

Ah, todo mundo sabe que é fácil demais fazer promessas absolutas de que, no dia seguinte, comerá feito passarinho, de que, na semana seguinte, correrá mais longe. Uma maratona em março! Comida integral na sexta! Sabe-se que é muito mais difícil modificar o comportamento do tempo presente — sair do sofá imediatamente antes que os comerciais televisivos terminem — do que arquitetar um futuro brilhante. É isso que a psicologia social chama de "inconsistência dinâmica" — a lacuna entre os planos elaborados com boa-fé e o que se faz em tempo real. A questão, como Richard Thaler e Cass R. Sunstein demonstraram primorosamente no grande livro *Nudge: o empurrão para a escolha certa*, é que os seres humanos reagem a uma dada situação segundo seu estado de alerta, seja ele "quente" ou "frio". Quando no estado frio, desinteressado, temos uma tendência de subestimar o efeito caloroso provocado pela atenção. Faremos planos muito bem-elaborados de perder peso baseados no princípio Apenas Diga Não, mas, quando somos confrontados com uma vasilha cheia de batatas fritas, gordurosas, tentadoras, crocantes e salgadinhas, que saíram diretamente da frigideira, quando nos deparamos com uma fascinante tábua de queijos ou com uma segunda garrafa daquele vinho tinto maravilhoso... Bom, aí a resistência de repente se torna fútil.

"A indústria dos alimentos já fez muito esforço e já gastou muito dinheiro preparando armadilhas sutis para que cruzemos o seu caminho."

O problema é que tudo à nossa volta — propagandas, aromas, opiniões — exerce uma força sutil sobre nosso comportamento e glândulas salivares. A indústria dos alimentos, impulsionada pelos lucros, quer nos ver comendo. O tempo todo. E já fez muito esforço e já gastou muito dinheiro preparando armadilhas sutis para que cruzemos o seu caminho. Todo mundo conhece o cheiro de pão saindo do forno nos supermercados e que leva cegamente até o waffle de canela acompanhado de um café duplo com creme, mas a manipulação psicológica vai mais longe. Você está mais propensa a comprar um pão doce numa loja com cheiro de café. Sabe-se que se pede sobremesa num restaurante só por causa da música ambiente. Aparentemente, gastamos mais dinheiro no supermercado quando fazemos compras na direção anti-horário.

O melhor a se fazer é planejar com antecedência para resistir ao alarde da sirene e não cair nas garras da quarta taça de Chardonnay, da promoção daquele chocolate superfamoso ou da salsicha que está na geladeira. Nos próximos nove capítulos, você ficará equipada com centenas de formas para se manter no controle. Por agora, basta reconhecer que a tentação existe. Mas é temporária, transitória. Respire, siga em frente, já passou. Sinta-se forte. Se o cheiro é muito bom, associe tal cheiro ao de uma armadilha. Ah, e faça compras de trás para frente. Desperte o lado antagônico que existe dentro de você.

20 COMPREENDA A FOME

Muitas pessoas nunca dão ao organismo a chance de se sentir nem um pouquinho vazio, dando andamento à infinita cadeia de lanches. Pesquisas revelaram que a maioria das pessoas com sobrepeso perderam completamente a sensação de fome; comer se tornou a reação para todas e quaisquer emoções, não importa quais sejam.

Então, pelo menos uma vez por dia, tente não comer até sentir fome. Não é para ficar morta de fome, mas para sentir aquele vazio na barriga. É a fome física real, e não simplesmente aquela vontade de almoçar. Dê ao seu estômago a oportunidade de roncar, mas, por favor, não abra mão completamente de comida e fique louca de vontades. Eis o porquê: cientistas descobriram que a grelina, hormônio produzido no estômago que emite ao cérebro a fome, pode tornar todas as comidas desejáveis. Isso já pode ter sido uma vantagem de adaptabilidade em tempos difíceis. Mas agora? Agora é algo calamitoso.

Segundo um relatorio na publicação *Cell Metabolism* [Metabolismo Celular], o hormônio estimula os mesmos centros de recompensa que estão ligados ao comportamento induzidos por drogas. Pronto. Isso explica bastante os empreendimentos humanos. As cadeias de fastfood... Cachorro-quente... Sorvete... Também explica por que um balde de pedaços divinos, deliciosos e prazerosos de frango frito parece algo tão terrível depois que você devorou metade e depois continua saciando o gremlin que há dentro de você. É como a atriz Beth McCollister disse: "Comida é igual a sexo; quando se sofre de abstinência, mesmo o pior dos piores começa a parecer bom." Isso posto, você precisa aprender a dominar a fome, ficar consciente dela, mas sempre no controle. Aprenda como a fome se manifesta, para poder distinguir entre fome real e outros motivos que a fazem querer comer. Mas não deixe a fome tomar o controle, pois aí você pode acabar devorando tudo pela frente.

21 BEBA MAIS ÁGUA

Existe a seguinte crença no folclore das dietas: que água, de algum modo, milagrosamente facilitará a perda de peso, como se jorrasse pelo organismo atrás das células adiposas, transportando-as como toras de madeira pelas cataratas do Niágara. Mas esse não é o caso.

Contudo, há indícios de que aumentar o consumo de água acelera a taxa do metabolismo (taxa de acordo com a qual se queimam calorias). Um estudo realizado no Centro de Pesquisas Clínicas Franz-Volhard, em Berlim, revelou que os participantes elevaram em 30% a taxa metabólica após consumir meio litro de água. Consumir 1,5 litro de água por dia queima, aproximadamente, mais de 17.400 calorias no curso de um ano, levando a uma perda de peso de 2 quilos. Pesquisadores americanos concluíram que, apesar de não haver base científica para beber os 2 litros de água "recomendados" por dia, 75% da população sofre de desidratação crônica (a boca seca, consequentemente, é o último sinal de desidratação, e não o primeiro).

Há outras razões claras para consumir mais líquidos. Primeiramente, a água enche a barriga, e é por isso que tanta gente toma um copão de água antes das refeições. Também ajuda a diferenciar a sede da fome (acredita-se que 37% das pessoas tenham um mecanismo de sede tão fraco que confundem sede com fome). Beber água deixa a boca ocupada quando, de outra forma, estaria aguardando aquela rosquinha da padaria. É um inibidor natural de apetite e, apesar de não queimar as células adiposas, elimina sais, toxinas e outros lixos supérfluos que o organismo pode viver sem. E tem mais: a Universidade de Washington mostrou que um mero copo d'água antes de se deitar elimina a fome noturna em 100% das pessoas que estavam fazendo dieta. Isso é demais, e não é nada de mais.

ÁGUA DA TORNEIRA: **PORQUE ELA ESTÁ COM TUDO**

No Reino Unido, gastam-se anualmente R$ 5,8 bilhões em água mineral, produto esse que se mantém no topo do mundo. Contudo, graças a uma crescente consciência ecológica, pedir água da torneira está ficando cada vez mais na moda. Mas isso é uma coisa boa. No Reino Unido, pelo menos 99% da água corrente passa por controle de qualidade e custa até dez vezes menos que a água engarrafada. Para melhorar o gosto, filtre-a, seja num filtro de barro, de torneira ou num purificador de água e, se quiser, guarde-a na geladeira.

É claro que muitos apreciam a qualidade e a segurança da água mineral — e a grande disponibilidade, a facilidade de transporte, os sinais sutis que emite. Se você não gosta mesmo da água da torneira, encontre uma água de que gosta para poder beber mais. Particularmente, sempre gostei de Badoit e San Pellegrino porque possuem bolhas pequenas e comportadas e um conteúdo mineral que me atrai. Jennifer Aniston afirma preferir a água Fiji, grande fonte de sílica (diz-se que é isso que lhe garante aquele cabelo sedoso e a pele reluzente). O restaurante do hotel Claridge tem um cardápio de água, com opções que podem chegar a R$ 146 o litro, mas também é possível pedir a água típica de Londres, diretamente da torneira, por conta da casa.

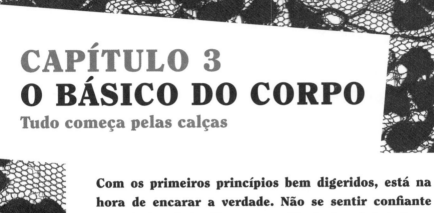

CAPÍTULO 3
O BÁSICO DO CORPO
Tudo começa pelas calças

Com os primeiros princípios bem digeridos, está na hora de encarar a verdade. Não se sentir confiante na própria pele implica uma tendência de cobrir tudo na esperança de que um ótimo pedaço de pano camuflará o corpo e disfarçará as gorduras e as preocupações em público. Mas, não. Faz você parecer uma tenda.

A ótima forma se assemelha a um prédio grandioso: começa com bases confiáveis. O peso não existe no limbo, não é um número irreal que define a essência da pessoa. O peso é o corpo todo, desde a ponta dos dedos até os cílios, e não apenas aquelas dobrinhas e os detestáveis quilos extras que sempre deixam você tão pra baixo. Então você precisa começar a criar uma visão integral e positiva dessa nova você. Pense, veja e, logo, logo, você será. Comece pelo térreo e vá subindo até o topo.

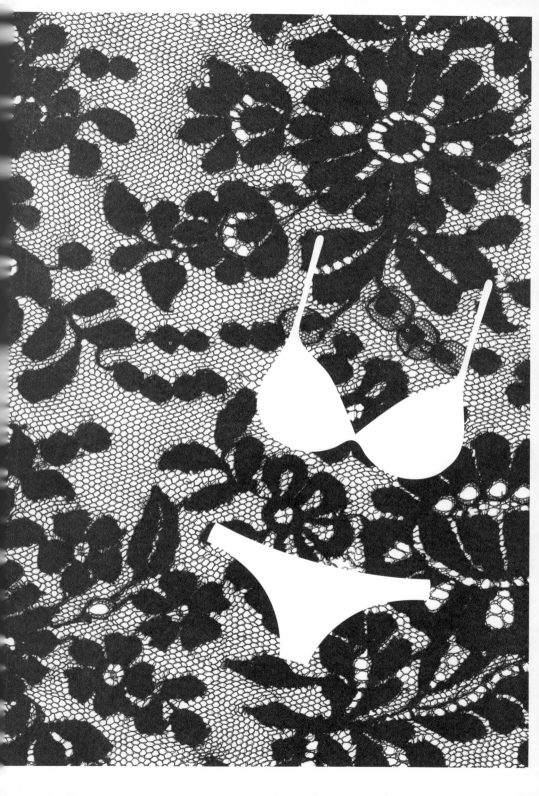

22 TENHA UMA POSTURA PERFEITA

Estamos nessa para ficarmos esbeltas, certo? E elegantes? O objetivo é estar cada vez menos parecida a um tijolo e cada vez mais igual a uma taça de água longa e esguia. Agora imagine um orangotango. É uma bela criatura, mas não é esbelto. As girafas são esbeltas. Você não quer dar a impressão de que arrasta as mãos no chão enquanto anda. Você quer é dar a impressão de que pode alcançar a folha mais alta de uma árvore. E isso se aplica a quem tem 1,50m ou a quem chega a 1,80m. A diferença está toda na postura.

É interessante o fato de que as mulheres mais altas são as que têm mais problema de postura, talvez porque tenham vergonha da altura. Há aquelas que têm vergonha dos seios grandes, e tentam fazer com que pareçam menores curvando-se. Essas coisas resultam em barriga sanfona e cocuruto no alto das costas. E, com essas coisas, nem um suéter de caxemira pode ajudar.

Uma boa postura só tem efeitos positivos. Significa que o seu esqueleto está alinhado, com os ossos nos lugares certos, e sem sofrer estresse adverso. Também ajuda no caimento daquele vestido de festa. Então levante a cabeça (o que também ajuda a papada), encolha a barriga, abra a caixa toráxica, alongue o pescoço e siga em frente.

As roupas podem ter um efeito significativo sobre a postura. Uma jaqueta justinha e um bom sapato podem mudar a forma como você se mantém de pé e caminha. Se você já se viu andando igual ao Bilbo Bolseiro porque estava de chinelo de dedo, se já se espreguiçou feito um gato porque estava com uma blusa de lã, se já andou como se fosse o chefe da empresa porque estava de terninho, você reconhecerá a verdade que há por trás dessas palavras.

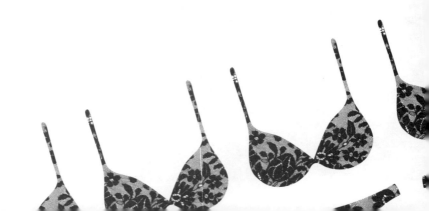

TCHARÃ! FAÇA A POSIÇÃO DA MONTANHA

Então você quer andar ereta? Em vez de andar para cima e para baixo equilibrando um volume de enciclopédia sobre a cabeça, seguindo a educação dos internatos suíços, experimente a ioga. A prática da atividade é um dos melhores caminhos para se obter flexibilidade, adquirir consciência corporal e aperfeiçoar a postura. Se os dias são frenéticos demais para poder fazer uma sessão apropriada, fazer simplesmente a Posição da Montanha — conhecida em sânscrito como Tadasana — durante 5 minutos todos os dias de manhã pode gerar uma grande influência no seu bem-estar físico e mental e melhorar a sua postura. Abaixo estão todos os passos para a posição:

* Abra os pés na largura dos quadris.
* Abra bem os dedos dos pés.
* Distribua o peso do corpo igualmente entre os pés.
* Fique ereta.
* Leve os ombros para trás e para baixo.
* Encaixe o cóccix.
* Deixe o queixo paralelo ao solo.
* Deixe as mãos soltas nas laterais do corpo.
* Relaxe. Respire. Fique parada.
* Os manuais de ioga costumam dizer coisas como: "Permita que a cabeça flutue sobre os ombros", mas isso é mágica. Porém, tente esvaziar a cabeça; talvez seja a única chance de fazê-lo neste dia louco que você tem pela frente. Pare de pensar no que você quer comer no jantar. Sim, você precisa mesmo limpar a janela. Mas este momento é só seu. Esteja aqui agora.

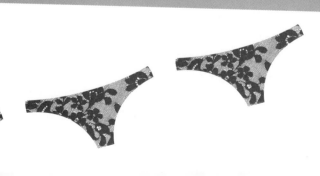

23 COMPRE UM SUTIÃ NOVO

Certa vez, Kate Winslet disse: "Eu começo pelo sutiã. Se o sutiã está certo, tudo vai cair bem." Você não amou ouvir isso? É tão absurdamente fácil que dá vontade de deitar no sofá e devorar uma caixa de bombom. Mas a Dona Winslet sabe das coisas. O sutiã certo — estou me referindo ao sutiã que seja apropriado à ocasião (seja colocar o lixo para fora ou arrasar na pista de dança) e que realmente *lhe sirva* — é um sonho dietético.

O sutiã exato dará a todo o seu corpo um upgrade geral. Melhorará a postura, distribuirá a silhueta, separará o peito da cintura, desviará o olhar da barriga e enganará os olhos curiosos, fazendo-lhes pensar que você emagreceu três quilos ou rejuvenesceu meia década. Você pode gastar uma grana preta nesse pedaço de pano (se resolver investir, deve pagar entre 80 e 100 reais), mas serão os 100 reais mais bem-gastos da sua vida.

A questão é que pouquíssimas mulheres usam o sutiã correto. Acredita-se que 86% das britânicas estão usando o sutiã errado neste exato momento, e aposto o meu próprio sutiã, cheio de fru-fru, que esse seja o seu caso. Os seios são coisas deslumbrantes — pode perguntar por aí —, mas, ainda assim, costumeiramente os guardamos sob uma peça de roupa sem malícia nenhuma, como se estivéssemos os guardando em segurança até que nos fossem úteis. Será que o bojo que você usa não é pequeno demais, e o peito acaba pulando para fora? Você fica com marcas avermelhadas por causa das costuras da peça? Às vezes você tem a impressão de que as roupas simplesmente não lhe caem bem? Você se identifica com a descrição de P.G. Wodehouse: "Parece que derramaram ela dentro da roupa e esqueceram de dizer a hora de parar."?

Se respondeu "sim" a alguma dessas perguntas, está na hora de acertar as contas com os seus seios. Eu passei por isso não muito tempo atrás, quando visitei a renomada loja Rigby & Peller, na Conduit Street, lar de tudo que há de melhor em sutiã e fornecedora das peças íntimas usadas pela rainha. Sua Majestade encara a clientela numa foto que fica atrás do balcão, majestosamente vestindo Rigby e toda a parafernália real da cabeça aos pés, numa pose que inspira confiança e segurança; é a própria manifestação da monarquia Britânica. Cheguei usando o tamanho 36C e, após um momento bem íntimo dentro de um cubículo com uma encantadora mulher chamada Gina, cheguei ao tamanho 30E. Fiquei boquiaberta. Podiam pisar com força no meu pé com um salto agulha, e eu não teria sentido nada. Tudo aconteceu num piscar de olhos. Fiquei de costas e sem blusa para Gina me examinar, e ela logo viu que eu sempre andei por aí usando o tamanho errado. Em poucos segundos, eu estava toda serelepe num sutiã que era grande o bastante (no bojo) e pequeno o bastante (atrás). Maior o bastante e menor o bastante, respectivamente, do que eu usara décadas e mais décadas. Aparentemente, esse é o erro clássico, e cabe à própria simplicidade corrigi-lo. O resultado? Com certeza, o astral elevou. Minhas tetas se transformaram em seios; eu me tornei uma mulher de peito. E tudo porque o sutiã fazia seu trabalho. Eu estava andando pela New Bond Street, e um pedreiro gritou para mim do alto do andaime: "Que peitão lindo!" Eu poderia até ter agradecido se não estivesse tão ocupada com me sentir bem comigo mesma.

E, desde então, os meus seios e eu andamos juntos por aí. O meu marido adorou essa mudança de rumo e passou a montar um novo guarda-roupa para mim só de sutiã, pois, aparentemente, ele é casado com uma Barbie esbelta. Então, no fim das contas, todo mundo saiu ganhando.

É interessante o fato de que, só na última década, o tamanho médio de sutiã usado no Reino Unido cresceu de 34B para 36C/D, sendo que quase 1/3 das mulheres atualmente usam bojo tamanho D ou maior. Na Europa, o Reino Unido é o lugar onde mais se vendem sutiãs com bojo D ou maior. Se você não encontra o seu tamanho, vale a pena ir a um estabelecimento profissional para encontrar o ideal para você. As lojas comuns tendem a dar um atendimento generalizado e oferecem à clientela nada fora do comum. Já especialistas com Gina são treinadas na arte do sutiã, e você se surpreenderá como não sabe nada sobre si própria. Segundo a Rigby & Peller, temos de ser especificamente medidas cada vez que compramos um novo sutiã. Mudanças hormonais, pílula anticoncepcional, dieta e alteração de peso afetam o tamanho dos seios; é quase certo que muda mesmo, até mesmo a curto prazo. Então é melhor estar sempre de bem com o peito.

UMA BREVE EXPLICAÇÃO
DE COMO ARRASAR COM O SUTIÃ

✱ Sutiã é igual a homem; perde a potência com o tempo. Então se prepare para um novo sutiã a cada seis meses. É como se fosse uma visita ao dentista (mas mais barata e muito mais divertida).

✱ Não se apresse para escolher um sutiã. Por que tanta pressa? A peça vale por três meses de malhação. Ou seis semanas de sopa de repolho.

✱ Quando você e uma profissional tiverem decidido qual é o tamanho certo, confie na peça.

✱ Coloque dois dedos entre o seio e o bojo para tudo ficar no lugar certo.

✱ Ajuste as alças, que devem estar firmes, mas confortáveis.

✱ Se a parte de trás subir é porque o sutiã está grande.

✱ Compre um sutiã que fique confortável quando preso no último colchete, o menos apertado. A cada lavada, cede um pouco.

✱ Os seios devem preencher o bojo completamente, mas não podem pular para fora.

✱ Se os seios ficam com formato quadrado, o bojo está pequeno demais.

✱ Bojos de tamanhos maiores necessitam armação para garantir mais apoio, mas deve ficar abaixo do peito sem incomodar.

✱ Levante os braços. O sutiã não deve se mover.

✱ Um sutiã que cai bem não pode beliscar, incomodar nem machucar em nenhum lugar.

✱ Verifique o sutiã de pé: o centro do busto deve estar entre o cotovelo e o ombro. Se estiver caído demais, tem de ser ajustado.

✱ Se você precisa de ajuda para obter sex-appeal, a tecnologia avançou muito. Fashion First Aid, com seus produtos Boostits, Liftits, Concealits e Tapeits, fornece soluções inteligentes que, respectivamente, aumentam o peito, levantam o peito, escondem o peito e não deixam o tomara-que-caia cair, literalmente. E tem mais: depois de retirar o artifício, pode enrolá-lo na palma da mão, e ele servirá como uma bola antiestresse! Brincadeiras à parte, são produtos sagazes que estão aí para facilitar a vida.

24 RECONHEÇA A IMPORTÂNCIA DAS CALCINHAS

Nossa! Sabemos direitinho quando está tudo errado, né? Quem nunca passou pelo aperto da calcinha ter entrado no bumbum, aquele incômodo inigualável que parece incomodar cada vez mais a cada passo que damos? Aí damos uma sacudidela, uma reboladinha, mas nada. Aí — droga! — a *única solução* é parar no meio da rua e tirar o pano lá do meio com a mão, na esperança que nenhum pedestre perceba o ato quase ilícito.

E as calcinhas com elástico *um pouquinho* apertado demais, que deixam uma *cicatriz* grossa e vermelha de cabo a rabo na barriga, fazendo com que as pernas sofram o risco de ficar sem circulação? E aquelas em que o elástico cedeu completamente, tanto que você fica numa situação vulnerável se tem de correr para pegar o ônibus? E aquelas com tantos detalhes que o corpo fica sem saber como lidar com tanto laço, babado, renda e fru-fru? E aquelas que ficam justinhas atrás, mas de forma íntima demais, e ficam marcadas sob a calça? E nada engorda tanto quanto a marca da calcinha nas calças.

Mas é claro que nenhuma mulher em pleno século XXI deveria sofrer com isso. O advento de lingerie que não marca deveria ter extinguido tal problemática da mesma forma que a varíola foi extinta da face da Terra. Mas há muitas e muitas formas de se enrolar com as calcinhas... Poucas peças do seu guarda-roupa causam tamanho impacto — não somente na forma do corpo e no visual quanto também no seu dia. As calcinhas erradas podem fazer você perder uma partida de tênis, ficar irritada com o namorado, impedir um encontro sexual potencialmente gostoso e, em geral, arruinar o seu dia.

Como você já deve suspeitar, passei boa parte da minha carreira examinando as calcinhas da minha pátria. Passei — em seu nome, querida leitora — pelos enfurecidos anos 1980, pela agressividade das fio-dental dos anos 1990, pela aconchegante ajuda das calcinhas para gestantes, grandes o suficiente para caber uma família de quatro pessoas, com sobra para os quilos extras de uma caixa de bombom. Já usei calçola e tanguinha. Já usei modelos cheios de renda, modelos esportivos, modelos sem graça. O que aprendi com essa odisseia pode ser dividido em quatro partes, e é melhor ficar bem atenta.

✱ Fio-dental é uma coisa gloriosa. Quase nem é uma calcinha, mas carrega a *concepção* da peça, o que faz dela a parceira ideal para as calças em geral, especialmente aquelas mais justas, que requerem mais atenção quanto à lingerie. As calcinhas fio-dental podem não estar tão na moda como quando estiveram no auge (quando Alexander McQueen inventou a calça bumster* e causou uma histeria generalizada, afirmando que o cofrinho era algo maneiro demais), mas você ainda precisa de um bom arsenal para sair vitoriosa com peças de roupas muito exigentes.

✱ Calcinha modelagem shortinho. O corte é fofo e baixo, e isso significa que essa calcinha funciona igual à fio-dental só que sem o desconforto e com muito mais decoro.

✱ Calcinha chique é uma boa para encontros, mas não tão boa se você quiser manter a forma esbelta. Mas esse modelo tem um corte superior que melhora o humor e o corpo (veja abaixo).

✱ Sloggi. É a falta de costura que faz a peça funcionar. Parecem uma ameaça, e não um pedaço de mau-caminho. Mas são práticas e ideais para calças que não perdoam, principalmente as brancas, as de cintura alta e as justas.

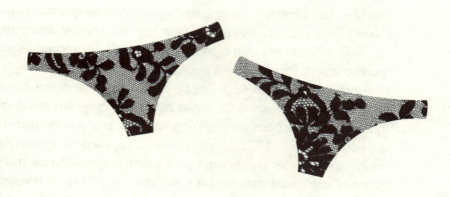

---

* Calça apertada abaixo da cintura, originando assim uma espécie de decote traseiro. (*N. da T.*)

25 TRANSFORME A SILHUETA COM MODELADORES DE CORPO

Se você quer criar a ilusão de uma silhueta perfeita (fala sério! Quem não quer?), você precisa lançar mão de uma peça íntima que faça todo o trabalho sujo. Quando estiver a sós e completamente nua, dance na frente do espelho. Se estiver flácida nas partes onde queria estar sarada, invista nessas feras divinas. Mas não desanime ao abrir a embalagem do modelador de corpo. Isso aqui não tem nada a ver com sensualidade, e sim com a forma. Sugiro que esse contato seja feito a sós. Você enfrentará um pedaço de Lycra cor-da-pele que promete remexer você toda e fazer com que homens crescidos quebrem o pescoço quando você passar.

O estranho é que essas peças são *enormes*. Tanto no tamanho quanto em popularidade. Tudo começou uma década atrás, no tapete vermelho, quando celebridades fizeram uso dessas peças-base, convencidas pelos estilistas, que conheciam muito bem a curiosidade insaciável das lentes dos paparazzi. Logo, logo, todo mundo aderiu à "moda". Qual é! Se Jessica Alba, Carmen Electra e Halle Berry podem, por que não todas nós?

Depois veio o Spanx (meia-calça revolucionária desenvolvida para deixar tudo sob controle, cujo slogan, traduzindo para o português, é "Não se preocupa, já cuidamos do seu traseiro"), e, com ele, deu-se início a uma revolução. Segundo fontes confiáveis, é a peça íntima preferida de Diane Sawyer, Hillary Clinton, Susan Sarandon e Joan Rivers. Há rumores de que Renée Zellweger se apressou para experimentar a peça quando surgiu em 2000. Oprah Winfrey quase nunca tira a peça. Por quê? Tais peças íntimas, que em certos formatos podem cobrir dos joelhos até o busto, modelam a pessoa de forma única. E, de forma muito inteligente, conseguem fazer disso um feito da engenharia sem que nenhuma gordurinha indomável saia por algum outro lugar inoportuno (pelos punhos, digamos).

Essas peças são um sucesso porque, além de cumprirem com a palavra, realizam outro feito: o de não aparentarem, nem um pouco, a velha calçola da vovó. Acredito eu que a imagem de ver a vovó vestindo uma daquelas coisas horrendas deve permanecer na sua memória. A minha avó passava horas tentando entrar nessas "maquiagens"

CAPÍTULO 3 O BÁSICO DO CORPO

plastificadas, com a ajuda de muito talco e de um marido muito misericordioso, e eu nunca me esqueci disso.

Nossa! Mas os tempos mudaram, e como! Usei um modelador de corpo hoje mesmo, e vou lhe dizer uma coisa: eles garantem movimento e nos deixam encantadoras para cumprir as nossas tarefas do dia a dia. É claro que você não vai usar uma coisa dessas para ir a um grande encontro. Mas quando é preciso só contar com o visual, sem nada de toques, por que não?

TUDO SOBRE MODELADORES

Com certeza, o problema hoje não é falta de opção. Sem sombra de dúvida, o que pode deixar uma moça confusa é a grande variedade de produtos que disfarçam e escondem. É como se uma simples visita à loja de lingerie tivesse se transformado numa batalha sem fim nem vencedores. Você pode comprar o que quiser e imaginar, e, pode apostar, as ofertas não têm fim.

Atualmente, impera a tecnologia. E investe-se muito dinheiro nisso, o que significa que há muitas pesquisas e avanços tecnológicos nos bastidores, desenvolvendo peças íntimas prontas para deixarem a mulher impecável. Logo, logo, talvez consigamos entrar num collant superemagrecedor e desaparecer quase que completamente.

Um motivo que explica o grande sucesso dos modeladores é que permitem que as mulheres usem todo e qualquer tipo de roupa, seja ela reveladora ou discreta. Se você sofre com a barriguinha, com o bumbum e ainda enfrenta problemas com as pernas gordas, não tem muito como esconder. Mas, atualmente, há modeladores para todos os problemas. Alguns podem deixar você igual à Ethel Merman, outros podem deixá-la parecida ao Lance Armstrong. Você vai ter de se enfiar dentro de um para saber. A única tarefa que cabe a você e somente a você é determinar precisamente onde o seu corpo mais precisa de ajuda e depois comprar um modelador específico. Por via de regra, é melhor comprar esse tipo de artigo presencialmente, e não on-line. Essas coisas precisam de um corpo para ganhar vida. Se você não pode mesmo ir à loja mais próxima para passar um bom tempo experimentando as mais variadas peças, visite o site figleaves.com, que tem tudo que há de melhor no ramo.

Pode reparar que as últimas inovações usam como fonte de inspiração as técnicas de cirurgia plástica, fazendo uso de elásticos entrelaçados com diferentes pesos, elasticidades e força para imitar os cortes precisos que o cirurgião faz para reduzir a barriga, diminuir as coxas ou levantar o bumbum. O resultado é uma peça inteligente que sabe onde apertar, onde relaxar, onde redistribuir o excesso e onde deixar mais folgado, concedendo ao consumidor um pouco mais de conforto e uma boa dose de confiança para sair do táxi. Não é nenhuma surpresa que a empresa que se especializou no ramo (Dr Rey) vendeu o equivalente a US$ 1,5 milhão em modeladores no primeiro fim de semana no mercado.

A minha peça favorita, devido às minhas imperfeições, é o Yummie Tummie [Barriguinha Gostosa] — um aparato "blindado", desenvolvido por Heather Thomson, sócia de Beyoncé Knowles e Jennifer Lopez. As blusas, disponíveis no site yummietummie.com, contém um seção no meio que segura a barriga e minimiza as gordurinhas acima do bumbum. Segundo Thomson: "os efeitos do Yummie Tummie são enormes para a consumidora, tanto física quanto mentalmente." Aleluia! É ideal para uma mulher como eu, que, com toda felicidade do mundo, venderia a barriga no eBay ou a trocaria por um interessante jogo de colheres.

Seja lá qual for a sua opção — modeladores de corpo ou redutores de medida —, você vai conseguir disfarçar vários quilinhos extras, e tudo isso pelo preço de um par de sapatos novos. Só sendo boba para não querer isso. E o mercado está expandindo, lançando produtos masculinos também. O *Wall Street Journal* tratou do fértil mercado de "cuecas modeladoras" que levantam e firmam a parte superior das costas, as laterais e diminuem as medidas da cintura. Se o seu homem usa cinta, com certeza você também pode.

26 APRENDA A ANDAR DIREITO

É como o queridíssimo Larry Oliver certa vez declarou: "Se me der os sapatos, o papel é meu." Só Deus sabe a quantidade de gente que precisa de toda a ajuda necessária. Eu odeio criticar, mas as mulheres inglesas parecem, de maneira bastante peculiar, afligidas por um modo de andar bem fraquinho, com os pés se debatendo na calçada úmida, como se, ao virarem a esquina, fossem se deparar com uma tragédia. Mas não para por aí. Observe as noivas britânicas, completamente desajeitadas a caminho do altar, munidas de vestidos que valem uma fortuna e de delicados mules de cetim. Minha amiga Josephine entrou na igreja como se fosse um cavalo selvagem, e isso arruinou os sapatos Vera Wang que usava.

Dominar a arte de andar bem é simples e pode dar a impressão de que o peso despencou lá pra baixo. Recomendo aulas para qualquer pessoa que já caiu escada abaixo em frente a todos os novos colegas de trabalho numa festa em um bar subterrâneo (eu), para qualquer pessoa que já caiu *escada acima* enquanto carregava uma caneca de chocolate quente (eu) e para qualquer pessoa que sempre usa sapatos estranhos (não "estranho" no sentido de que não combina, mas "estranho" no sentido de "inapropriado" — mais uma vez, eu).

Mas vou dar uma dica de ouro sobre como andar com graça. O maravilhoso Jean Broke-Smith (antigo diretor da escola de etiqueta Lucie Clayton) diria a você para ficar ereta, contrair o bumbum e seguir para frente com o calcanhar seguindo uma linha no solo e com os dedos do pé apontando levemente para fora. Primeiro, um pé na frente do outro, depois, com delicadeza, transfira o peso para o calcanhar do pé que está na frente, deixando o peso passar por todo o pé até chegar aos dedos, enquanto move o pé que está atrás, colocando-o à frente, e repetindo todo o ciclo. A ideia é deslizar, com equilíbrio e estabilidade, e com a voz de Jean ecoando "calcanhar-pé-dedo, calcanhar-pé-dedo" na sua cabeça.

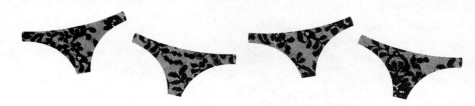

PRONTA PARA ANDAR E ARRASAR:
COMO CAMINHAR IGUAL ÀS TOP MODELS

Apesar de ainda se ver algumas modelos andando sobre a passarela igual a um cavalo, a maioria sabe andar direito; é um talento lapidado durante anos de prática. A modelo Jessica Stam disse: "A primeira impressão conta muito, seja a caminho do palco para fazer uma apresentação ou no restaurante para um encontro às escuras. Quando a mulher caminha com confiança, isso pode realmente ter impacto na forma como as pessoas a veem — e a forma como ela se sente consigo mesma." Se você já viu o caminhar afetado de Naomi Campbell ou os passos confiantes de Gisele Bundchen, você sabe muito bem o que Stam está querendo dizer. É assim que elas fazem, caso esteja naqueles dias que você quer chegar e arrasar:

✳ Ombros para trás e para baixo, cabeça ereta, queixo para cima, olhos focalizando com delicadeza o infinito.

✳ Pelve levemente para frente. Não muito, senão você vai cair de costas em cima do colo de alguém.

✳ Em vez de deslizar, como se prega na Lucy Clayton, coloque primeiro no chão o *miolo* do pé, e não o calcanhar. Pense na Margot Fonteyn.

✳ Dedos apontando para frente. Um pé vai para frente, mas fica alinhado com o de trás, como se as pegadas formassem uma linha reta na areia. Mas lembre-se de que você não é uma pata.

✳ Dê passos longos, levantando todo o pé do chão enquanto caminha.

✳ Use o abdome para ganhar estabilidade, depois relaxe os quadris. Assim, você vai lidar com todos aqueles sapatos cheios de fru-fru como uma profissional.

27 COMPRE UM ESPARTILHO

Na minha cidade Natal — Brighton —, num beco bem à *la* Dickens, está uma sex shop chamada She Said Erotic Boutique, uma loja de produtos quase ilícitos, como uma atraente coleção de plumas e penas de avestruz e marabu, sutiãs de seda e calcinhas safadinhas. Todas as vendedoras têm cinturinha de pilão, lábios suculentos e vermelhos, franja na cara... São verdadeiras amantes burlescas e peritas na arte de fazer uma mulher — qualquer mulher — se transformar numa *femme fatale*. Basta uma visitinha ao estabelecimento para reduzir as medidas e vestir um tamanho menor, simplesmente ao descobrir o inigualável poder do corpete. Victoria Beckham sabe disso há muito tempo. Kylie também. E Dita. Então o que você está esperando?

Recentemente, fui à She Said e comprei um espartilho de cetim dourado, com renda preta e oito tiras estratégicas para prender a meia-calça. O modelo se chama "Moulin Rouge", custa R$ 487 e, quando me vi ali dentro, me transformei: puro desejo, cheia de curvas, com 55cm de cintura. Depois de anos defendendo a abominação do espartilho e qualquer outra geringonça que transformasse mulheres em bonecas e homens em cachorros, foi lá que passei pela minha conversão damascena. Eu me transformei em Madame de Pompadour, em Nell Gwynne, em Scarlett Johansson num voo sobre escadas escarlates... Eu disse ao meu reflexo no espelho da loja que estava com um corpinho violão e que isso era sensacional. O espartilho agracia um corpo com curvas e modela o peito ao colocá-lo numa posição que o faz parecer duas tortas de baunilha. E quem, em exercício de plena consciência, recusaria isso?

O jogo de sedução entre o peito modelado, a barriguinha contida e a cintura de pilão é algo exclusivamente feminino, e isso é uma verdade reconhecida desde os tempos imemoriais. Pense nas imagens icônicas do sexo feminino e veja que a cintura sempre tem um papel de destaque. *Vênus ao Espelho*, de Velázques, *O Balanço*, de Fragonard, Scarlett O'Hara se segurando enquanto é levada escada abaixo, o New Look da Dior, Monroe, Mansfield, Madonna... A figura é constante: uma fusão erótica entre saias enormes e cinturas minúsculas e superatraentes.

Segundo nossas normas socioculturais, já há muito estabelecidas, as mulheres tinham outras normas ainda mais rígidas. Na época do *fin de siècle*, uma moça era julgada pelo tamanho da cintura, que deveria ter "o dobro da circunferência do pescoço, o qual, por sua vez, deveria ter o dobro da circunferência do punho", como estava definido nas diretrizes das costureiras daquele tempo. Se perguntasse a um antropólogo social, a explicação seria a seguinte: essa imagem é tão constante porque entra em jogo um imperativo evolutivo. A proporção "mágica" entre cintura e quadris para as mulheres é de 7:10. "Essa silhueta tem um apelo sexual a nível primitivo", afirmou Desmond Morris muito tempo atrás, "porque sinaliza uma pelve adequada para dar à luz; não tem mistério nenhum."

"Basta uma visitinha ao estabelecimento para reduzir as medidas e vestir um tamanho menor, simplesmente ao descobrir o inigualável poder do corpete."

Apesar de estarmos, como gênero, seguindo uma tendência de aumento de cintura com o passar do tempo, não vejo por que não incrementar o visual fazendo uso de alguns artifícios. É possível comprar espartilhos em diversas lojas, promoções e queimas de estoque, mas o meu conselho é procurar uma especialista em corsetière (use o Google se precisar, é sempre uma grande ajuda), principalmente pela emocionante experiência de ser "posta" nessa peça bastante peculiar por uma profissional apropriada com lábios carnudos. Você não vai querer usá-la para ir ao supermercado nem para buscar os filhos na escola. Mas, para aqueles momentos reluzentes na vida de qualquer mulher, não há nada igual. Vista o espartilho sob as roupas, garantindo um ar clandestino, ou exiba-o com todo orgulho sob uma camisa aberta. Seja como for, essa peça pega vários quilos e os esconde em um lugar desconhecido, inatingível.

28 CONHEÇA O PODER DAS MEIAS-CALÇAS PRETAS OPACAS

Meias-calças opacas são uma dádiva divina. São uma das essências de nossa existência, uma das dez invenções vitais desde o princípio dos tempos (as outras são as colas Super Bonder, Marmite*, pinça, caldo Knorr, rímel, fogo, roda, protetor de ouvido e Manolo Blahnik). Nos anos 1980, minhas pernas quase sempre estavam forradas por meia-calça opaca, que possuía o indefinível talento de fazer a canela, o calcanhar, a panturrilha e o joelho parecerem menores. Fazia isso sem a necessidade de seguir uma dieta e sem o escandaloso preço de cremes milagrosos para o corpo. Ela fazia isso sem alarde nenhum, sem cutucar você e dizer: "Ei! Você *precisa* dar uma olhadinha nisso!" Ela fazia isso porque fazia, indiferentemente, como se fosse uma milagre que toda peça de roupa sempre faz.

> "A meia-calça opaca, assim como a bota caubói, está para todo o sempre presa na porta giratória do mundo fashion, e às vezes reaparece por aí como uma peça legal."

Acima de tudo, a meia-calça opaca escondia um extenso catálogo de pecados, desde joelhos gorduchos até pelos encravados, desde calcanhar rachado até pernas branquelas, desde canela arranhada até aquela partezinha superior da parte de trás da coxa exposta sem querer e que você nunca vê, a não ser se tiver mergulhado de cabeça na ioga. E tem mais! Meia-calça opaca era quentinha! Era confortável! E vinha em diversas gramaturas — a mais grossa, inclusive, podia durar meses. O que mais se pode querer?

Bem, não muito — fora a promessa de que essa meia-calça-maravilha estará *sempre* na moda. Infelizmente, isso não é um fato. A meia-calça opaca, assim como a bota caubói, está para todo o sempre

---

* Um produto que está na categoria de intensificador de sabor, elaborado exclusivamente com extrato de levedura. (*N. da T.*)

presa na porta giratória do mundo fashion, e às vezes reaparece por aí como uma peça legal, levando brilhantismo a uma minissaia e fazendo você parecer uma das guitarristas do Robert Palmer no clipe "Addicted to Love". E, aí, quando você está se sentindo superconfiante e com a sensação de ter belíssimas pernas, a meia-calça opaca sai de moda, é renegada e condenada por todos os mortais, até os mais *out* do mundo fashion.

Geralmente, a peça é substituída pelas meias estampadas, as quais, devido a algum fascinante preceito de estilo, conseguem obter precisamente o efeito oposto. Nunca me deparei como uma mulher (ou homem, vai lá saber...) cujas pernas são realçadas por uma meia estampada. Meia arrastão é outra história. Aliás, meia-calça arrastão é fabuloso. Meia-calça com costura atrás? Claro! (Poucos efeitos ópticos alongam as pernas como uma risca que sobe por toda a perna). Mas de forma alguma é permitido uma meia-calça grossa e bege escuro, a não ser que você esteja interpretando Peter Pan. Nada de tramados Pucci, nada de arabescos rococó, nada de quadriculados. Igualmente, bolinhas, rendas e arco-íris devem ser reservados para menores de 5 anos e, mesmo nesse caso, eu teria cautela. Eu sugiro que todas nós usemos meias-calças pretas opacas, regularmente, com persistência, com a mesma frequência que usamos a nossa queridíssima calça jeans; com tanta frequência que as pessoas percebam e pensem: "Olha só aquilo! As opacas estão de volta! Que bom! Vou tirar a minha do armário." Isso, minha amiga, é a democracia da moda em ação.

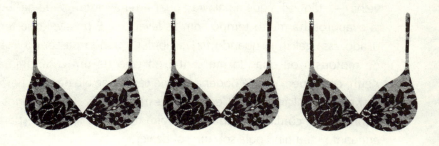

29 USE AS MELHORES PEÇAS ÍNTIMAS QUE TEM

Conheço mulheres que possuem coleções completas de lingerie, mas as guardam para "momentos especiais". Essas peças magníficas são mantidas intocadas, em gavetas escuras ou prateleiras longínquas, envoltas por papel de seda ou na embalagem original, enquanto as peças de rotina que se encontram na gaveta de calcinha e sutiã — aquelas peças amarelinhas e rosinhas de algodão (em sua maioria) — dão as caras dia após dia. As peças chiques saem para passear só muito de vez em quando, nos grandes dias, nas férias ou em noites em que haja uma chance real de entrar em ação — seja com um amante ou com uma amiga competitiva.

Admita. Quando foi a última vez que você usou aquele sutiã com bojo de renda e cetim dourado? E aquele conjunto lindo de renda café? E aquela camisolinha rosa com renda e lacinho pretos? Apesar de comprarmos mais e mais peças íntimas sensuais — seja por pressa ou por estar no cio —, não usamos as calcinhas de renda nem o sutiã push-up. Nós nos atemos àquilo que nos é mais familiar. Resumindo, peças de cores pálidas, sem graça e bastante usadas. E as usamos na esperança de não sermos atropeladas por um ônibus nem estarmos numa posição em que, de repente, tenhamos de revelar a calcinha em público (trocar de roupa num spa ou cair do touro mecânico). Certo dia, participei da gincana esportiva na escola do meu filho e estava pulando feito doida enquanto o meu pimpolho se aproximava da linha de chegada na corrida de saco. "Que calcinha linda...", foi o que a minha grande amiga Lou sussurrou no meu ouvido. Ainda bem que era a Lou, pois aquela calcinha não era nada linda. Era velha — muito velha —, tão velha que a palavra "quarta-feira" estampada na frente já evaporou há muito tempo com as lavagens. É possível que tenha usado essa calcinha quando fiz vestibular, quando passei no exame de motorista ou quando me sentei no colo de um cara chamado Keith, com quem eu até poderia ter me casado se ele não se chamasse Keith. A calcinha velha de guerra está há mais de vinte anos na minha vida e continua agarrada em mim, torcendo feito desesperada enquanto meu filho pula sob um sol de verão.

Entendo bem as razões para agir de forma segura. Calcinha velha é muito confortável. E confiável. Minha amiga Nicky tem diversas calcinhas que ela ama, apesar de terem, no mínimo, três buraquinhos mas ela argumenta que sempre estiveram com ela, na alegria e na tristeza, e são como velhas amigas. Além disso, calcinha de seda requer lavagem especial. E sutiã com estampa de leopardo pode parecer meio estranho numa reunião às 9h da manhã com o departamento financeiro. MAS... não há nada tão encantador, tão benigno quanto usar peças finas, nobres, acetinadas, com uma flor de seda transparecendo pelo decote. Eu não espero que você se emperiquite todo santo dia, mas vale a pena dar uma incrementada regularmente. Por quê? Psicologia, sua boba. Se você se trata bem, você vai se amar. Vai se sentir bem consigo mesma, em nível íntimo, pessoal e levemente picante. Vestir-se já prevendo que vai chover influencia no humor do seu dia. Vestir-se como uma deusa — mesmo sendo por debaixo do terninho azul-marinho — faz maravilhas para a autoimagem. Você pode até se ver mais ativa sexualmente. Nem precisa dizer que isso não tem preço (consulte o item 86).

"Admita. Quando foi a última vez que você usou aquele sutiã com bojo de renda e cetim dourado? E aquele conjunto lindo de renda café? E aquela camisolinha rosa com renda e lacinho pretos?"

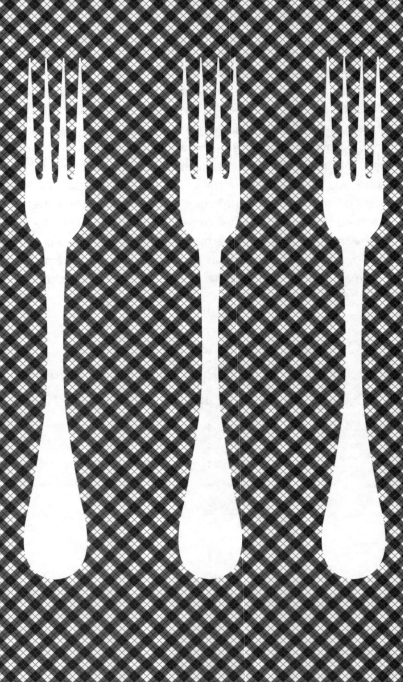

CAPÍTULO 4
COMO COMER POUCO
Parte I: O que colocar no garfo

Agora que você chegou ao Capítulo 4, já deve estar com um pouco de fome. Já passou da hora do lanche, né? Felizmente, há maneiras fáceis e saudáveis de comer, que permitem ficar com um olho aberto na moderação e com outro na balança. O que você precisa é de consciência. Discernimento.

Vamos ficar um pouco zen agora. Pense antes de beber, olhe antes de comer. Não precisa fazer alarde — somente tenha consciência do que está ingerido. É o método inteligente e sustentável de controlar calorias, e não de fazer dieta.

30 TOME MAIS SOPA

É uma forma absurdamente fácil de comer menos e sentir-se aquecida e alimentada. Sopa, segundo uma pesquisa realizada na Universidade Estadual da Pensilvânia, é um ótimo redutor de apetite porque consiste de uma combinação de elementos líquidos e sólidos que atuam contra a fome. Tome sopa antes de uma refeição (seguindo os costumes mais tradicionais) e, assim, reduzirá o consumo de calorias em até 20% se comparado a uma refeição sem sopa.

E tem mais! Tomar uma sopa rica em ingredientes no almoço, em vez do sanduíche de sempre, pode ter um efeito ainda mais dramático na cintura. Segundo o National Consumer Council [Comitê Nacional do Consumidor], muitos dos sanduíches vendidos nas cadeias de restaurantes — aqueles sanduíches que parecem poder fazer truques mirabolantes — contêm altíssimos níveis de gordura e sal. Por exemplo, o delicioso sanduíche da rede Pret à Manger de presunto curado, queijo e mostarda tem 584 calorias. Por outro lado, um Big Mac contém 495 calorias. Vai entender.

Contudo, é necessário ingerir o tipo certo de sopa. Alguns anos atrás, resolvi ser adepta da ideia da sopa. Abri mão completamente do meu almoço e o substituí por essas sopas instantâneas das linhas light. O meu sabor favorito era o de Frango com Champignon, que consumi por uma quinzena inteira e o qual continha 1,7% de champignon e 1,1% de frango — e isso era menor que a quantidade de fosfato monopotássico (um regulador de acidez) e menor ainda que a quantidade de E471 (um emulsificante). Logo descobri que isso não era satisfatório no decorrer do dia. Às 15h, eu já estava pronta para atacar a geladeira (felizmente, eu quase sempre tinha um pacote de jujuba à mão). Que desespero... A dieta da sopa de repolho é igualmente vil, é tão gostosa quanto um milk-shake quente de peixe e, devido ao odor detestável e às propriedades formadoras de gases, é uma forma bem eficiente de perder amigos e afastar pessoas.

O que você realmente precisa é de uma sopa de verdade, que alimente, de preferência com proteína (feijão e lentilha são boas opções). No mundo perfeito, você cozinha a própria sopa com ingredientes que saíram diretamente da horta que tem no quintal. Fico muito feliz por você se vive nesse mundo, mas, se esse não é o caso, as sopas prontas encontradas em delicatessens e supermercados são uma segunda opção bem decente. Leia o rótulo para estar ciente do que tem ali. Como via de regra, as sopas de queijo, as sopas "creme de" e as sopas de carne são um prato cheio de calorias que poderiam ser evitadas e estão longe de ser um bom caldo de legumes. Opte por infusões delicadas, como o caldo vietnamita, com uma pitada de pimenta, um pouco de macarrão e muito coentro. Experimente o borsch e o missoshiru, por exemplo (cheios de aminoácidos, vitaminas e minerais essenciais), em vez do caldos grossos cheios de ingredientes. Se é necessário usar garfo e faca, não tem mais vantagem.

Se é você quem vai para a cozinha preparar, sopa requer uma abordagem temporal muito agradável e é um bom destino para as sobras. Improvise (mas não repita os passos do meu marido, por favor, que fez uma sopa com todas as sobras do almoço de domingo batidas no liquidificador). Contudo, brinque. Jogue um ovo e um pouco de macarrão num caldo de galinha bem temperado. Essa sopa é a favorita da minha infância: fácil e divertida. Fuce nos confins da sua geladeira para encontrar legumes esquecidos: abóbora, cenoura, couve... Deixe levantar fervura no caldo, tempere bem com algumas folhinhas bem frescas e outros condimentos, depois leve ao liquidificar e, finalmente, deguste. É o paraíso num prato fundo (e nunca vai ter o mesmo gosto, diferentemente de um Big Mac, que é o mesmo no mundo todo, não importa as coordenadas).

É bom evitar servi-la com pão, torrada ou croutons (ou qualquer tipo de massa que pode ser jogada na sopa), mas você já sabe disso. No verão, faça uma sopa fria de pepino, de ervilha e hortelã ou um gaspacho. Se for receber amigos para um jantar, um belo caldo levinho é sempre uma ótima entrada — satisfaz instantaneamente e garante que as bocas estejam comportadas quando estiver rolando o prato principal.

Vou lhe dar mais uma prova de que sopa faz um bem danado! Um estudo francês, realizado durante dois anos com 5 mil pessoas, descobriu que quem tomava sopa entre cinco e seis vezes por semana estava mais propenso a ter IMC menor que 23 (isso é magro) quando comparado com quem não tomava sopa com frequência ou nunca tomava sopa (o IMC desses indivíduos era em torno de 27).

COMO TOMAR SOPA COM EDUCAÇÃO
QUANDO ESTIVER ACOMPANHADA

✳ Tire a colher da mesa com um movimento delicado.

✳ Encha 3/4 da colher.

✳ Tire, no próprio prato, o excesso na base da colher.

✳ Vire-se para o seu acompanhante e inicie uma conversa.

✳ Não sopre. Espere.

✳ Não coloque toda a colher na boca; beba pela lateral da colher.

✳ Ssshh! Mais baixo!

✳ Você pode inclinar o prato quando estiver quase no fim, mas não o faça mais de duas vezes para não parecer esfomeada.

✳ Deixe a colher no prato entre as colheradas. Não a coloque sobre a mesa, onde deixará uma mancha horrível na toalha.

✳ Quando terminar, não limpe o prato com pão. O que terminou, está terminado.

✳ O guia de etiqueta da *Vogue* tem algo a dizer sobre o ato final. "Quando terminar a sopa, a colher deve ser colocada sobre o prato de baixo, com o cabo para a direita, na borda do prato, paralela à borda da mesa; nunca deve ser deixada no prato da sopa. É inaceitável uma colher apontando para cima."

✳ Ignore isso. A sopa deve ser degustada sem restrições, como um chocolate quente. Mas, venhamos e convenhamos, sopa em frasco é a refeição portátil perfeita!

31 OPTE PELO QUE É FRESCO E SINTA A FORÇA

Se a sua ideia de dieta balanceada é sempre ter um biscoito doce a seu alcance, está muito claro que é hora de restaurar o seu sistema. Muita gente — seja magrela ou gordona — vive malnutrida porque não ingere alimentos nutritivos na quantidade necessária. Se você quer se sentir muito bem e estar linda, tem de comer bem, o que implica uma dieta variada e repleta de alimentos frescos. Não é nenhuma novidade revolucionaria, eu sei, mas pare de querer dar o braço a torcer. Largue logo esse biscoito e seja bem-vinda a bordo! Aqui estão seis maneiras certeiras que aumentarão a ingestão de vitamina:

✹ **Comer alimentos da estação — e locais — ajuda**. Estudos comprovam o que o seu coração já sabe: que transgênicos, crescimento acelerado, armazenamento prolongado e transporte de longa distância diminuem o valor nutricional do alimento. Então não saia de casa. Tente ingerir alimentos cultivados a, no máximo, 40km de distância. Se você vive numa grande metrópole, aumente essa distância para 60km e descobrirá que também estará fazendo um favor ao planeta. Basta procurar um pouquinho para ter uma bela colheita — seja de queijo local, peixe fresco ou frutas do pomar —, não importa qual seja o seu endereço.

Alimentar-se dessa maneira honesta e consciente pode fazer com que você se sinta uma heroína dos romances de Thomas Hardy, mas, sejamos francas, inserir essa brisa elisiana no dia a dia mais que agitado é um desafio, sem sombra de dúvidas. Recentemente, passei um fim de semana inteiro colhendo amoras num campo perto de casa e fiz geleia. Às 22h da noite de domingo, eu me dei conta de que ninguém tinha *almoçado* e que o uniforme da escola dos meus filhos ainda estava dentro do cesto de roupa suja. É claro que não dá para saber a árvore genealógica da maçã, mas é mais do que possível comer seguindo a estação. Morango em dezembro, como todo mundo sabe, deve ser mantido fora do alcance. Se o aspargo que você come vem do Peru e você não, está na hora de mudar os seus hábitos alimentares.

✹ **Não cozinhe! Coma cru!** Você vai emagrecer, com certeza, porque frutas e verduras frescas tem menos calorias do que as comidas processadas. Possuem muita água, são ricas em fibra e não perdem nenhuma vitamina nem vitalidade que pode ser destruída durante o cozimento. E tem mais! Muitas pesquisas revelam que também pode prolongar a vida. É uma ótima notícia para os cozinheiros desesperados! A ideia é não aquecer nada além da temperatura de 47°C, ponto em que enzimas e nutrientes vitais podem ser destruídos. David Wolfe, grande guru americano da comida crua, disse: "A sensação psicodélica de pura alegria, fruto do ato de comer alimentos crus de alta qualidade, não se compara a nenhuma outra experiência... A limpeza interior é uma sensação extraordinária! Além de tudo, vegetais crus garantem poderes sobre-humanos!" É isso aí, tudo isso vem do broto de alfafa!

Minha grande amiga Pen tem como sagrados os poderes místicos da salada de beterraba ralada que faz. Pode parecer sem graça, mas é sublime quando dentro da boca.

Para quatro pessoas, rale três beterrabas tamanho médio e frescas (lave bem em água corrente; não há necessidade de descascar — use luvas de borracha para não manchar as mãos, mas é preciso ralar grosso, do contrário, vira uma massa).

Rale três cenouras, também no ralador mais grosso. Acrescente 1/4 de xícara de salsão, para quem gosta, ou maçã ralada. Misture os seguintes ingredientes para o molho:

    2 colheres (sopa) de raiz-forte (pode ser wasabi)
    2 colheres (sopa) de azeite de oliva
    1 colher (sopa) de suco de limão ou laranja fresco
    1 colher (sopa) de mostarda inglesa
    1 ou 2 cabeças de alho, em cubos, ralado ou amassado,
    ou nada de alho se tem um encontro marcado
    Sal e pimenta a gosto

Jogue o molho sobre a salada e, por cima, sementes de gergelim ou de abóbora.

Se quiser acrescentar um pouco de proteína, dê uma chance ao *crudo* — a versão italiana do sushi. O corte de peixe cru — perca, brema, cavala —, extremamente fino, é servido com azeite de oliva, suco de limão e ervas frescas, em vez de wasabi, shoyo e raspas de gengibre em conserva.

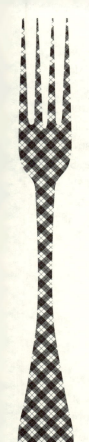

✱ **Tenha sempre a seu alcance**. Se você tem um quê de Bree, do seriado *Desperate Housewives*, tenha sempre na geladeira uma seleção de crudités bem crocantes. Se você é como eu, tenha sempre uma maçã nas gavetas. Tenha sempre frutas à disposição, exibindo-as cheias de charme numa fruteira, e não entuchadas lá no fundo da geladeira, pedindo para serem ressuscitadas. Segundo Eddie Izzard, a pera é a pior fruta nesse aspecto: "São pequenas feras lindas, mas ficam maduras durante *meia hora*, quando a pessoa nunca está presente. Sempre estão feito pedra ou molengas... Quando se coloca as peras na fruteira, elas ficam assim: 'Não! Não! Não amadureçam ainda! Não amadureçam ainda! Esperem-no sair da cozinha! Amadureçam! *Agora, agora, agora*!'" Mas pode ser uma boa não abrir mão das peras e observá-las como se fossem um falcão para o breve momento de perfeição: pesquisadores da Universidade Estadual do Rio de Janeiro (UERJ) revelaram que mulheres acima do peso que ingeriram três peras pequenas por dia emagreceram mais ao seguirem uma dieta de baixa ingestão calórica que mulheres que não incluíram a fruta à dieta...

✱ **Compre ervas verdes e frescas**, e não ervas secas. Em casa, guarde-as em azeite de oliva dentro de um recipiente escuro e isolante para mantê-las lindas e vibrantes.

✱ **Pense no todo**. No passado, sempre achei as lojas alternativas de produtos naturais meio desestimulantes. Era só eu entrar na loja para me sentir cheia de culpa. "Não mereço perdão", minha alma esbravejava. "Não pus no lixo reciclável o pote de mel." Assim que eu colocava os pés, envoltos em sapatos de couro, na loja, eles diziam aos berros sua procedência e seu preço. "Somos vacas mortas! Vacas mortas e muito caras!" Felizmente, amadureci e superei esse fardo — em parte porque, graças à revolução ecológica, as próprias lojas se afastaram dos anos 1970. Se você ainda não é adepta, vale a pena fazer visitas semanais à loja de artigos naturais mais perto de você para ver do que gosta — uma bebida de aloe ou pedaços de alcaçuz natural. Aprovo qualquer coisa que lhe mantenha bem longe de alimentos industriais.

✱ **Saiba a quantidade de cálcio**. Apesar de há muito tempo os laticínios serem o demônio da geladeira para os adeptos de dieta, o cálcio — um dos componentes vitais do leite — pode ajudar na perda de peso.

Em alguns estudos, pessoas que incluíam laticínios ao cardápio enquanto faziam dieta de baixa caloria tiveram perda de peso mais significativa do que quem consumia uma quantidade restrita de laticínios numa dieta contendo o mesmo número de calorias. Uma pesquisa realizada na Universidade do Tennessee descobriu que, quando as células adiposas são expostas a um ambiente rico em cálcio, elas destroem a gordura mais rapidamente do que em condições sem o nutriente. Se quiser aumentar a ingestão de cálcio sem recorrer ao gorduroso queijo prato, recorra ao brilhante brócolis, rico também em vitamina C, que ajuda na absorção do mineral. Se estiver com pressa, considere tomar um suplemento de cálcio.

32 VIRE JAPONESA

Você já deve saber que, dentre os países desenvolvidos, o Japão é o que apresenta menores taxas de obesidade. O tradicional baixo consumo de laticínios é parcialmente responsável por esse fato (assim como o uso de hashi, que pode desacelerar o frenesi glutão). Além disso, a dieta dos japoneses deve muito aos alimentos servidos em variados níveis de crueza, mantendo-os nutricionalmente intactos e atraentemente naturais. Outra grande diferença essencial é que os japoneses tendem a consumir muito menos carne vermelha do que os ocidentais. Segundo as últimas estimativas da Unidade de Inteligência do jornal *The Economist*, os japoneses consomem 45kg de carne por pessoa por ano. Nos EUA, esse valor sobe para 130kg, na França, para 103kg, e na Grã-Bretanha, para 82kg. O bretão, em geral, consome somente 1/3 de uma porção de peixe por semana. Que pena... Peixe contém altos níveis de proteína e baixos níveis de gordura saturada (a menos que o faça empanado ou frito numa panela cheia de óleo). E tem mais! Salmão, cavala e enguia — peixes gordurosos — têm altíssimos níveis do ácido graxo essencial Ômega 3, que vão ajudar você a fazer palavras cruzadas quando estiver velhinha, o que faz desses peixes ótimos para a hora do jantar.

Comer peixe cru mantém os nutrientes. Se você virar japonesa, opte por sashimi, e não por sushi (nada de arroz!), e certifique-se de que seja fresquinho (é incrível o que um pouquinho de wasabi pode fazer por um pedacinho de salmão). Se peixe cru não for a sua praia e você sentir a necessidade de um toque de "cozimento", experimente o *ceviche*. A acidez do sumo do limão "cozinha" o peixe sem aquecimento, transformando-o de translúcido a opaco na sua frente. É um método tradicional da cozinha peruana e requer (é claro!) o peixe mais fresco do mercado. Funciona bem com perca, bacalhau e cavala, mas é particularmente gostoso com salmonete e melhor ainda se degustado na beira da piscina com uma cerveja bem gelada. Eis a receita:

1 filé de salmonete vermelho (ou algum peixe de sua preferência) por pessoa, desossado, sem pele e cortado em cubos de 1cm
Suco de limão-siciliano, suco de limão-taiti
1 cebola-roxa em cubos — a quantidade cabe a você decidir
Um pouco de sal, uma pitada de pimenta, um pouquinho de Tabasco para dar gosto
Um pouco de gengibre fresco ralado é uma boa pedida
Um punhado de coentro cortado

Coloque todos os ingredientes numa tigela não refratária e coma depois de alguns minutos, ou coloque na geladeira por algumas horas, mexendo de vez em quando ou toda vez que você for apanhar uma cervejinha.

Contudo, o consumo de peixe vem junto com alertas. Cuidado com os conselhos conflitantes sobre a quantidade "segura" do consumo de peixe. Enquanto a FDA (a agência reguladora de alimentos nos EUA) e a FSA (a agência equivalente no Reino Unido) recomendam no máximo duas porções de peixe por semana para evitar superexposição a poluentes em potencial, outros especialistas em saúde defendem o consumo de três porções por semana para maximizar os reais benefícios à saúde. Deve-se confiar no bom-senso para chegar a uma quantidade que seja a melhor para você.

Se você está mais preocupada com a questão da sustentabilidade, escolha espécies que receberam certificação de algum órgão regulador, como o britânico Marine Stewardship Council [Comitê Administrativo Marinho], como o bacalhau do pacífico, mariscos colhidos manualmente, linguado Dover, arenque do Tâmisa, robalo e aí por diante. Para obter a lista completa, acesse o site fishonline.org.

Se você quer concentrar todas as preocupações em um único peixe, opte pela sardinha, que é repleta de proteína e rica em Ômega 3, é barata feito batata e possui baixíssimos níveis de poluentes devido à posição que ocupa na cadeia alimentar. Opte pela sardinha pescada na maneira tradicional ou com redes de cerco; assim, você terá uma iguaria em suas mãos, principalmente se esfregar ervas, azeite de oliva com alho e colocar para grelhar.

33 COMPRE MAIS COMIDAS QUE NÃO POSSUAM RÓTULO

Opte por escolher produtos frescos sujos de terra, e não encobertos por papel celofane. Sei que não é nenhuma novidade dizer que é muito melhor para a saúde consumir alimentos tal como se encontram na natureza, mas não quero deixar passar nada. Se a batata que entra na sua casa vem pronta para fritar, se o frango que você compra vem na forma de nuggets, além de estar fazendo um desserviço à sua boca, não está fazendo bem nenhum à sua cintura.

Então fique nua e crua (aparentemente é assim que Nicole Kidman mantém o invejável corpo. Segundo uma amiga, ela tem hábitos alimentares saudáveis. "Ela é muito exigente com o que entra no seu organismo e não come nada que venha numa caixa ou numa lata"). Isso deveria se aplicar à maioria das coisas que vão parar no carrinho de supermercado, e não só para as comidas frescas. Os produtos que não requerem muita embalagem tendem a apresentar menos conservantes, aditivos e tabelas calóricas. E você mesma pode prepará-los...

QUE REFINADO!
PORQUE IOGURTE CASEIRO É UMA DELÍCIA

Não quero assustar você, mas o que lhe impede de fazer o seu próprio iogurte? Não é uma coisa de outro mundo e é um alimento completo, rico em cálcio e cheio de proteínas — apesar de eu não ter comido igual por uma década, desde os meus 8 anos, quando meu amigo Eddie Wall me disse que iogurte era uma coisa viva e, se escutasse bem de perto, era possível ouvi-lo gritar. Ouvi de perto muitos e muitos anos e, como resultado, passei meus anos formativos com iogurte no cabelo. Nunca ouvi o troço gritar.

Antes de Eddie Wall estragar tudo, o iogurte tinha um papel de importância na minha infância. Uma das melhores lembranças daquela época era a garrafa térmica verde que a minha mãe usava estritamente para fazer iogurte. Ficava na prateleira, com a promessa de ganhar vida, até chegar a hora; aí mamãe colocava colheradas daquela coisa deliciosamente fresca e tão saborosa quanto pudim (a semelhança só vinha se mamãe deixasse colocar calda). Uma iogurteira faz o serviço, mas vale a pena, num dia chuvoso e preguiçoso, revisitar a arte de deixá-lo em lugar arejado, armazenado numa velha garrafa térmica. Eis a receita:

✴ Esterilize o leite (de qualquer tipo, fica à sua escolha), aquecendo e deixando-o *quase* ferver. Mexa para evitar queimar.

✴ Deixe esfriar — você pode colocar a panela dentro da pia cheia de água fria.

✴ Acrescente duas colheres (sopa) de lactobacilos. Pode ser iogurte natural, daquele que vem em copinhos. Ou pode ser a própria bactéria, encontrada na internet ou na loja de produtos naturais que agora você conhece pelo nome.

✴ Coloque tudo numa garrafa térmica verde ou de outra cor.

✴ Deixe incubar, seja num armário arejado ou no parapeito de uma janela ensolarada.

✴ Deixe engrossar por um dia. Leve à geladeira.

✴ Reserve uma quantidade para produzir a próxima leva. (Não é adorável esse lance geracional? É quase bíblico!)

✴ Enfeite o restante com framboesa, nozes trituradas e um pouquinho — é claro que pode — de calda!

34 REEDUQUE O PALADAR, DESPERTE A BOCA

De saco cheio da sua geladeira? Cansada do tédio que impera nos armários da cozinha? Há uma grande apatia assolando o seu próximo jantar? Bem, comigo também é assim. Decidir o que preparar, como qualquer mulher que comanda uma casa sabe, é uma tarefa abominável. Particularmente, gosto de fazer feira, cortar, cozinhar e limpar tudo depois. Posso até criar uma rotina na cozinha, contanto que alguém me diga o que servir. Não tem por que andar sem rumo pelo supermercado atrás de inspiração. Você pode até se sentir triunfante, mas é momentâneo. Quando se der conta, perceberá que voltou para casa com uma torta doce e três tipos diferentes de macarrão. É melhor ainda saber com antecedência as refeições que você pode vir a preparar durante a semana.

Em vez de confiar nas velhas e infalíveis reservas e nos favoritos de sempre, faz bem misturar um pouco. Os japoneses, por exemplo, buscam ter sempre uma refeição com cinco cores: vermelho, azul-verde, amarelo, branco e preto. Experimente; você verá que a ingestão de legumes e verduras irá às alturas. Por outro lado, a antiga Ayurveda recomenda que o segredo para refeições satisfatórias está na inclusão de todos os seis sabores básicos (doce, ácido, salgado, amargo, picante e adstringente). Demais? Talvez, mas um prato de comida variado mata a fome e é muito mais interessante que pizza, cujas fatias têm todas o mesmo gosto. A regra é que, se só um grupo alimentar estiver presente no seu prato, você está indo pelo caminho errado.

Desenvolva um repertório de refeições noturnas que sejam rápidas, saborosas e, acima de tudo, com baixo teor de gordura e com carboidratos de rápida absorção. Coloque-as no papel. Guarde a lista na bolsa; não coloque na porta da geladeira (quem é que leva a geladeira ao supermercado?). Não pense nisso como uma cardápio, não se atenha à lista, não a plastifique nem a examine todo dia de manhã dizendo: "Ah, terça-feira! Hoje é dia de kebab de tofu." Mas planeje um pouco. Enquanto percorre as seções do supermercado, tenha uma vaga ideia do tipo de comida simples que não vai encher a pia. Estes são os meus favoritos:

✱ **Peixe OK**. Sempre chamei esse peixe assim porque surgiu na cozinha dos nossos amigos, a família O'Kelly, que vivem no sul da Inglaterra cercados por crianças e galinhas. A ideia é colocar tudo dentro do forno (os ingredientes, e não as crianças e as galinhas, Deus me livre), no estilo apregoado por Jamie Oliver, e ver que delícia vai surgir. Toda vez é diferente, e você tem de gostar de azeitona, mas o Peixe OK é sempre saudável e substancioso, completa e positivamente diferente do costumeiro batalhão de carboidratos disponíveis nos supermercados. Então, nada de limpar o prato com pão, não será necessário.

Um pacote de vagem, mas antes escalde em água fervente
Um maço de aspargos, escaldado. Brócolis também funciona
Tomates-cerejas, com talo, para dar mais sabor
Azeitona grega — aquelas pretas enrugadas, e não a Kalamata
Um boa regada de azeite de oliva extra-virgem
Suco de um limão. A casca também vai para o forno
Salmão — um filé por pessoa — temperado com sal grosso e pimenta e colocado sobre os legumes
Pimenta-vermelha em flocos — opcional. Ervas como coentro, tomilho e endro também são opcionais

Levar ao forno numa assadeira a 200°C por 20 minutos ou até o peixe estar cozido a gosto. Sirva. Coma. Sorria.

✱ **Fagioli de atum**. Cresci com esse simples jantar italiano, enquanto todo mundo comia presunto com abacaxi e, de sobremesa, rocambole de sorvete. Atualmente, me parece ser um ótimo prato para o jantar — com baixos teores de tudo que devemos evitar. O preparo é pura simplicidade, uma ótima opção para quem quer fazer uma receita e descobrir que tem todos os ingredientes guardados no armário da cozinha, e — assim como *chili con carne* —, é sempre melhor no dia seguinte. Use um azeite de oliva excelente (guie-se pelo preço. Sinto muito, mas essa é a realidade nua e crua. O mesmo serve para sapatos — o que você quer que eu diga?). O fagioli clássico usa feijão-cannellini, mas você pode misturar. Experimente usar feijão-vermelho, azuki, feijão-preto... No prato que faço, sempre acrescento suco de limão e um punhado de salsinha picada — não é a antiga receita florentina, mas é gostosa demais!

1 lata de atum drenado (ao natural — essa receita não precisa de mais óleo, ainda mais de segunda categoria)
2 latas de feijão drenado
1 cebola-roxa, em fatias finas ou picada
Suco de meio limão
1 cabeça de alho amassada
2 'doses' de azeite de oliva do bom
2 colheres (sopa) de vinagre branco
Salsinha picada
Sal grosso e pimenta fresca moída

Coloque tudo numa tigela. Misture bem. Coma ou coloque na geladeira. Sirva com tomates-vermelhos grandes — aqueles que realmente têm gosto de tomate, como se fossem a versão destilada de um dia quente na Toscana — cortados em quatro, temperados com sal e azeite.

O que mais? Tem outras ótimas receitas que são perfeitas no que diz respeito à ingestão calórica, mas que são cheias de sabor. Você terá a sua própria lista, mas vou lhe passar mais algumas que figuram entre os meus favoritos.

✱ **Salada de frango oriental**. Asse quatro peitos de frango. Reserve. Desfie. Acrescente um punhado generoso de coentro e um de hortelã, cebolinha, azeite de oliva, 1 colher (sopa) de molho de peixe tailandês, 1 colher (sopa) de óleo de gergelim e suco de dois limões-galegos. Tempere e sirva sobre uma cama de alface rasgado e pepino fatiado, dosando a quantidade entre as porções.

✱ **Niçoise de atum**. Fervo batatas baby, ovos e vagem na mesma panela (levantada a fervura, a vagem fica pronta em 5 minutos, os ovos em 10 minutos e as batatas em 15 minutos). Deixe esfriar, com os ovos cozidos imersos em água fria para evitar que a gema fique cinzenta. Encha uma vasilha com folhas verdes, tomate, sementes, azeitonas e anchova para dar sabor e, depois, a vagem, os ovos cortados em quatro e a batata, todos frios. Grelhe filés de atum temperados (um para cada pessoa), mas tem de ser rápido para manter o interior rosado — não mais que alguns minutos numa frigideira bem quente. Durante o cozimento do peixe, esprema limão. Reserve, para depois colocar despretensiosamente sobre a salada. Acrescente gomos de limão, pimenta moída e uma pitada de sal grosso. Espetacular. Aumente a porção de vagem em relação à batata para maximizar o lado saudável ou, o que é ainda melhor, você pode ignorar a batata — já tem muitos ingredientes nessa receita, não vai fazer falta. Uma lata de atum também funciona muito bem se estiver faltando o peixe fresco (que também é muito mais caro).

✳ **Carpaccio de carne** — cru e em fatias finíssimas — com folhas de rúcula. Carne boa. Rúcula boa. Limão. Azeite de oliva. O de sempre.

✳ **Mussarela de búfala**, presunto de Parma, tomate (daqueles bem saborosos) e manjericão, com o toque final de azeite e um vinagre balsâmico de primeira.

✳ **Truta defumada**, em tiras com creme de leite semidesnatado. Acrescente aipo bem crocante e raiz-forte para dar gosto. Sirva com folhas interessantes; uma opção é alface fresca.

✳ **Omelete** com pimenta-vermelha e cebola, e não queijo e presunto.

✳ **Bacalhau grelhado** com legumes frescos no vapor. Brócolis, aspargos... A escolha é sua.

✳ **Hadoque defumado** com ovo frito e espinafre refogado (mas drene tudo muito bem no papel toalha; a comida tem de brilhar de linda, e não de gordura).

✳ **Um peixe inteiro assado** — lobo-do-mar, digamos — recheado com ervas e salsa-verde ao lado.

✳ **Folhas de endívia** com pera fresca e nozes, com um toque de queijo Roquefort.

✳ **Mezze**. Se dê de presente pequenos testes de paladar de — ahhh, sei lá — torta, azeitona, homus, pão árabe integral. Acrescente queijo feta, tomate seco, um bocado de pasta de berinjela, pedaços de aipo, pimentão vermelho e cenoura, coração de alcachofra, chalota em conserva. Ou faça uma degustação grega com a clássica combinação de pepino-tomate-cebola-roxa-feta, com um toque de azeite de oliva extra-virgem e suco de limão.

35 OPTE POR ALIMENTOS QUE DETONAM A GORDURA, E NÃO PELOS QUE ENGORDAM

Algumas comidas exigem que você coma mais. Provocam e atiçam; criam desejos e vontades; ficam ali, dentro do pacote aberto, encarando você e convidando para comer *só mais um* ("É impossível comer um só", "É de dar água na boca", e aí por diante). Sendo assim, quando você é seduzida a comer, a glicose sanguínea oscila bastante, e — pronto! — lá vai a última batatinha goela abaixo, sem tempo sequer para afrouxar o cinto.

Outros alimentos, por um contraste divino, satisfazem. Contêm substâncias inteligentes que podem estimular o metabolismo ou energizar o seu dia. Muitos consideram tais alimentos ricos em nutrientes quase mágicos, devido à capacidade de acabar com a fome e acelerar a capacidade do organismo de queimar gordura. Eu lhe apresento agora, numa ordem aleatória, nove alimentos que detonam a gordura e a flacidez (e por que funcionam). Não entre em pânico. Não é preciso ingerir todos em cada refeição. Você não é Gwyneth Paltrow, e isto não é uma dieta da moda. Mas tente introduzir esses alimentos no seu prato de vez em quando. Opte por um desses alimentos, em vez do "parente" menos eficiente. E mantenha o cinto afivelado.

✱ **Toranja**. Não, não, não. Nada de dieta da toranja, que requer que você passe o dia todo na companhia constante dessa fruta, sendo que a única possível folga será para beber um copo de suco de... toranja. Depender estritamente de apenas um alimento é enfadonho e desastroso. MAS há provas que sugerem que a toranja é ótima para detonar as gorduras. Pesquisadores da Clínica Scripps, em La Jolla, Califórnia, investigaram o efeito da fruta sobre o emagrecimento e descobriram que comer metade de uma toranja antes de uma refeição pode realmente ajudar. Apesar de não ter sido comprovada, a teoria sugere que há uma ligação fisiológica entre a toranja e a redução de níveis de insulina, o que reduz o armazenamento de gordura. E tem mais! A fruta contém substâncias que combatem o câncer, como liminoides e licopeno, e cada metade tem apenas 39 calorias.

✱ **Maçã**. A simples e humilde maçã realmente merece toda a sua atenção. Além de ser uma central de energia portátil, crocante, e cheia de vitamina C, fibra e flavonoides, se você souber comprar, pode ser um produto tão local quanto a banana, junto de todos os benefícios para a saúde e o meio-ambiente que esse fato traz consigo. A maçã também é uma grande fonte de pectina, uma fibra solúvel que não pode ser absorvida pelo organismo, mas que é muito útil durante todo seu trajeto pelo corpo. A pectina faz da maçã um alimento altamente funcional: acredita-se que limita a quantidade de gordura que as células podem absorver, ajuda a equilibrar os níveis de glicose no sangue e pode fazer com que o estômago se esvazie mais lentamente, garantindo a sensação de saciedade por mais tempo. Além disso tudo, recentemente, descobriu-se que a pectina possui efeitos anticancerígenos no cólon. E tem mais! A maçã também tem um quê estético em sua forma redonda que cabe perfeitamente em nossas mãos, em seu tom avermelhado e em sua habilidade de, ao mesmo tempo, explicar as leis da gravidade e harmonizar perfeitamente com cravos-da-índia numa torta. Eu lhe darei seis kiwis por cada maçã que comer.

✱ **Azeite de oliva**. Cientistas descobriram recentemente que o ácido oleico — um ácido graxo presente em abundância no azeite de oliva, mas também encontrado nas nozes e no abacate — pode provocar uma reação no organismo que protela a sensação de fome. O sistema digestivo o converte num hormônio chamado oleoletanolamina: é difícil de pronunciar, sim, mas é uma poderosíssima ferramenta para as dietas que ajuda a garantir a sensação de saciedade entre as refeições de tal maneira que um pacote de bala nunca conseguiria.

✱ **Semente de linhaça**. É uma espécie minúscula e aparentemente impotente de semente, mas a linhaça é um coquetel potente de produtos comestíveis. Seu nome científico, *Linum usitatissimum*, significa "o mais útil" — e um breve passeio pelos seus benefícios justifica sua graça: a semente de linhaça provou ajudar a controlar a pressão sanguínea, a promover a saúde dos ossos, a reduzir o colesterol e — muito importante para nós — a aumentar o metabolismo, o que estimula o emagrecimento. Essas sementinhas são ricas em ácido alfa-linoleico (esse é o ácido graxo Ômega-3) e são uma fonte condensada de antivirais, antioxidantes, lignanas, junto de todos os tipos de vitaminas, minerais e fibras. Tem um sabor que lembra as nozes e é um grande incremento ao cereal matinal ou ao mingau. Use o óleo de linhaça prensado a frio nas saladas (mas não cozinhe, senão perde tudo o que tem de bom).

✴ **Lecitina**. Mais parece um nutracêutico* sintético (Coma Menos! Fique magra! Com Lecitina™!), mas, na verdade, é um componente vital do organismo. Aproximadamente 1/3 do "peso seco" do cérebro, a parte não composta por água — eu sei que é nojento, mas acompanhe o meu raciocínio —, é composto disso. A lecitina é uma substância que se assemelha à gordura produzida pelo fígado. É essencial na formação da membrana protetora de cada célula e, portanto, responsável pelo controle dos nutrientes que entram e saem. É rica em vitaminas do complexo B, particularmente em colina, nutriente dotado de uma habilidade detergente para quebrar gordura. Em relação ao que vai além da ciência, você só precisa saber que a lecitina é do bem. Pode ser encontrada na soja, no ovo (a palavra deriva-se do grego *likithos*, que significa gema), grãos e levedura de cerveja. É o seu escudo contra a gordura. Vista-o!

✴ **Alho**. Em testes de laboratório realizados com ratos, cientistas do Weizmann Institute of Science, em Israel, descobriram que, aparentemente, o alho previne o ganho de peso e, apesar de o processo ser apenas parcialmente compreendido, pode até levar ao emagrecimento. Acredito que não tenham testado o alho como repelente de vampiro, mas eu não ficaria surpresa se também o fosse. Segundo o bioquímico David Mirelman, o alho é "uma droga maravilhosa", brilhante nas diversas tarefas que realiza, desde diminuir a pressão até o tratamento da diabetes — graças a seu ingrediente ativo, a alicina. É tal composto sulfuroso que garante ao alho seu sabor picante e que, acredita-se, protege as células e reduz os depósitos de gordura. Mesmo se você não gosta de alho, vale a pena observar o lugar sagrado reservado a ele ao longo do curso da História. Ajudou a construir as pirâmides, a fortalecer os atletas gregos, a proteger os centuriões romanos. O próprio Hipócrates recomendava alho para infecções, feridas, hanseníase e problemas digestivos. Eu recomendo alho para spaghetti puttanesca. Ou então asse dentes inteiros ao lado da carne.

---

* Nutracêutico: produto alimentar manipulado para torná-lo mais saudável. O termo "nutracêutico" refere-se à uma disciplina científica provindo da junção das palavras "nutrição" e "farmacêutica". *(N. da T.)*

✳ **Mirtilo**. No panteão dos superalimentos (leve bocejo), poucos são tão atrativos e saborosos quanto o mirtilo. Essa fruta silvestre é um antioxidante potente e está repleta de vitamina C — e você se lembra do Passo 11, segundo o qual ela é uma ferramenta essencial na manutenção do peso.

✳ **Amêndoa**. Vale sempre a pena lembrar que a indústria dos alimentos é muito bem-versada em promover seus produtos como maravilhas superpotentes, até mesmo heroicas. Mas, se é para acreditar nos superlativos, então a amêndoa é o alimento dos deuses. Esqueça o mel e o leite. Coma amêndoas. Durante anos, os cientistas sabiam vagamente que as pessoas que comiam amêndoa com regularidade tinham tendência a apresentar peso inferior do que aquelas que não tinham esse alimento na dieta. Ninguém sabia ao certo como e por quê — até uma série de estudos começarem a revelar os segredos. Um deles, da Universidade de Purdue, em Indiana, descobriu que acrescentar duas porções de amêndoas numa dieta já existente não surtia efeito no peso corporal ou na percentagem de gordura corporal propriamente ditos, mas *realmente* satisfaziam a fome de maneira brilhante. Os pesquisadores também descobriram que a fibra nas amêndoas parece bloquear a digestão e a absorção de algumas gorduras que contêm. E, para fechar com chave de ouro, uma pesquisa preliminar da Universidade de Toronto sugeriu que comer amêndoas pode reduzir o impacto de alimentos ricos em carboidratos nos níveis de glicose no sangue. É bom demais para ser verdade, né? Vai saber... Na minha opinião, vale a pena tentar, pois a amêndoa é nutritiva e rica em proteínas e fibras. Não tem cheiro, não vaza, e uma porção cabe perfeitamente (eu descobri isso) no bolsinho interior da bolsa Kelly da Hermès.

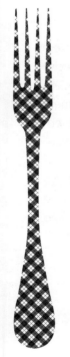

✳ **Semente de girassol**. É cheia de gorduras boas. E ferro, zinco, potássio, fibras, vitaminas E e B1, magnésio, selênio... Eu posso continuar, mas a grande jogada é que demora muito tempo para comer, ainda mais a variedade com casca. Durante toda uma tarde, você pode se dar conta de que comeu apenas sete sementes. Você vai comer feito passarinho. Literal e metaforicamente. Genial.

36 JOGUE FORA A FRIGIDEIRA E COMPRE UM APARELHO PARA COZIMENTO A VAPOR EM CINCO NÍVEIS

Passar do frito para o grelhado e usar uma panela de cozimento a vapor lhe poupará tantas calorias que você vai até cair da cadeira de susto. Se você gosta de batata frita, não ouse abrir um pacote de batatas congelada para depois jogá-la numa frigideira cheia de óleo; em vez disso, corte a batata e coloque numa assadeira com um punhado de alecrim e um fio de azeite. Não prepare uma refeição inteira na frigideira, e sim numa panela a vapor de tigelas encaixáveis. No primeiro nível, coloque os filés de peixe; no nível acima, cozinhe a vagem; na última tigela, prepare espinafre fresquinho. Mais uma vez, são pequenas coisas que implicam uma grande economia calórica. Coloque a mão na massa para entrar em forma.

37 SOBREVIVA AOS ATAQUES DE GULA

Não sou uma megera. Sei que talvez você precise manter a grelina* em ordem com um lanchinho corriqueiro. Tudo bem. Mas se você precisa mesmo fazer pequenos lanches ao longo do dia, faça-o com consciência e encontre alimentos saborosos e de baixa caloria que funcionem com você. Em vez de beliscar comidas desenvolvidas em tubo de ensaio e testadas em ratos, seja natureba. Segundo o saber hollywoodiano, muitas celebridades confiam no aspargo e na salsinha como lanches, pois acreditam que eles inibem a fome e reduzem o inchaço (na verdade, não funcionam, apesar de serem levemente diuréticos e darem uma sensação momentânea de leveza). Contudo, também não há uma necessidade real de comer uva-passa feito louca, como Elizabeth Hurley, ou ervilha, como Victoria Beckham. Eis algumas sugestões:

---

* Hormônio produzido principalmente por células estomacais e responsável pela sensação de fome. *(N. da T.)*

✱ **Esteja preparada**. Não saia de casa com fome, senão vai tomar o caminho da padaria mais próxima. Tenha sempre uma maçã na bolsa. Uma grande amiga minha, Valerie, sempre carrega um ovo cozido na bolsa Mulberry Bayswater, mas ela é um pouquinho excêntrica demais.

✱ **Faça um agrado** à sua boca de vez em quando. Mas você decide, afinal de contas, a boca é sua. No momento, minhas opções (pode ser que não lhe agradem) são Fisherman's Friend Cherry Menthols — um doce de sabor forte e curioso, e em forma de losango, que contém meras três calorias; na Inglaterra, é encontrada nas farmácias, ao lado de pílulas de vitamina C e de camisinhas sabor morango. Também gosto da Proctor's Pinelyptus Pastille, uma grande ideia do passado: "usada por Lordes, Damas, Oradores Públicos, Cantores e Membros do Parlamento, para uma Voz Pura." Talvez você prefira um Tic Tac sabor laranja. Ou aquele chiclete que tem um sabor de menta tão forte que deixa seus olhos cheios d'água e o cabelo em pé. Seja lá qual for a sua preferência, a ideia é flertar com a boca de vez em quando, dando-lhe golpes fortes de sabor, para não cair na tentação. É melhor um Tic Tac do que um misto-quente.

✱ **Largue as embalagens pra lá.** Ninguém precisa ser PhD em Nutrição para saber que é melhor lanchar coisas que *crescem* — como azeitona, mirtilo, pepino, beterraba, sementes de qualquer espécie, tomate italiano, cenoura. Tenha-os sempre por perto. Coma com homus ou tzatziki se preferir. Tenho aqui bem na frente do teclado, numa tigelinha linda, uns tomates em cacho (o cheiro que exala me lembra do odor forte da estufa da minha avó em pleno verão; o ar era pesado por causa do calor e infestado de insetos, e os pés de tomate emanavam aquele aroma verde e selvagem). Também tenho um molho de rabanetes bem rosa e gordos — dos bem compridos — e couve-flor bem branquinha e geladinha, saída direto da geladeira. Sei que não é nenhum bolo milionário, mas preenche aquele vazio que dá quando estamos trabalhando, quando a boca já está entediada, e a barriga não está pedindo exatamente pelo almoço, mas está sugerindo que merece um pouquinho de atenção.

✱ **Coma com sabor.** Evite alimentos e lanches sem gosto. Opte por picles fortes, pimentas e sabores marcantes, dos quais o cérebro se lembrará. Estou numa fase de usar muito pimentão de Piquillo, os quais, cultivados no norte da Espanha, são colhidos à mão, assados em fogo aberto, descascados e guardados junto ao próprio suco numa jarra. Talvez você prefira azeitona Manzanilla ou fatias finas de pimentão-doce. Ao se deliciar com esses lanches apaixonantes, surpreenda-se com as notícias que deram os pesquisadores da Universidade de Laval, no Canadá, que recentemente descobriram que comer pimenta-vermelha pode acelerar o metabolismo, acalmar os desejos e reduzir a ingestão calórica. Aparentemente, a capsaicina — composto encontrado no jalapenõ e na pimenta-de-caiena — "estimula por um breve período o organismo a liberar mais hormônios do estresse, os quais aceleram o metabolismo e resultam numa queima calórica maior". Acredita-se que gengibre, mistura de temperos e pimenta-do-reino têm efeitos termogênicos semelhantes, segundo pesquisas da Universidade de Maastricht. Portanto, queime a língua!

✸ **Em último caso**... Na Europa, existem os Jaffa Cakes, que são biscoitos com uma massa que lembra bolo, recheio de uma geleia de fruta mais durinha e cobertura de chocolate. É claro que contêm açúcar e, obviamente, calorias, mas apresentam uma quantia relativamente baixa de gordura (1g por biscoito). Mas esse valor sobe para 8g para uma porção de 100g. Portanto, não vale detonar o pacote inteiro. Contudo, a iguaria dá apenas uma ilusão de gordura junto a um sabor riquíssimo. Outra opção é...

✸ **Pipoca caseira.** O lanche preferido de Madonna também é uma guloseima, só que com baixos níveis daquelas calorias malignas (contanto que não coloque manteiga, óleo, açúcar ou tudo junto).

38 SE VOCÊ ESTÁ COM VONTADE DE BELISCAR, ESCOVE OS DENTES

Sempre dá certo. Se escovar os dentes depois de uma refeição, algumas pessoas — como Matthew McConaughey — acreditam que um novo sabor na boca envia um sinal ao cérebro de que você está satisfeita. Assim, você também fará um agrado ao dentista.

39 PEÇA UM PUDIM E DOIS GARFOS

Alegria em dobro, calorias pela metade. É claro que existem inúmeras outras maneiras de ser sagaz à mesa:

✳ **Peça duas entradas e nenhum prato principal**.

✳ **Faça um voto de abstinência de sobremesa**, e se conceda anistia uma terça-feira, sim, outra, não.

✳ **Escolha comidas complicadas** — como lagosta e caranguejo, por exemplo — que ocupam as mãos e a boca, são fantasticamente sociáveis e ocupam um bom tempo. Sempre achei que há poucas coisas tão sociáveis quanto um prato de frutos do mar gelados da Bofinger, na rue de la Bastille, uma das mais antigas brasseries em Paris e lugar frequentado por presidentes e ministros, Chiracs e Chevaliers. Sem reparar, você embarca noite adentro se lambuzando com iguarias que requerem destreza e tempo para serem devoradas.

✳ **Da mesma forma, o pato Peking**, iguaria dos restaurantes chineses, requer tempo e envolve todos os presentes à mesa, seja na conversa ou no uso das mãos.

✳ **Idem para alcachofra**. Que sociável! Mas molhe as folhas no molho vinagrete, e não na manteiga derretida.

✳ **E soja edamame do sushi bar,** ou dispostas numa tigela de cerâmica ao lado do computador (somente 3g de gordura para 100g do grão). Apesar de complicado para comer, satay — vale a pena ressaltar — é menos atraente em diversos pontos. Geralmente é frito, vem com um molho pesado de amendoim e sempre dá a sensação de que vai acontecer o que uma vez aconteceu comigo num restaurante muito chique. Na tentativa de tirar o frango do espeto, usei muita força e disparei o pedaço pelo recinto, como um míssil, que foi parar sobre a bolsa de uma mulher a duas mesas de distância. Ela não percebeu. Eu não contei nada. Era bom demais para confessar.

40 NÃO SEJA UMA "LIXONISTA"

Sou a primeira a aderir ao provérbio anônimo que diz: "existem quatro grupos básicos de alimentos: chocolate ao leite, chocolate amargo, chocolate branco e trufa de chocolate." Todas nós sabemos que há momentos na vida, e momentos no mês, em que um pouquinho de cacau pode ser muito útil no que diz respeito a nos fazer sentir amadas, humanas e centradas novamente. Ninguém está lhe pedindo para suportar um "decaflon" (segundo o *Washington Post*, é "o exaustivo evento de passar todo o dia só comendo coisas saudáveis"). E não vista a camisa de força da dieta do cardiologista ("se é gostoso, então cospe"). A privação, afinal de contas, não é um estilo de vida; e é isso que queremos aqui — está lembrada? —: mudança sustentável, permanente e alcançável. Tudo bem. Mas, quando você for se fazer um agrado, opte por amor, e não por lixo. Prepare aquela receita fantástica de brie, e não um queijo quente; um super champanhe, e não bebida alcoólica gaseificada que se compra na padaria; uma receita aromática de chocolate quente, e não uma simples barra de chocolate. Contudo, os agrados ocasionais têm mesmo de ser ocasionais, senão, será uma repetição da história do João e Maria, só que o caminho será rumo ao seu "eu gordo".

Porém, caso haja a ostentação improvisada e periódica, é melhor escolher coisas que também apresentem outros benefícios. Por exemplo:

✳ **Vinho tinto**. Apesar de bastante calórica, uma taça de vinho tinto também é rica em resveratrol, considerado precursor de uma série de benefícios. Infelizmente, a bebida também pode dar início aos efeitos negativos de um ataque de gula. Estudos da Universidade de Maastricht sugerem que o extrato da semente de uva pode reduzir a ingestão calórica; enquanto isso, pesquisadores da Harvard Medical School também descobriram que o resveratrol desacelera o processo de envelhecimento em animais não mamíferos. Não significa, necessariamente, que funcionará comigo e com você, mas vale a pena tentar, né?

✳ **Manteiga**. Boas notícias! A manteiga contém ácido linoleico conjugado, o qual se acredita combater o câncer de mama. Que benefício! Ainda assim, o consumo de manteiga deve ser um agrado, e não um hábito. Use azeite de oliva ou óleo de semente de colza para cozinhar e use manteiga só de vez em quando. Aos domingos, com pão torrado e jornal.

✯ **Chocolate de verdade**. Novos estudos afirmam que o cacau pode conter mais antioxidantes que o chá-verde. E, como já é bem sabido, acredita-se também ser afrodisíaco e possuir propriedades que aumentam a serotonina, o que, com toda certeza do mundo, pode fazer com que uma mocinha saia ilesa de uma péssima segunda-feira. Certa vez, Gwyneth Paltrow confessou à revista *Grazia*: "De vez em quando, eu como bolo de chocolate dos bons." As palavras-chave dessa afirmação são "de vez em quando" e "dos bons", e não "bolo" e "chocolate". Lembre-se que todo chocolate contém gordura e açúcar, mas uns são mais engordativos e açucarados que outros. Sempre opte pelos produtos de melhor qualidade. Quem sabe Valrhona, Richart, Green ou Black's... Seja lá qual for a sua escolha, da próxima vez que você se deliciar com um chocolate, não pense "ai, ai, calorias!", e sim "hum, flavonoides antioxidantes...".

Se, de vez em quando, você sair dos eixos, trate isso como um soluço passageiro, e não como uma tragédia grega. Siga em frente. Há coisas melhores a se fazer do que se debulhar em lágrimas. Como o quê? Como ler o próximo capítulo, por exemplo.

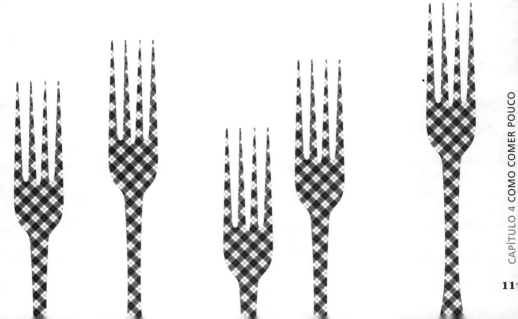

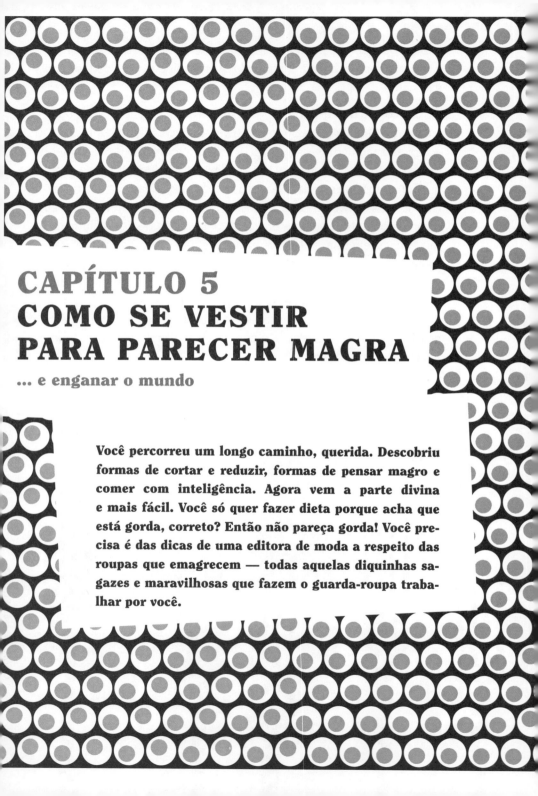

CAPÍTULO 5
COMO SE VESTIR PARA PARECER MAGRA
... e enganar o mundo

Você percorreu um longo caminho, querida. Descobriu formas de cortar e reduzir, formas de pensar magro e comer com inteligência. Agora vem a parte divina e mais fácil. Você só quer fazer dieta porque acha que está gorda, correto? Então não pareça gorda! Você precisa é das dicas de uma editora de moda a respeito das roupas que emagrecem — todas aquelas diquinhas sagazes e maravilhosas que fazem o guarda-roupa trabalhar por você.

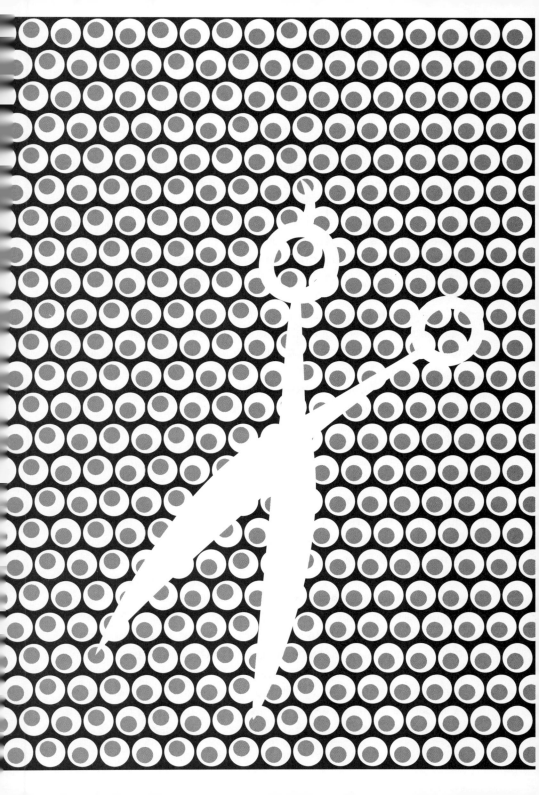

41 TENHA UM VESTIDO DIETA

Mark Twain já dizia com toda razão: "As roupas fazem o homem. Pessoas nuas têm pouca ou nenhuma influência na sociedade." Isso é incontestável, mas ele se esqueceu de acrescentar que, quando se trata da *mulher*, as roupas não a fazem simplesmente. Podem até quebrá-la. Tudo depende das inúmeras pequenas decisões que inundam a cabeça, quase inconsciente, quando se fica parada olhando para o armário de manhã cedo. Será que rola se arriscar e colocar o macacão jeans para levar os filhos à escola? (Provavelmente não.) Será que saia-calça é aceitável para uma reunião com o corretor de imóveis? (Provavelmente sim, se você quiser que ele lhe mostre casas com banheira de hidromassagem.) Será que pode ir à igreja com uma blusa decotada? (Pode, sim, mas jogue um lenço).

Errar em cheio é uma ameaça constante — um aborrecimento que mal aflige os homens, que sabem que um terno, em geral, serve para toda e qualquer situação sem causar uma ruga de preocupação sequer. Mas nós, mulheres, precisamos de roupas nas quais podemos confiar, roupas que nos proverão faça chuva ou faça sol, roupas que, com todo carinho, nos tomarão pela mão e nos guiarão pelo caminho, amparando-nos a cada barreira. E, acima de tudo, a maioria de nós, na maior parte do tempo, precisa de um Vestido Dieta.

Tal vestimenta mitológica é o eixo absoluto de uma vida magra, e, apesar de suas especificidades serem totalmente pessoais, há algumas regras que se aplicam a todas nós. O sucesso do Vestido Dieta está quase todo no corte; é por isso que vale a pena investir tempo e dinheiro na compra. Há estilistas que, tendo estudado as formas e curvas femininas, são mãos exímias ao cortar o Vestido Dieta. Para exemplificar, Alber Elbaz, estilista da Lanvin, corta um vestido sem manga supremo, o qual, de alguma forma, consegue esconder a feiura da flacidez do braço que todas nós desprezamos. Talvez você adore os seus braços, mas deteste os seus ombros curvados. Nesse caso, é recomendável que essa área tenha um certo acolchoamento para dar uma levantada. Pode ser que queira redescobrir a cintura ou se divertir com a manga bracelete, que é a melhor coisa para exibir punhos elegantes. A verdade é que nada disso importa muito; a questão é que você, e somente você, deve descobrir o seu dote e investir nele.

Apesar de ralar muito, sempre trabalhando sem parar nem reclamar, o Vestido Dieta deve ser aquele elemento modesto no guarda-roupa, e não a peça irreverente, sensual e impulsiva que se apresenta a estranhos em festas. Não aquele que todo mundo perceberá e do qual todos se lembrarão da próxima vez que sair do armário. Não aquele que não sai da sua cabeça, como se fosse um recém-nascido, exigindo atenção porque subiu demais — revelando as pernas — ou desceu demais — revelando a alça do sutiã. Não. O Vestido Dieta faz o tipo silencioso e forte. Confiável. Tranquilamente confiante.

A forma do vestido dependerá muito da forma do seu corpo. O meu Vestido Dieta é um modelo lindo de malha de seda azul-escuro, da cor das águas profundas do mar. E tem gola alta — uma surpresa para mim! — com bainha assimétrica, manga boca-de-sino e cintura baixa. Se isso lhe parece horrendo, bem, pode parar, é meu. A questão é que esse vestido em particular *me* faz sentir maravilhosa. E, talvez, mais objetivamente, me faz sentir mais magra. É comprido e lânguido; alonga o meu corpo, ao invés de alargá-lo. Ele se ajusta aos lugares certos, discretamente desliza pelos errados e é o meu Vestido Dieta por causa do corpo que o habita. Provavelmente o seu Vestido Dieta será outra coisa completamente diferente. Pode ser que seja mais justo no tronco e tenha a saia mais armada para camuflar as coxas grossas. Pode ser que revele o seu colo maravilhoso e empolgue os espectadores com uma pontinha do seu joelho. Pode ser que ele passe batido pelo seu peito com o único objetivo de se agarrar à sua linda cintura. Só você saberá quando encontrar o seu vestido glorioso — você saberá, pelo sorriso que estampará o seu rosto, assim que se olhar no espelho do provador.

Descobrir o corte que melhor cai a seu corpo requer perseverança e ingenuidade. Assim que encontrá-lo, agarre-o com força e nunca o deixe partir. Eis algumas dicas para lhe ajudar.

✳ **O vestido linha A é muito gentil**. Esse corte é capaz de realizar o truque mais que diplomático de fazer com que os ombros pareçam ser menos largos enquanto desliza pelas áreas normalmente complicadas (barriga, bumbum e coxa ou BBC, aquele sigla clássica das partes do corpo mais amadas). Os jornalistas de moda têm o costume de designá-lo como um vestido sem erro, pois conjuga forma e função sem você nem precisar pensar.

Quer um envelope, senhora? Se você é uma mulher de peito, este é para você, pois domina o olhar, guiando-o pelo relevo da área até chegar à cintura, ainda mais fina devido à estrutura superior e à saia esvoaçante. O vestido-envelope original foi concebido por Diane von Furstenberg nos anos 1970, quando dominava o Studio 54 e a Park Avenue, ao som D-I-S-C-O, quase sempre provocando rebuliço. No meio dessa década, a marca DvF produzia 15 mil peças por semana. Segundo von Furstenberg, "o vestido-envelope fez a mulher se sentir exatamente como queria... livre e sensual... Além disso, também combinou com a revolução sexual: se a mulher quisesse, poderia se desnudar em menos de um minuto!". Significou libertação para as mulheres e também foi — principal e despretensiosamente — generoso. A estilista diz mais a respeito do vestido que ela reintroduziu em 1997: "O que esse vestido tem de tão especial é que é uma peça muito tradicional. É como uma toga, parece um quimono, sem botões, sem zíper. O diferencial do meu vestido-envelope é o tecido usado — malha — e o fato de esculpir o corpo." Aha! Esculpir. Esse é o segredo — e, até você deixar se envolver por essa peça, não vai entender perfeitamente suas bênçãos benevolentes: a forma como realça a silhueta, ignora saliências e é absurdamente gentil com a cintura quando as calças parecem estar apertadas demais. "Eu diria que o vestido-envelope cai melhor em silhuetas mais curvilíneas", diz a criadora. Corra para comprar o seu!

O vestido império, sobre o qual o Sol nunca se põe. Se, como eu, a sua barriguinha é saliente, o vestido império amará você. A razão para tal é bastante óbvia: a costura logo abaixo do busto permite esconder qualquer tipo de imperfeição que esteja sob o tecido soltinho. Respire aliviada. O Vestido Dieta é a salvação.

Cintura baixa para diminuir um tamanho. Se você é grande no meio — querida, nós sabemos quem somos —, então o simples fato de baixar a cintura garantirá o mesmo efeito do vestido império, desviando o olhar da barriga e direcionando-o com toda calma, nesse caso, para os quadris. O quadril é um ótimo lugar para descansar — e as mulheres que adoram jeans cintura baixa assinam embaixo: o corpo estica, a traseira encolhe e a mulher, ali dentro, brilha como um raio de sol e arrasa.

✳ Se estiver em dúvida, use Lucky (mas pode ser Galaxy ou Power; aqui, o que importa é a marca). É comum sempre existir o vestido da temporada, e, devido a uma certa lei genial da física da moda, normalmente é um Vestido Dieta. O vestido Galaxy, de Roland Mouret, de um tempo atrás, era uma obra-prima da categoria. Ele envolve a mulher, dá uma levantada e realiza o truque de transformar algo flácido e mole (ou seja, a barriga, o bumbum e os seios) em algo uniforme e uníssono. E o faz graças ao corte: as mangas angulosas estruturam os ombros, há um fecho sinuoso que começa na nuca e termina na bainha, e o tecido trabalhado e com pences é esculpido para se mover e envolver o corpo como se fosse um banho de beijos.

Mais recentemente, você deve ter reparado no vestido Lucky da estilista Daniella Helayel, para a grife Issa, ostentado por Scarlett Johansson, Hilary Swank, Kristin Davis e Kate Middleton. O mundo fashion é unânime: trata-se de um vestido de alto desempenho que praticamente garante que a dona se sentirá radiante. Como? "Acredito que o Lucky é um grande sucesso porque enaltece qualquer corpo", afirma Helayel. "Comecei a desenhar vestidos porque eu não conseguia encontrar nada que caísse bem no meu corpo — sou brasileira e cheia de curvas." Parece que é um daqueles vestidos no qual toda mulher se sente bem. O decote quadrado cai bem em quase todos os tipos de seios, o corpete repleto de costuras "doma" o tronco, a saia estruturada garante a impressão super bem-vinda de pernas finas, cintura fina, você fina (e, ainda por cima, desliza sobre o bumbum). Outra alternativa é o vestido Power, da Preen, outra grande marca. Esse modelo faz algo parecido com um pouco mais de camadas e muito mais ousadia. "Buscamos desenvolver um modelo que fosse o grande vestido para a noite, que envolve a mulher e lhe dá confiança em relação ao corpo", afirma Justin Thornton, estilista da Preen. A ilusão é alcançada de diversas maneiras sagazes: alças largas diminuem os ombros (e, importantíssimo, permite usar sutiã); pences e pregas de um elastano poderoso deslizam pelo corpo, realçando dons e dando jeito em áreas problemáticas; a saia tubo (que guarda tudo em seu devido lugar) é suavizada por uma segunda camada — para você não ficar parecendo uma garçonete num bar de mulherzinha; toda a estruturação é alinhada com uma segunda pele de "Power Net", uma malha flexível e resistente usada em lingeries. É da pesada!

POR QUE **VESTIDO?**

Há sempre um "item" que resume uma temporada, uma peça que levará você do mês passado para o próximo num piscar de olhos. Quem frenquenta os lugares certos pode acabar se deparando com almas fashion em hordas, sentadas em pufes exalando um ar desleixado e dizendo coisas como "O que importa é o cardigã!" ou "Calça! É a calça que manda no visual!". Pode ser que, nesta temporada, a saia-tulipa domine. Talvez o carro-chefe seja a calça corsário ou a jaqueta kaban. Mas, geralmente, essa peça é um vestido, o incontestável estandarte da moda. A razão para sua grande popularidade se deve à versatilidade, à facilidade de vestir, à feminilidade e — mais importante de tudo — ao fato de que basta enfiá-lo pela cabeça e pronto. É como diz o estilista Alber Elbaz, da Lanvin: "O que eu adoro nos vestidos não são apenas a beleza e o romance, mas também a simplicidade. Adoro o 'colocou e tirou'. É o uniforme mais moderno."

ENCONTRE O JEANS IDEAL

Parece que vivo rodeada por bumbuns perfeitos. Para onde quer que eu olhe, me deparo com mais um — entrando num táxi, se acomodando num banco de bar, correndo ladeira acima. Com o passar dos anos, eu me tornei uma espécie de especialista no departamento de derrière, igual aos peões de obra que são capazes de dar notas de 0 a 10 a um traseiro enquanto levantam paredes com tijolo e cimento e comem pão com ovo frito. Eu me interesso muitíssimo pelos bumbuns femininos alheios da mesma forma que sou fascinada por cozinhas alheias (precisam ser incríveis) e por relacionamentos alheios (não podem ser incríveis). É um hobby fruto da inveja, claro, mas requintado pela ideia de que, com um pouco de esforço e muita abstinência, eu também posso ostentar um bumbum que se comporte de maneira exemplar dentro (ou quase) do biquíni.

O melhor traseiro que conheço pertence à minha amiga Freya e está sempre envolto por uma poderosíssima calça jeans vermelha. Todo e qualquer jeans poderoso ostenta a marca certa (True Religion, Sass & Bide, Citizen of Humanity, Hudson, J Brand), na mesma proporção que uma calça jeans brega é de procedência desconhecida. Mas o lance é o seguinte: quando viajei de férias com Freya e seu superbumbum, eu me dei conta de que *tudo* dependia do jeans. O traseiro dela era bem mediano quando solto, digamos assim. Era aquela calça jeans que fazia com que as nádegas dela merecessem toda a contemplação.

Pois é... Não há nada neste mundo tão capaz de valorizar os seus atributos quanto a calça jeans perfeita. Segundo Mary Quant: "é a maior invenção de todos os tempos." Mas a questão é como finalmente possuir essa fera ilusória — a calça jeans perfeita? Assim como quase tudo relacionado à moda, depende muito do que você tem; um corpo pera nunca será um pêssego fazendo somente a terapia do jeans. Mas é possível valorizar os seus dotes. Aqui estão algumas maneiras de como fazê-lo:

✱ **Experimente, experimente, experimente**, aí, quando encontrar a perfeição, compre, compre, compre.

✱ **Em geral, bumbum grande parece menor em jeans masculino** — e, por via de regra, o gancho dessa modelagem, ou seja, a parte que une as duas pernas até o cós, é mais baixo. Para finalizar, calça de cintura baixa também possui esse efeito ilusório.

✱ **O jeans possui grande capacidade de chapar a barriga**. Katharine Hamnett afirma que "o corte do jeans possui um quê de espartilho, pois é um material forte o suficiente para prendê-la dentro dele". Um cós reto logo abaixo do umbigo é, geralmente, o mais eficaz, mas isso é uma coisa que depende dos contornos do seu corpo. Se você precisa domar a barriguinha, uma calça de cintura alta vai deixar tudo bem preso e no seu devido lugar graças ao bom e velho jeans. Use uma blusa mais comprida, se necessário, para mascarar a magia.

✱ O jeans de modelagem feminina tradicionalmente afila abaixo do joelho e é mais largo na coxa, o que tende a achatar e alargar o corpo. Em vez disso, *escolha um jeans reto*, apesar de eu ser grande defensora da modelagem contemporânea da boca-de-sino, a moda mais favorecedora já inventada pela humanidade, que possui a garantia implícita de alongar as pernas e encolher o bumbum. O que mais se pode querer de uma calça jeans? Precisa ficar sequinha na coxa, com uma boa abertura do joelho até a bainha.

✱ **Compre um tamanho confortável**, e não um número que fique agarrado nas coxas, feito criança pequena na perna da mãe no primeiro dia de escola.

✱ **Compre o jeans comprido e use com salto alto.** Aumentar a altura é a maneira mais óbvia das baixinhas fingirem ter pernas longas. Para minimizar a sensualidade, opte por uma bota de salto alto. Só a costura original de fábrica fica boa na bainha, então compre um par para usar com sapato baixo e outro para usar com salto.

✱ Se você tem coxa grossa — não estou fazendo acusações, estou apenas dizendo — **cuidado com as calças jeans com detalhes, como desfiados, bordados e lavagens** na perna. Essas coisas simplesmente atrairão a atenção para os seus pontos fracos.

✱ Se você tem 17 anos e está com tudo em cima, use peças com lavagem. Se não, **opte pelo jeans escuro: é o mais bondoso.**

✱ **Sempre preste muita atenção nos bolsos traseiros**, os quais alteram as dimensões do bumbum ao dirigir o olhar para essa direção: o golpe de mestre da Levi's no eterno 501 foi fazer costuras em forma de V nos bolsos traseiros, criando a ilusão de um traseiro menor e em ordem. Não é esse o maior desejo de toda mulher?

✱ Se você tem uma barriga Houdini (que está sempre tentando escapar), **dê uma olhada na calça Tummy Tuck Jeans,** da marca americana Not Your Daughter's Jeans. Possui alta porcentagem de Lycra e uma estrutura patenteada com linhas cruzadas para firmar a área. Você pode comprar a peça no site nydj.com.

✱ **Quando você se deparar com a calça jeans dos seus sonhos, use-a com frequência.** Vista a peça como uma afirmação de estilo, e não como uma coisa básica e chata. Melhor ainda, use o jeans mais justo e apertado que possuir, especialmente se estiver se sentindo gorda (faça isso em casa se não conseguir encarar o público) — nada será tão eficaz para desviar aquele pedaço de torta da sua boca.

43 ESCOLHA ROUPAS QUE LHE CAIAM BEM, E NÃO ROUPAS QUE ENGORDAM

Nunca use um suéter grandalhão na esperança de que ele esconderá um monte de pecados. Não esconderá. O que você precisa é de roupas que lhe caiam bem, justas no peito, adequadas ao seu corpo. Essa é a silhueta mais favorável e emagrecedora para qualquer tipo de corpo, e você se beneficiará dela automaticamente. Se seu bolso permitir, não se importe com o valor (barato geralmente significa mal-ajambrado) e invista em poucas peças, mas de bom corte e mais caras. Não tenha medo de mandar alterar a roupa para que sirva perfeitamente às suas especificações e medidas — não muito apertada, mas exata — mesmo se tiver comprado em uma loja, e não mandado fazer. Essas roupas são a salvação: aniquilam *quilos* extras. É algo genial o fato de que a alfaiataria é um dos poucos conceitos da moda que caem melhor no corpo com o passar da idade. Na verdade, só cai bem mesmo a partir dos 33, quando surge gloriosa, envolvendo a mulher como se fosse um terninho que custou o olho da cara. É simplesmente uma daquelas coisas boas que vem para aquelas que esperam — muitas lhe dirão, inclusive ex-modelos, que um ótimo alfaiate faz *muito mais* por você do que um ótimo cirurgião.

Se a dúvida pairar sobre a sua cabeça (e se você ainda não estiver no vermelho), o meu valioso conselho é procurar o estilista Antony Price. O homem que vestiu Roxy Music, Duran Duran, Jerry Hall, Princesa Diana e todas as maiores beldades é conhecido em certos meios como "o doutor". Seu ponto forte, baseado em décadas de elaboração e refino, é a ilusão (certa vez, ele fez uma calça de cintura alta com curiosas costuras que subiam na parte das nádegas e a denominou "arse pants", em português "calça bunda"; dá para imaginar por quê). Price afirma: "Sou um homem que passou quarenta anos medindo e estudando o corpo feminino. E não somente mulheres magras. Mulheres verdadeiras, do mundo real, do dia a dia. Que têm peito de verdade. Que têm problemas de verdade. Mulheres que não têm peito e querem ter, e mulheres que querem ter seios menores. Eu *construo* roupas."

O grande segredo, segundo ele, é que "mulheres curvilíneas ficam melhores em roupas sequinhas. Se houver pano de sobra, você vai ficar parecendo um prato fundo de salada cheio de alface. O princípio do espartilho permite pegar o tecido do vestido e colocá-lo rente à pele, exatamente onde faz diminuir um ou dois tamanhos. Sem saliências, sem nada pulando para fora do lugar." Foi o doutor que mandou, certo?

É claro que tudo isso tem seu preço. Mas existem boas lojas que agora suprem as nossas necessidades de deixar tudo em cima, enganar os olhos alheios e lançar mão da alfaiataria. Um bom exemplo disso é a Topshop, cujos estilistas Christopher Kane e Marios Schwab dão continuidade à tradição de Price de roupas que melhoram o corpo com coleções repletas de tecidos fortes e cheios de stretch. A marca Karen Millen também sabe como garantir estrutura a um modelito. O seu desafio é aderir a esse estilo, mas deixe que o tecido faça o trabalho braçal.

44 COMPREENDA O VALOR DA CALÇA PRETA IMPECÁVEL

Procure incessantemente até descobrir a calça que mais lhe agrade. Compre três pares. Guarde-as impecáveis, lavadas a seco e passadas, e não numa montanha de roupas no chão. Por quê? Porque a calça preta é a peça de roupa mais generosa, mais amiga e mais fantástica que existe na face da terra. Eu sei que não parece lá grandes coisas ter três calças pretas penduradas no armário. Posso quase sentir a sua decepção. Mas me acompanhe neste raciocínio. Para mim, a calça preta é o suprassumo do estilo. Pode salvar você em várias situações, pode salvar, inclusive, o modelito. Ela pode acompanhá-la ao trabalho, ao cinema, depois a um coquetel ou a um jantar e ainda ficar com você no relax de casa em frente à televisão. Combina com tudo: camiseta, camisa, blusa de seda bordada com pérolas ou lantejoulas prateadas. Faz par com qualquer cor e lhe dá vida. É versátil e jovem, confortável e bacana. É o equivalente, no mundo do vestuário, àquele namorado fofo de quem a sua mãe gostava, mas que você enxergava apenas como a escolha mais segura; e, como ele, você só soube o que tinha depois que o moço partiu. Segura, talvez. Mas como são lindas!

Contudo, certifique-se de que a peça não seja fashion demais. Tenho uma calça preta maravilhosa que tem as pernas largas, cintura alta, barra italiana e muita atitude. É ótima para aqueles dias em que quero que as pessoas digam: "Nossa, essa calça arrasa!" Mas a calça perfeita precisa, simplesmente, ficar na dela e fazer seu trabalho. Opte por uma de corte reto que se adapte bem às peculiaridades do seu corpo. Isso significa que — pois é — você vai precisar experimentar e experimentar e experimentar. A que funciona melhor para mim é a de corte reto com pregas, mas você pode preferir boca-de-sino ou cintura baixa. Também é necessário pensar no peso. Não no seu, mas no da calça; tenha diversos pares para dar conta de todas as eventualidades e condições climáticas. Eu sugiro os seguintes modelos como atalho para se obter o êxtase do vestuário.

✳ **Calça social preta e de lã.** Não pode ser de material sintético nem ser cheia de pregas ou elaborada demais. Precisa ser aquela calça cuja existência você quase nem consegue reparar, como aquele aluno quietinho do colégio que foi laureado pelo Prêmio Nobel de Física.

✳ **Calça jeans black.** É para o dia a dia. Além do mais, quase sempre sai ilesa a manchas e imperfeições decorrentes do uso. Portanto, é sempre a top do guarda-roupa. Ela vai dar duro por você: trabalhará noite e dia, sem descanso se necessário.

✳ **Calça capri preta de algodão.** Use com uma blusa de bordado inglês ou com uma camisa larga de linho. É a grande sacada para o verão na cidade.

✳ **Calça preta de veludo.** É uma peça que cai na farra a noite toda e depois se levanta para levar os filhos à escola.

✳ **Calça de cetim preta.** Simplesmente chique.

PARA **ENCURTAR** UMA **LONGA** HISTÓRIA

A bainha da calça deve ocupar confortavelmente a parte mais alta do peito do pé, igual a um batalhão no topo de uma colina. A bainha precisa parar exatamente nesse local, a menos que a sua calça ideal tenha a intenção de pescar siri ou de varrer o chão como um vestido de gala. Dessa forma, vai conseguir a façanha de alongar as pernas e diminuir os pés.

45 PRESTE ATENÇÃO ONDE VOCÊ COMPRA

Vestir-se em pleno século XXI é, como sabemos muito bem, uma questão bastante caótica, que é agravada, tornando-se ainda mais complicada, pelos corpos indomáveis e a aparente relutância do mundo da moda em abrir os olhos para a realidade nua e crua. Apesar de os fabricantes insistirem em produzir roupas que vistam o tradicional corpo ampulheta, atualmente, apenas 8% das mulheres ostentam tal contorno, segundo um estudo recente da Universidade Estadual da Carolina do Norte. É mais ou menos como se os fabricantes de automóveis se recusassem a fazer qualquer revestimento para bancos a não ser o do Corvette dos anos 1950: muito dos produtos à venda simplesmente não cabem.

A estilista Katharine Hamnett — que nunca segue cegamente a moda — há muito tempo se mostra indignada por essa questão. "A indústria da moda ignora abertamente o tamanho verdadeiro das mulheres", ela adverte. "A razão para tal, na minha opinião, é pura estupidez. É o resultado de aderir automaticamente a uma tradição."

Daisy Lowe, modelo e musa, também refletiu sobre o assunto e chegou a uma conclusão sagaz. Ela diz: "Eu adoro curvas. As mulheres curvilíneas são as mais sensuais. Se as roupas fossem feitas para mulheres assim, que compõem boa parte da população, chegaríamos a três resultados: as pessoais ficariam mais bonitas; as marcas venderiam mais roupas; não seria mais necessário usar modelos anoréxicas." É a mais pura verdade. Mas, até que a indústria da moda saia da permanente letargia, a melhor forma de encontrar marcas que amem as suas formas é marcando horário com um personal stylist. Existem marcas desconhecidas que vestirão você muito bem, e um profissional é capaz de desentocá-las antes que você consiga dizer "tem esse modelo em bordô?" O personal stylist sabe muito bem que roupa não vem em tamanho padrão, que o M de uma marca equivale ao G de outra. Esse profissional entende os meandros do corte e costura característicos de uma marca específica. Uma ajudinha de um especialista é algo de muito valor, mas você tem de ficar de olhos abertos e controlar direitinho o cartão de crédito. Há várias lojas que oferecem o serviço, portanto, faça uso disso. Por que só as celebridades devem se esbaldar com serviços pessoais? Tire uma casquinha também. Sugiro um aconselhamento de primeira sobre lingerie e roupa de banho antes de embarcar rumo ao encontro no cubículo.

PORQUE MAÇÃS E PERAS SÃO BANANAS

Por alguma razão, atualmente virou febre medir, julgar e etiquetar o corpo — e depois vesti-lo seguindo uma fôrma, como se fosse um mandamento do próprio Moisés. De norte a sul, de leste a oeste — e adjacências — é tudo Maçã ou Pera. Sempre me deparo com mulheres que tentam, em vão, determinar a forma que possuem, como se rotular o corpo de alguma maneira o fizesse preencher melhor um vestido longo frente-única. "Eu sou uma Colher?" Recebi tal indagação via e-mail. "Acho que sou um Vaso de Flor", escreveu Rita, de Devon. "É normal?" Não, Rita, não é, não. É ridículo.

Classificar nossos inocentes corpos de tal maneira faz com que seja perdido qualquer sentido que exista em se vestir. A moda, se você a vive e a adora, é algo íntimo e magnífico. Ela revela a personalidade e a atitude, a tez e o estilo de vida; a moda brilha com a idade, é refreada pelo orçamento, é conduzida por sonhos e é influenciada por um monte de outras coisas que não têm nada a ver com o tamanho do traseiro em relação à largura dos quadris. O que funciona para alguém que vista 40 não necessariamente funcionará para outra mulher tamanho 40. O que fica lindo numa "Colher" pode deixar outra "Colher" igualzinha a uma concha. Se a moda realmente funcionasse dessa maneira enxuta e arrastada, todas se vestiriam como escravas — neutrais, neutralizadas e desesperadamente insípidas nas festas.

Você não é uma forma abstrata, vagando no éter, ao léu por causa do temperamento e do gosto. Você é uma pessoa, e a melhor forma de se vestir depende muito daquilo que faz você se sentir bem. Se quer determinar a sua forma, então não procure em livros. Deixe que as suas roupas sejam o seu guia: a sua calça jeans favorita lhe dirá muito mais do que a balança — ou a Maçã e a Pera — dirá.

46 CUIDADO COM A VAIDADE DO TAMANHO

É possível que, muitos e muitos anos atrás, os produtores mundiais de roupa se reuniram para uma apresentação de PowerPoint intitulada "Como deixar o cliente satisfeito". No topo da lista, em letras maiúsculas e fluorescentes, estava a simples ordem: MINTA.

Colocar um tamanho menor numa calça grande! É fácil demais e muito atraente. Pois é... Mas é uma armadilha, gente, e não precisa ser boba para cair nessa. Vou contar uma historinha para ilustrar essa questão. Um belo dia, não muito tempo atrás, descobri, segundo a etiqueta de uma calça jeans, que eu era tamanho 36! 36! Como era de se esperar, fiquei entusiasmada com aquela peça minúscula e comprei duas calças antes que a vendedora pudesse respirar. Tenho amigas — na verdade, estão mais para sócias — que usam 36. São mulheres que ficam tão deslumbrantes de shorts que até dá vontade de correr para o meio da rua e se jogar na frente de um caminhão. Mas lá estava eu, vestindo 36! Eu queria espalhar a boa nova! Eu queria gritar do telhado e proclamar a grande novidade! Que grande alegria é...

Espera aí um minuto. Aquelas calças jeans eram suspeitosamente largas. Cheguei em casa e descobri que elas tinham precisamente as mesmas dimensões que a minha velha calça jeans tamanho 40 que enfiei nos confins do meu armário. Eu fui enganada.

"Mentir sobre o tamanho da peça tem o simples intuito de fazer com que as mulheres se sintam mais magras do que realmente são", disse à *The Times* Yasmin Sewell, diretora de moda da Browns Boutique, situada na South Molton Street, em Londres. "Queremos vestir uma marca que nos faça sentir bem. Também trabalhamos com diversos stylists de celebridades que alteram o tamanho de uma peça para deixar os clientes famosos felizes. Cortam a etiqueta que revela o tamanho 44 e trocam por uma que ostenta o tamanho 40. É a mesma coisa."

Eu não estou nem aí para o tamanho das suas roupas, mas a questão é que essa alteração que diminui o número nas etiquetas não tem relação nenhuma com o espaço que a mulher ocupa no banco do ônibus ou na banheira. A verdade é que — digo isto para servir de incentivo — as mulheres estão apresentando medidas e pesos cada vez mais altos desde os anos 1950, enquanto que o tamanho que vemos nas etiquetas cresceu só para acomodar as novas medidas. Uma pesquisa recente realizada no Reino Unido por um instituto governamental revelou que, nas últimas cinco décadas, as mulheres aumentaram, em média, 6cm nos quadris e 16cm na cintura. Em média, a mulher britânica apresenta as seguintes medidas: 99-86-104. Se você se orgulha de usar tamanho 40 há trinta anos, deve ter aumentado até 12cm na cintura e no busto. A gente pode dar uma risadinha maliciosa, ao vestir uma saia 40, para o fato de que Marilyn Monroe usava 44. Pensamos, ao prender a respiração para fechar o zíper, que gordinha monumental ela era! Mas saiba que Marilyn tinha 55cm de cintura. Nos moldes atuais, isso representa um mero 38.

"As mulheres estão apresentando medidas e pesos cada vez mais altos desde os anos 1950, enquanto que o tamanho que vemos nas etiquetas cresceu só para acomodar as novas medidas."

A obsessão irreal por tamanhos ganhou tanto espaço que um vácuo peculiar surgiu no fim do espectro à medida que tamanhos menores são requisitados para peças maiores, fazendo com que surjam tamanhos PP, criando rebuliços. A qualquer momento, surgirão tamanhos bizarros, que serão usados por mulheres que terão a forma e o tamanho de legumes ralados. "Eu visto menos 4!", vão esgoelar por trás da cortina do provador. "Pelas leis da física, eu não existo mais!"

A psicologia por trás dessa prática fará com que você lamente sobre o dia em que nasceu mulher. Aparentemente, 10% de nós cortam as etiquetas das roupas para não precisar ver o tamanho dia após dia. Muitas das que figuram entre os outro 90% preferem viver a mentira, estimuladas pelos fabricantes astutos que sabem que, quanto menor o tamanho, melhor nos sentimos; logo, mais compramos.

Isso significa que, seja lá qual for o tamanho, não se pode confiar na etiqueta; é preciso experimentar a roupa. Na M&S, por exemplo, o 40 é relativamente maior que o 40 da Topshop, cuja clientela é jovem. O 40 da Miu Miu é famoso por ser minúsculo (Brix Smith-Start, da boutique Start, situada em Shoreditch, disse à *The Times*, com uma franqueza admirável, que "os estilistas colocam o tamanho na roupa com o intuito de manter pessoas gordas bem longe. Não é bom para a imagem da marca que gordos usem suas roupas. Isso é um fato"). O fato cruel é que certas grifes simplesmente não querem que pessoas mais pesadas usem suas peças — talvez porque pessoas lindas e magras perpetuem o mito de que somente pessoas lindas e magras usam suas roupas. É o que ocorre com muitas grandes marcas. Segundo Smith-Start, "quem tem curvas e bumbum grande — pode esquecer".

É óbvio que diferentes grifes e fabricantes possuem opiniões divergentes sobre o que faz um tamanho ser 38, 40 ou 44. Eu já fui (anos atrás) modelo de prova para Nicole Farhi, e usaram o meu corpo como molde para o tamanho 40 simplesmente porque aconteceu de eu estar por ali no momento em que precisavam. Pode ser muito acaso, como foi no meu caso.

Não é de se admirar que 60% das mulheres do Reino Unido admitam que não têm certeza do tamanho de roupa que usam. Se você não sabe as suas medidas, está na hora de descobrir. Você precisa é de roupas que lhe *caibam*, e não de roupas que enganam, mas lhe fazem felizes, com aquele número pequenino atrás do seu pescoço sussurrando elogios no seu ouvido. Se deixar que roupas do tamanho errado envolvam o seu corpo, aí é bem provável que você pareça gorda. Ou boba. Possivelmente as duas coisas. Ignore os números e se concentre no visual. Afinal de contas, é o que mais importa.

DENUNCIE OS TAMANHOS ILUSIONISTAS

O que fazer com as butiques que se recusam a ter peças maiores que tamanho 42? Com os estilistas que só criam roupas para manequins? Boicote as bolsas dessas grifes, gente! Abra a boca para reclamar deles em alto e bom som. Escreva cartas aos jornais. Proteste! Não espero que todas as marcas vistam todos os tamanhos, mas maior disponibilidade para nós, mulheres curvilíneas, seria ótimo, muito obrigada.

47 ENCONTRE A *SUA* LOJA

Certa vez, Alexandra Shulman, editora da *Vogue*, me disse: "Ajuda bastante conhecer o estilista que melhor veste você e encontrar a sua loja, para não ter de sempre começar do zero... Ter ideia do próprio estilo, dos seus pontos fortes e dos fracos; tudo isso ajuda — apesar de que, é claro, essas coisas mudam com o passar dos anos. Particularmente, agora acho muito mais difícil me entender com o estilo boho do que no passado. É tão fácil acabar se parecendo com uma astróloga decadente!"

Com certeza. Por experiência própria, uma visita produtiva a uma querida loja vale por dez idas esquizofrênicas ao shopping em busca do Novo Eu. Deixe isso para os estilistas da Madonna e concentre-se em dar uma abordagem confiante — sou-quem-sou — às compras. Por que você acha que Kate Moss sempre usa jeans da J Brand? Por que Angelina Jolie não larga as bolsas de Anya Hindmarch? Por que Kate Middleton é comprometida à Issa? Não é porque a essas mulheres não resta outra escolha, mas porque elas *fizeram* suas escolhas: encontraram uma fiel amiga fashion e não mudarão de amiga só porque o vento mudou.

Quando encontrar o lugar que funcione bem para você — pode ser uma butique específica, um certo estilista, uma loja que tem várias franquias mas que lhe faça sentir em casa —, seja fiel. Não religiosamente, mas regularmente. Não seja muito promíscua. No meu caso, sou tão louca pela Gap há uma década que fico meio desconcertada se passo mais de um mês sem visitar uma loja. É o que funciona para mim. Pode não funcionar para você. Quando descobrir a sua loja, tenha-a sempre consigo, como o alicerce do seu visual. E, então, dê suas escapadas para dar um diferencial.

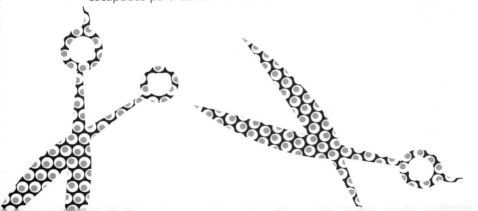

48 COMPRE A ROUPA DE BANHO IDEAL

Todo ano é a mesma coisa. Vem chegando o verão, e o que isso significa? É a temporada do biquíni mais uma vez. As semanas de maior desafio da sua vida são marcadas pelo horizonte ensolarado. Você não consegue parar de sonhar em ser Ursula Andress saindo do mar. Ou Halle Berry em *007 — Um novo dia para morrer*. Ou Brigitte Bardot no Club 55. Na realidade, você está se iludindo e precisa de toda a ajuda do mundo. E rápido! Então, maruja, vamos vasculhar as lojas em busca do tesouro raríssimo: o biquíni especialmente modelado para transformar você em Scarlett Johansson... Aqui vai a verdade nua e crua, minha amiga.

✳ **Há clássicos nessa categoria**, e ninguém deve sair de casa durante a temporada de calor sem a confiável armadura de um maiô preto de corte impecável. Pare de bocejar. Como o pretinho básico, essa roupa de banho é a coluna vertebral de um bom guarda-roupa. Sem ele, você será apenas uma mera figurante na periferia do chique praiano. Se preto lhe pareço chato, recorra aos acessórios para arrasar da forma como quiser: uma bolsa enorme de estampa floral, um chinelo de dedo reluzente, até mesmo bijuterias de contas grandes de madeira (que, obviamente, não podem ser usadas quando você for se jogar nas águas marítimas).

✳ Se você quer que o biquíni **trabalhe**, em vez de simplesmente aproveitar os momentos de lazer na sua companhia, é necessário procurar uma peça que possua os seguintes requisitos:

Armação de ferro, a qual impedirá que os seios sofram a ação da gravidade.

Sutiã de fecho, e não de amarrar: garante mais estabilidade e elimina o efeito queda que tantos biquínis ruins possuem.

Calça de amarrar, no entanto, é algo muito generoso e não marca as laterais, ao contrário da calça de pala, que pode fazer com que as gordurinhas extras pulem para fora.

Calça cavada alonga a perna, mas também exige ostentar uma depilação impecável.

Quando for entrar no mar, **nem mexa com o biquíni.** Você está bem, de verdade. Tirar o tecido do meio do bumbum não vai melhorar a situação. Aliás, pode mesmo é piorar tudo.

✱ Ou melhor ainda, **compre um Miracle Suit**. Passei boa parte da minha vida — ou, pelo menos, a parte praiana — usando pequeninos e graciosos biquínis azuis-egeu. Recentemente, descobri que preciso de uma ajudinha se quero aparentar ser da mesma **espécie** que Kelly Brook ou Helen Mirren (uma mulher vinte anos mais velha que eu que me faz querer uivar ao luar de tanta inveja). Contudo, a própria Helen sabe que, numa certa idade, todo mundo precisa de uma puxadinha aqui e outra acolá. Isto é, de um pouco de ilusão. É aí que entra o Miracle Suit. Slogan: "Cinco quilos mais magra em cinco segundos!" É isso aí! O corte tem um quê dos anos 1950, com a calcinha relativamente grande, um decote elegante e generoso, e uma enorme capacidade de contenção, graças ao tecido muito mais elástico que a Lycra. Como resultado, faz a mulher caminhar como se fosse uma deusa das telas do cinema e parecer uma gatinha. Arrasador. E tudo isso pela bagatela equivalente a, em média, 270 reais (cada vez mais, surgem modelos mais acessíveis). Além disso, a peça nos remete aos anos dourados, à era em que a mulher era presa ao fogão e envolta por peças íntimas formidáveis. Ainda assim, vale a pena pagar por isso e desfilar sem medo pela praia, não vale?

✱ É claro que você sempre pode descansar em paz envolta por uma confortável **túnica de praia**. Pode não ser sinônimo de bacana, mas não é nenhuma vergonha. Com certeza, é uma das melhores invenções da moda nos últimos tempos, mesclando características étnicas e chiques. Agora, falando abertamente, a peça cobre todo e qualquer pecado e permite que a mulher sinta, nem que seja brevemente, como se habitasse o mesmo planeta que Elizabeth Hurley. Que beleza! Sem falar do grande bônus para qualquer pessoa que esteja sentada atrás de você enquanto você se esbalda jogando frescobol na areia branca.

"Se você quer um biquíni especialmente modelado para transformar você em Scarlett Johansson... Aqui vai a verdade nua e crua, minha amiga."

49 ADMITA QUE HÁ CERTAS ROUPAS QUE VOCÊ NUNCA DEVE USAR

Recentemente, folheando o *New York Times*, me deparei com a seguinte pérola de sabedoria vestuária: "Cinto de couro sempre funciona com blusa de tricô." Oh, é mesmo? Já experimentou? Em nome da pesquisa (eu decidi ser a cobaia em seu nome, juro), coloquei um cinto largo de couro, na altura da cintura, sobre uma velha blusa de tricô, daquelas bem tradicionais — e com o que eu fiquei parecendo? Fiquei igualzinha a um rolo de feno. Resumindo: cinto de couro *nunca* funciona com blusa de tricô, a menos que você seja igual a um cabo de vassoura; mesmo assim, as suas amigas vão falar mal do seu estilo pelas suas costas, dizendo que, de repente, você ficou atarracada.

E isso me fez pensar numa coisa. Enquanto eu sempre tive escrúpulos e fui verdadeira ao ruminar sobre as complexidades da moda, suspeito que meus colegas nem sempre tenham sido completamente sinceros. Vou deixar tudo bem claro. Criei uma lista de Mentiras da Moda, e recomendo que você a tenha sempre em mãos — quem sabe guarde-a na sua bolsa — e recorra a ela quando confrontada com revistas femininas fraudulentas enquanto espera no cabeleireiro.

✳ **Não é OK usar minissaia depois dos 39 anos de idade.** Eu tenho 41. Acredite em mim. Existe um limite, e esse é o limite.

✳ Salvo se você pertença a alguma clã ou seja modelo da Burberry, **o xadrez tartã escocês não é a resposta para roupas de inverno**.

✳ **Bolsas em forma de alguma 'coisa' (cachorro, vaso de flor, vida animal em extinção) não são nada legais.** São idiotas. Compre um chihuahua.

✳ **Mostarda não é a cor.** Essa cor, junto a todas suas variações, é muito difícil de usar. Não importa o que Giorgio Armani tenha dito. Estão na minha lista: tangerina (aproveito para dizer que toda a família laranja é uma opção arriscadíssima) e salmão (incluo aí todos os tons rosados e seus derivados). Não fique obcecada pelas cores que desfilam nas passarelas, porque tudo nos leva a crer que é algo decidido anos antes por um grupo da indústria têxtil numa sala de conferência em Genebra. O seu *próprio* colorido determinará as cores que melhor caem em você. Descubra uma paleta que você adore; em troca, ela também vai adorar você. É como o meu amigo Tim sempre diz, não dói perguntar se uma roupa amarela também veio em outra cor.

✷ **Você não precisa de uma bolsa nova a cada temporada**. É claro que seria ótimo, mas você não estava juntando dinheiro para aquela viagem a Paris?

✷ **As únicas pessoas que ficam bem de capa são os super-heróis e a Mary Poppins.** Se você não se enquadra nessas duas categorias, sossegue o facho. Da mesma forma, poncho é para os gaúchos. E ponto final.

✷ **Um casaco Chanel não deixará você magra ou bonita**. Mas lhe fará feliz.

Munida dessa lista útil, você agora poderá cortar pela raiz as Mentiras da Moda que acabam com a sua vida. Você se sentirá livre, linda e dois quilos mais magra. Está bem, isso é mentira. Mas você vai parar de usar cinto de couro junto com blusa de tricô. Pequenas sutilezas misericordiosas, eu diria.

O QUE NÃO USAR:
UMA LISTA RÁPIDA NO GATILHO

Enquanto isso, lembre-se sempre de que há certas peças de roupa que você nunca deve usar se quiser permanecer no mundo magro. São elas:

✷ Jaqueta de nylon com forro.

✷ Cardigã com cinto.

✷ Roupas de tricô largas.

✷ A calça jeans do namorado, namorido, marido...

✷ Vestido de tricô.

✷ Tweed em geral. Sobreposição de tweed, para ser específica.

✷ Também aconselho a refletir com m-u-i-t-o cuidado sobre peças tomara-que-caia (especialmente no dia do seu casamento). Existem, no planeta, em torno de 12 pessoas que ficam deslumbrantes de vestido tomara-que-caia e — ame a si mesma como eu amo você — é bem provável que você não seja uma delas. Se estiver em dúvida, jogue um casaquinho por cima da roupa.

50 NUNCA COMPRE ROUPAS PARA A MULHER QUE VOCÊ GOSTARIA DE SER, COMPRE ROUPAS PARA A MULHER QUE VOCÊ É

Toda mulher tem roupas assim, que, no fim das contas, só entulham o guarda-roupa. O chinelo marroquino. A calça de couro. O vestido baby-doll, o chapéu panamá, os shorts curtíssimos que ficaram lindos na Kate Moss em Glastonbury. Todas as peças que compramos para a vida que *gostaríamos* de ter, e não a vida que vivemos. Meu mundo está repleto dessas aquisições extravagantes para a mulher que nunca serei: a luva de nylon esfoliante (nunca usarei), o telefone que toca música e tira foto (não sei que botão apertar), o casaco branco Chanel (lindo demais parar usar), a roupa de mergulho (feia demais para usar)...

Até grandes ícones da moda, como Sarah Jessica Parker, sofrem com as compras equivocadas. Ela disse o seguinte numa entrevista recente: "Tem tanta roupa que eu quero ter. Quero mais braceletes de ouro, algumas bolsas lindas da Fendi e tudo o que Nicholas Ghesquière fez para Balenciaga. E é óbvio que quero sapatos, sapatos e mais sapatos... Outra coisa de que nunca me canso é retrô, retrô, retrô... Mas boa parte disso é para a mulher que eu acho que deveria ser. Contudo, a mulher que realmente sou, infelizmente, vai cada vez menos às compras."

O meu problema é que eu não tenho *nenhum* problema em ir às compras. Quando chego a uma loja, eu convenço a mim mesma, com toda a facilidade do mundo, que existe espaço na minha vida para mais um batom carmim, apesar de eu ficar igualzinha a um travesti e nunca haver usado essa cor fora do banheiro da minha casa. É que o sonho existe; e ele fica nos tentando a comprar um futuro que nunca existirá. É assim que a propaganda funciona: nos vendem a ideia de que vivemos numa casa de praia, quando é mais do que óbvio que estamos presas à aridez urbana, por exemplo. E, então, compramos aquele móvel lindo que ficaria lindo na varanda com vista para o mar. Aí só nos resta enfiá-lo no meio da sala e nos dar por satisfeitas. O perigo é que gastamos tempo demais sonhando com uma vida fantasiosa — na qual somos mais magras, mais espertas, melhores em mergulho ou em xadrez — e nos esquecemos de viver a nossa própria vida.

O segredo de se vestir para parecer magra é saber — ver, acreditar — o seu real estado natural. É por isso que há certas coisas que varri da minha vida, porque simplesmente não servem para mim. Sabe aquelas camisetas que não podem ser usadas com sutiã? Hum... Se eu não usar sutiã, espanto criancinhas. Casaco xadrez? Fica melhor como toalha de piquenique. Aquele vestido rodado lindo, de bolinhas, que seria um sonho se os meus seios não fossem tão controversos? Saiam de mim, malditas bolinhas! A questão é que você não é a Sienna Miller. Você não é a Fearne Cotton. Você não é a Helena Christensen. Você é você. Você é maravilhosa e deslumbrante.

51 DESCUBRA ESTILISTAS DO SEXO FEMININO

Isto não é nenhuma surpresa, mas estilistas mulheres são geralmente favoráveis para com o corpo feminino. Portanto, vale a pena procurá-las se você quer deixar em vantagem o seu próprio corpo. A maioria delas admite criar modelos para suas próprias formas — o que não é surpresa nenhuma, pois é o corpo que possuem para vestir dia após dia e o que está mais ao alcance das mãos no ateliê. Os modelos gentis de Betty Jackson, por exemplo, funcionam muito bem para mulheres que — como ela — querem parecer mais altas e mais magras. Donna Karan, uma das minhas heroínas e uma mulher que sabe muito bem o grande valor da Lycra, se recusa a criar roupas que não possam ser usadas por quem veste 44 e 46 (isso é algo que faria Julien Macdonald cair duro no chão, em cima de uma montanha de babados).

"Eu lido com as falhas do corpo da mulher", Karan me disse certa vez. (Estávamos numa daquelas festas que acontecem com certa frequência no mundo da moda — por alguma razão mais conhecida por seu departamento de publicidade, um depósito enorme em Shepherd's Bush foi transformado, por uma noite somente, num centro de prazeres de um sultão. Ou talvez fosse um palácio balinês. Não importa. Só me lembro de que havia muitas e muitas almofadas jogadas.) "Eu sou redonda", ela me disse, sob a música produzida pela banda de percussão congolesa, composta por 24 integrantes. "O meu corpo não é perfeito... Me mostre uma mulher que tenha um corpo perfeito." Aparentemente, Karan testa as roupas em si própria para eliminar camisas que se abrem e contornos protuberantes; reza a lenda que ela cria os modelos nua em frente ao espelho. "Divido o meu segredo com outras mulheres", ela disse recentemente. "É preciso haver uma comunicação entre estilos para eliminar aquilo que é negativo e acentuar os pontos positivos. Sejamos francas, todas nós queremos parecer altas e magras."

Katharine Hamnett, por outro lado, começou a criar roupas exatamente porque ela é alta e magra: as mangas e as calças ficavam sempre curtas, o que a fazia parecer um figurante em *Oliver!* É como Helen Storey — uma grande estilista dos anos 1990 — certa vez disse: "Há coisas em que posso confiar, coisas que sei que são familiares a outras mulheres. Roupas feitas por mulheres não negam aquilo que está por baixo — vestimos a essência, e não o sonho de inspiração masculina."

Portanto, dentre as estilistas mulheres, não existe seio em forma de cone, nem saias mais curtas que a vida. É raro que seja de autoria feminina um sapato de periguete... Nada de pés retorcidos ou saias com armação de arame (Rei Kawakubi e Vivienne Westwood são as exceções que provam a regra). Estilistas mulheres — de Stella McCartney a Nicole Farhi, de Vera Wang a Donatella Versace — tendem a conhecer o fardo que são os dias em que nos sentimos gordas, os dias obscuros, os dias para baixo e os dias de cabelo indomável. Elas sabem o que é o aborrecimento daquela pelanca insistente pulando para fora do sutiã. Provavelmente já saíram por aí com a saia presa na calcinha ou já enfrentaram um salto quebrado no meio da rua. Enquanto os estilistas homens podem se dar o luxo de deixar que a imaginação os conduza em viagens de sublime criatividade, é a mulher que sabe o que é sentir uma saia-lápis apertada demais, reconhecendo que um bom corte e costura, além de ficar de olho na realidade, são as coisas necessárias para uma mulher se vestir bem. Diane Von Furstenberg, ela própria uma especialista com destreza e ternura na arte de vestir um corpo, diz: "Particularmente, sempre adorei roupas feitas por mulheres. Coco Chanel, Vionnet, Norma Kamali, Donna Karan. Elas possuem maior — como eu posso dizer isso? — compreensão." Escutem bem, irmãs. Escutem e aprendam.

52 PRATIQUE FENG SHUI DO GUARDA-ROUPA

Quando me mudei para a casa nova, onde vivo atualmente, fiquei toda feliz por ter o meu próprio closet. Que grande alegria: ter um closet onde eu possa entrar, andar, dar cambalhota e refletir sobre o modelito do dia, da lingerie ao sapato! Dá até para imaginar, né? Prateleiras organizadíssimas e cheias de Manolos, prontos para desfilar por aí. Vários cabides de caxemiras separados por cor. Caixas de acessórios catalogados, com índice contendo fotos de Polaroid de cada peça, apontando onde e quando foi a última vez que foram usadas. Vai sonhando...

E eu vou sonhando. Minha amiga Lucy foi parar no meu espaçoso closet, não muito tempo atrás, e tropeçou num colchão inutilizado. "Tem luz aqui?", ela gritou, com a voz abafada, como se uma mulher pequena estivesse presa sob um colchão king size. "Acho que cortei o queixo. O que é isso? Um cortador de grama?"

Lucy havia adentrado o Buraco, nome pelo qual esse pequeno espaço é carinhosamente conhecido, em busca de uma camisa limpa, visto que seu primogênito, Orlando, havia vomitado em cima dela. Como eu estava com as mãos sujas de ketchup e tinha de lidar com uma criança que queria enfiar salgadinhos no nariz, mandei minha amiga ir rumo ao guarda-roupa e lhe disse para pegar o que quisesse.

Mas ela se deparou com um colchão velho, um conjunto de malas, uma xícara de café frio, um lenço Pucci original e o meu super aspirador de pó (e não um cortador de grama. Eu não sou tão esquisita assim).

No entanto, de alguma maneira, em meio ao caos, dia após dia, consigo me vestir ali, mas é pura improvisação. Certa vez, um velhaco do mundo da moda me parabenizou pela minha combinação inspiradora: calça pescador com blusa de laço. Mas mal sabiam as pessoas que, como todas as grandes obras de arte, foi um mero acidente do destino.

Mas Lucy me pegou com a boca na botija. Que vergonha... Em certos círculos, me consideram boa conhecedora sobre o mundo da moda. Algumas pessoas me procuram para se aconselhar — como a mulher que me mandou um torpedo para que eu a ajudasse a encontrar um "sapato cor de sabugueiro" para combinar com a decoração das mesas do casamento da irmã. Contudo, trato minhas próprias roupas com total desrespeito. Camisas amarrotadas e jogadas no chão, no escuro, negligenciadas da noite para o dia. Brincos sem seus pares, os quais partiram em busca de um lar mais acolhedor. Um dia, tirei a escada do lugar e encontrei o meu vestido preto da Gucci preso num dos pés de borracha da escada. Havia meses que eu procurava por ele e, em segredo, já tinha uma culpada para o sumiço: Violetta, a nossa faxineira ucraniana.

Eu sabia que não estava sozinha nessa. Eu disse à Lucy que as únicas pessoas com guarda-roupa organizado são as que possuem transtorno obsessivo-compulsivo, donas-de-casa chatas, gays e pessoas que trabalham na Benetton. "Não", ela retrucou grosseiramente. "O seu guarda-roupa é uma zona. Você precisa de feng shui, do mesmo modo que Elton John e Boy George sempre fazem. Vai dar a você paz interior." E mais espaço para sapato novo! Gostei do raciocínio dela.

Então, com Lucy na cabeça, dei início a uma completa reorganização do Buraco. Levei horas e mais horas, graças ao monte de troços que consegui acumular, mesmo tentando viver uma vida moderada, ecoconsciente e regrada. Tomemos minhas luvas como exemplo. Eu tinha cinco pares de luva para a noite, dois pares para dirigir, quinze pares de luva de lã, dois pares de luva de snowboard e um par de minete de pele de Yohji Yamamoto. Eu também tinha doze pares de tênis, além de uma genuína calça boca-de-sino em viscose laranja. Ainda guardava um querido suéter vermelho de caxemira que morreu anos atrás, tragicamente, quando lavado em água quente, e uma saia inacabada que Alexander MacQueen me deu antes de ficar famoso. Nos confins do meu closet, descobri seis travesseiros que *eu nunca tinha visto na minha vida*. Como isso é possível?

No entanto, o problema não foi apenas a quantidade. Todo o processo de enxugar o guarda-roupa demorou muito porque sou uma sentimental bobona. Cada peça que ia surgindo tinha sua própria história, sua própria lenda. Lá estava eu com a mule da Dior com estampa de zebra com a qual caminhei pelo Hyde Park debaixo de um pé d'água e a qual perdeu o salto, logo depois, no desfile dos cavalos da guarda real. Lá estava eu com o vestido retrô que usei até cansar, durante quatro meses, em 1998. Não conseguia viver sem ele, até aparecer um novo modelo e roubar meu coração. E lá estava eu com o suéter angorá rosa-shocking de pelo de cabra que eu parei de usar no dia em que ouvi o comentário mordaz de P. J. O'Rourke sobre roupas femininas ("Nunca use nada que assuste seu gato").

O engraçado é como nos sentimos apegadas a peças antigas, apesar de permitirmos que vivam sem amor nem carinho no fundo do armário, apagadas por substitutos mais modernos e mais atraentes. Até hoje, sinto o cheiro da minha velha jaqueta jeans — aquela que me levou ao México e andou a cavalo comigo na praia em Cabo San Lucas, aquela que conheceu meu marido no mesmo dia que eu, aquela que passou uma semana perdida e apareceu nos achados e perdidos da estação de trem St. Pancras — aliás, um achado proustiano.

"Um dia, tirei a escada do lugar e encontrei o meu vestido preto da Gucci preso num dos pés de borracha da escada."

Mas, naquele momento decisivo, eu não podia me apegar ao passado assim. O guarda-roupa precisa dar duro — e muito — para poder defender a dona. Jogue fora roupas que não cabem mais. Livre-se de peças que remetam a Agnetha Fältskog ou aos primeiros anos da Spandau Ballet. Liberte-se de toda e qualquer peça que você não usa há mais de dois anos, não importa o sofrimento que envolva tal separação. Sugiro mandar para o ar o jeans com lavagem de pedras, o cachecol de pele sintética e qualquer coisa, mesmo que inofensiva, em veludo cotelê. Se for uma peça vintage do Galliano, coloque no eBay e reinvista.

Desde o meu feng shui fashion, posso afirmar que a vida se tornou um pouco mais simples. Só de ter as roupas certas disponíveis na hora certa — um suéter ótimo aqui, uma blusa linda acolá (passada e não amarrotada), a blusa que você não vê há anos, mas que funciona muito bem com aquela calça cigarrete — facilita muito na hora de se vestir. A consequência disso é um visual mais pensado. Em troca, a consequência dessa consequência é ficar mais bem vestida. E a consequência de tudo isso? Adivinhe: você emagreceu.

53 VISTA-SE DE ACORDO COM A SUA IDADE, E NÃO COM O TAMANHO DO PÉ

Como eu calço 39, esse aforismo não serve para mim. Mas a questão é que devemos lançar mão de visuais mais realistas com o passar dos anos. Não tem problema vestir-se como Agyness Deyn, Peaches Geldof ou Mary-Kate Olsen se você mora na casa dos pais e dorme cercada por bichinhos de pelúcia. Já quanto ao resto de nós, faria um bem danado olhar para além da saia balonê, do manto esquisito, da miniblusa e do pingente de celular, sem sacrificar a ideia de estilo informado e inspirador.

Enquanto os sábios da moda tendem a enaltecer a eternidade das roupas, os tabus da moda que foram rompidos e o fato de que mãe e filha podem ir com o mesmo visual à mesma festa, onde dançarão juntas munidas da mesma bolsa, a verdade é que ainda *existem* limites. Talvez não sejam mais reforçados por uma cultura de normas e códigos, e sim pelo fato de que uma mulher de 40 anos usando saia-calça de lamé vai parecer uma doida. Roupas jovens costumam ser baratas e alegres, o que necessariamente significa que não foram tão elaboradas a ponto de pensar se disfarçam a barriguinha ou diminuem seios grandes.

Enquanto mulheres na meia-idade lutam com o espelho, o mundo da moda continua embriagado pela juventude, enfeitiçado por sua pele de seda e seus lindos pezinhos. Por enquanto — ou pelo menos até a indústria da moda abrir os olhos para esse mercado maduro, doido para gastar dinheiro em roupas — cabe a você se vestir bem. Conheça a si mesma (acredito que você já esteja no caminho para isso); aí, aquela vaga palavra — "estilo" — começará a lhe seguir, como um gota de Chanel Nº 5. Vamos recorrer a Carine Roitfeld, editora da *Vogue* francesa, que está na casa dos 50 anos, para uma aula sobre como conquistar tal habilidade. O visual dela — olhos bem pretos e uma muralha de cabelo que sempre ameaça esconder seu rosto — é imitada em todos os lugares: nas passarelas, nas páginas de propaganda das revistas femininas, nas vitrines de lojas de departamento. Atualmente, o coro afirma: "hoje, Carine Roitfeld é a mulher mais elegante do mundo".

Então, Carine? Como é que você faz?

Ela afirma com veemência: "Calça de couro? Não é nada bom com o passar dos anos... O conselho que dou à mulher normal, que não é abastada, é o seguinte: compre, em sua maioria, peças clássicas e um par de sapatos a cada temporada. Um casaco Burberry é sempre bonito. Uma opção é mudar o cinto e, nesta estação, usar um lenço indiano." Coisas pequenas, grande diferenças. Roupas apropriadas. Você mais magra.

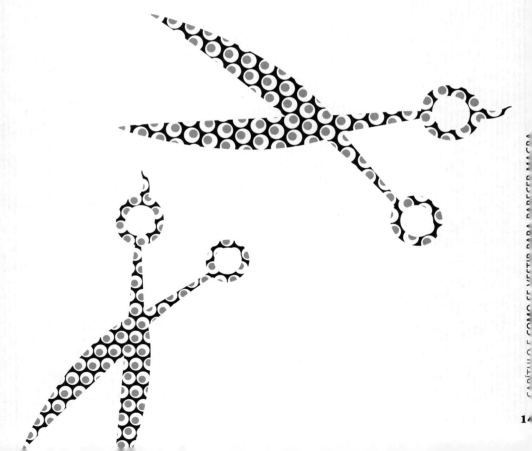

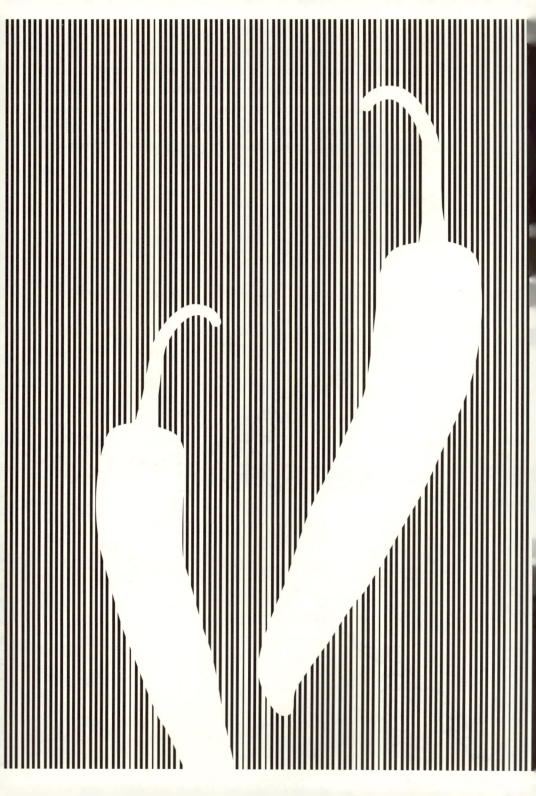

CAPÍTULO 6
COMO COMER POUCO
Parte II: domine a arte de eliminar calorias

Como você já deve ter entendido, isto não é uma dieta; são coisas para pôr em prática, são métodos simples que mudam o seu comportamento a fim de otimizar as chances de você arrasar naquele vestidinho preto indefectível. Eu não estou exigindo que você nunca mais coma misto-quente, mas a verdade é que algumas comidinhas gostosas não valem todas as calorias que possuem. Tire da sua vida aquelas coisas que você não adora, aquelas que você não faz tanta questão de comer e só acaba comendo porque estão bem na sua frente num prato bacana. Pense nas demais como delícias a serem consumidas em ocasiões especiais e as trate com respeito, como uma visita ilustre. Este capítulo examina o "o quê", "o porquê" e "o como" da eliminação de calorias sem esforço algum. Não se sinta acuada pela quantidade de opções do restaurante a quilo e escolha a dedo aquilo que melhor lhe convém, lembrando-se sempre de que isso deve ser um prazer, e não uma tortura. É para ser tão fácil quanto roubar doce de criança.

54 PRATIQUE A REDUÇÃO CALÓRICA ELIMINADO AS COISAS FÁCEIS

* Não coloque maionese no sanduíche (experimente iogurte natural desnatado).

* Liberte o chá do açúcar.

* Tome sorbet em vez de sorvete.

* Use azeite de oliva em vez de manteiga.

* Troque o leite integral pelo desnatado.

* Opte pelo integral, e não pelo branco.

* Peça spritzer, e não vinho.

Viu? Você quase não notou a diferença, mas o seu bumbum, com certeza!

Lá vai mais:

* Sirva crudités, e não salgadinhos, quando receber os amigos em casa para drinques.

* Se for comer fora num bom restaurante, peça palitos de cenoura e não grissini (se você estiver em Nova York, é melhor ligar para reservar uma mesa).

* Ignore a cesta de pães.

* Abandone o ketchup. No Reino Unido, a cada ano, são vendidas mais de 120 milhões de unidades, mas são os condimentos açucarados, como o ketchup, que aumentam as calorias; se você precisa de molho, prepare uma salsa em casa com tomate bem picadinho, cebola e uma pitada de pimenta.

* Prefira peixe à carne. E coma peixe grelhado, e não frito.

* Nesse mesmo raciocínio, descarte a pele do frango, dispa toda e qualquer carne de toda e qualquer gordura e nunca mais coma pururuca nem torresmo (lembre-se que é nada mais nada menos que a epiderme do corpo e não uma comidinha deliciosa e divertida).

* Se você precisar comer carne de boi ou carneiro, opte pela carne

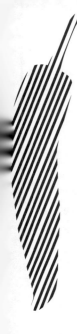

proveniente do animal criado em pasto: apresenta uma quantidade expressivamente menor de gordura, menos calorias e mais ácidos graxos Ômega 3 do que a carne proveniente do animal criado com alimentação à base de ração (além disso, significa que o animal é criado em melhores condições).

✷ Amplie os hábitos alimentares carnais e ingira mais carne magra. Carne de veado, por exemplo, apresenta apenas 10 % da gordura da carne de boi.

✷ Tenha sempre no freezer banana congelada, mirtilo congelado, picolé feito com suco de fruta caseiro e granita no lugar do sorvete.

✷ Compre atum enlatado natural (ou seja, em água e sal); experimente tomate seco que é realmente *seco*, e não que esteja nadando em óleo.

✷ Use spray antiaderente na frigideira (raramente usada).

✷ Passe da carne de boi para o peru.

✷ Tire férias do queijo.

✷ Troque o café com leite (e o cappuccino, inclusive) pelo cafezinho simples e puro. Se você é louca por leite, passe a tomar o desnatado.

✷ Sacrifique a cafeína de uma vez por todas se possível, pois é vista como causadora de acidez no organismo, o que, por sua vez, estimula o acúmulo de gordura. Desenvolva o hábito de tomar chá de verdade (veja abaixo).

✷ Prefira cogumelos à carne: um estudo do John Hopkins Weight Management Center chegou à brilhante conclusão de que refeições feitas com cogumelo — lasanha, molho, seja lá o que for — em vez de carne moída resulta no consumo de menos calorias a cada refeição. A diferença é de, em média, 420 calorias e 30g de gordura por dia. Outro estudo revelou que se os homens substituíssem um hambúrguer de 110g na chapa por 110g de cogumelo portabella sempre que comessem hambúrguer, em um ano, se não mudassem mais nada, poderiam economizar mais de 18 mil calorias e quase 3 mil gramas de gordura, o equivalente a 2,5kg ou 30 tabletes de manteiga. Isso é muita gordura! Mas é inegável que também é cogumelo em demasia; eu aconselho ter uma abordagem modesta e fazer trocas esporádicas.

✱ Opte por frutas frescas em vez de secas: o processo de secagem concentra tanto nutrientes quanto calorias — o que é muito bom se você estiver escalando os Andes e não tem muito espaço na mochila. Mas, no dia a dia, opte pela fruta fresca. Uma xícara de damasco fresquinho, por exemplo, tem em torno de 74 calorias e contém mais vitamina C do que uma xícara da variedade seca da fruta, a qual, por sua vez, apresenta três vezes mais calorias.

✱ Compre apenas chocolate com 80% de cacau. Ou melhor ainda, passe a Páscoa e o Natal dormindo (ou torne-se religiosa e faça Quaresma).

✱ Pesquise. Assim você saberá o que está pondo para dentro do seu organismo. Apenas 5% dos clientes da Starbucks e 3% dos frequentadores do McDonald's se dão o trabalho de ler as informações nutricionais disponíveis — mas é uma maneira fácil de se armar de conhecimento e fazer trocas informadas. Por exemplo, no restaurante Wagamama, aconselho não pedir o Yaki Udon (macarrão udon com shiitake, camarão e frango. Não tem nada de mais, a não ser o valor calórico de 701 calorias); peça o Seafood Ramen (sopa de macarrão com peixe grelhado e camarão: 190 calorias). Na Starbucks, o passion cake apresenta 528 calorias; em compensação, o lemon drizzle cake tem 198...

A BEBIDA QUE LEVA À MAGREZA: CHÁ-VERDE

Eu me lembro muito bem da primeira vez em que vi Sophie Dahl, anos atrás, cruzando uma passarela, com coxas e peitos avantajados, e mal conseguindo se conter dentro de um vestidinho de tricô da estilista irlandesa Lainey Keogh. Comparada com a maioria das mocinhas que desfilam nas passarelas, Dahl era grande, uma linda mistura de marshmallow, pêssego e creme. Nós, editores de moda, adoramos isso. Sophie conquistou fama rapidamente e, depois — como se por mágica — emagreceu 15kg e diminuiu três tamanhos. Com certeza, a força de vontade da meninota deve ter tido um papel importantíssimo, mas a própria Sophie dá crédito ao poderoso, revigorante e detonador de gordura chá-verde. "Passei do tamanho 46 para o 42 tomando chá-verde, que ajuda a acelerar o metabolismo", ela disse, na época do encolhimento incrível. Tal elixir tem sido aclamado por combater o câncer, controlar processos alérgicos e proteger o coração — mas tudo que você precisa absorver em nome dos nossos objetivos é o fato de praticamente não possuir calorias e ter metade da quantidade de cafeína existente no café. O mesmo serve para o antigo chá chinês Pu-ehr, o preferido de Joss Stone, Jerry Hall e Victoria Beckham. Ele vem em forma de bola e precisa ser desintegrado em água fervente. Tem o poder de aumentar o metabolismo sem estressar o coração. Aparentemente, essa inteligente poção queima calorias extras sem precisar fazer esforço nenhum, o que significa que as mulheres — as mulheres *magras* — são silenciosamente gratas à sua capacidade de derreter gordura e reduzir o colesterol. Mas não precisa correr para comprar essa bebida da moda. Saiba que tomar chá sem leite já é um ótimo caminho para se livrar das dimensões indesejáveis.

Se você precisa de persuasão para se livrar do cappuccino pelo qual você é viciada, leve em consideração um relatório da *Which?*, de janeiro de 2008, que revelou que o café vendido por aí pode conter centenas e *centenas* de calorias. Não se entregue ao *gordoccino*; está na hora de acordar e cheirar as calorias (será bom também para economizar uma fortuna):

✳ Venti mocha de chocolate branco com leite integral e creme de chantili do Starbucks: **628 calorias** (quase um *terço* do total calórico diário recomendado).

✳ Mocha médio com leite semidesnatado e creme de chantili do Caffè Nero, **326 calorias**.

✳ Mocha médio com leite integral do Costa, **297 calorias**.

✳ Caffe latte médio com leite integral do Costa, **123 calorias**.

✳ Caffe latte médio com leite desnatado do Costa, **71 calorias**.

✳ Espresso duplo do Starbucks, apenas minúsculas **11 calorias**.

55 EXCLUA O FATOR COMIDA DA EQUAÇÃO

Stephen Fry disse com muita perspicácia: "Como eu emagreci? Prepare-se para ficar de queixo caído: comi menos. É a única maneira." No entanto, existem formas de consumir menos *sem nem perceber*. Esse é o segredo para emagrecer sem dieta, que é a forma inteligente de perder peso naturalmente, com eficiência, continuamente, de forma saudável e (muito importante) de maneira prazerosa, especialmente numa cultura em que há comida para onde quer que se olhe, esperando para você cair de cara numa torta de nozes.

A cada dia, acredita-se que fazemos mais de 250 escolhas em relação à alimentação. Então significa que temos *escolhas*. Portanto, faça as escolhas certas. Isso se aplica a todos os alimentos, seja ele proveniente do Le Gavroche ou do Le Colher Gordurenta. Veja só como:

✱ **Marque os almoços de negócios no escritório ou no parque**, e não em restaurantes com quatro tipos de pão artesanal e um tentador cardápio de sobremesas.

✱ **Reduza as idas a restaurantes de forma geral**, porque é inevitável comer mais quando se come fora (são, em média, mil calorias por refeição, fora o pratinho de nougat que você devorou sem querer enquanto esperava a conta). Não estou sugerindo só comer em casa à luz de velas, mas pense duas vezes antes de entrar no carro rumo à Pizza Express.

✱ **Quando for comer fora, dê uma de Bruce Willis**: quando o astro aparece no Ivy, ele pede ao chefe para cozinhar no vapor seus legumes orgânicos. Pode ser que você nunca tenha salvado o mundo de um certo Armagedon, mas você também pode se dar luxos de estrelas quando for a um restaurante. Gente, nós estamos no século XXI, então não peça o que lhe é imposto, peça o que você quer, e que seja light.

✱ **Peça para o molho vir separado**, numa vasilhinha, e não no meio da comida, como uma poça de calorias supérfluas. O mesmo serve para a salada: tempere-a você mesma (com azeite, vinagre, limão, e não com molho de gorgonzola).

✴ **Diga "não quero sobremesa, obrigada"** ao garçom *antes* que ele lhe ofereça uma lista que inclua pudim de leite, torta de nozes, suflê de chocolate e três sabores de sorvete. Eu estou falando sério, pois é muito difícil de resistir.

✴ **Jogue detergente em cima do que sobrou do lanche das crianças.** Mais uma vez, estou falando sério — é melhor cortar o mal pela raiz, de forma categórica. Se o derradeiro gurjão é irresistível, então pense em formas de destruir a tentação. Faça com que tudo que estiver sobrando no prato se torne indisponível para beliscadas, seja com um guardanapo cobrindo a comida ou, numa atitude mais radical, jogando muito sal sobre as sobras provocadoras. Pode parecer drástico, mas são essas escapadinhas e beliscadas que somam na balança. Pode perguntar a uma mãe que, de repente, tem de lidar com uma refeição inteira na hora do jantar. Logo, logo, surge uma nova e corpulenta mãe na frente do espelho. É como a comediante americana Janette Barber diz: "Quando eu compro biscoito doce, como só quatro e jogo o resto fora, mas, antes, eu jogo inseticida no pacote para eu não vasculhar o lixo mais tarde. Mas eu recomendo ter cuidado, pois inseticida nem tem um sabor tão ruim assim."

✴ **Embrulhe as sobras em papel laminado**, para os olhos não verem o que tem ali, como acontece se embrulhadas em papel-filme. Não tem nada como uma coxa de frango dando sopa na geladeira.

✴ **Dê adeus às provas de cozinheiro.** Comer a casca do pão do sanduíche que você preparou para o filhote levar à escola, o bolinho de aveia "de teste" diretamente do forno ou a mistura de bolo diretamente da tigela são hábitos que devem ser abandonados. Inclusive, mistura de bolo, apesar de ser uma massa de ovo cru e farinha, continua sendo um dos alimentos mais deliciosos que eu conheço. Compre uma espátula. Raspe tudo diretamente na assadeira, e não na ávida pança.

✴ **Se você estiver num restaurante self-service, não use bandeja**. Estudos provam que é provável que você encha a bandeja simplesmente porque está com ela nas mãos. Pegue somente o que você consegue segurar com as próprias mãos e de forma educada (segurar com o queixo não faz parte do acordo). Aliás, as bandejas estão sendo retiradas dos restaurantes universitários nos EUA numa tentativa de frear a obesidade e conter o lixo alimentar.

✳ Estudos também provam que, num bufê com muitas opções, a pessoa come mais. Portanto, **só coloque três itens no prato de cada vez.**

✳ Está bem, agora estamos no âmbito dos leves excessos, mas se você é uma cabeça-dura incorrigível, são necessárias ações drásticas. Quando o garçom trouxer a cestinha de pão à mesa, jogue um copo d'água em cima. Pronto. Deu-se um jeito. Melhor ainda, o que é mais educado e infinitamente mais ético, diga com gentileza "**Não quero pão**", e se necessário "não quero pizza branca, nem maionese, nem chantili, nem trufa de chocolate, nem chocolate com o cafezinho." Quando for comer fora, portanto, somente coma coisas que estão especificadas no menu, e não todas as guloseimas "grátis" que só farão com que o ponteiro da balança suba.

✳ **Em casa, sirva salada e verduras em vasilhas grandes, lindas e tentadoras. Deixe-as sobre a mesa de jantar para que cada um se sirva**. Os americanos chamam isso de "estilo família", e é bem legal. Me faz lembrar dos Walton e me dá uma grande vontade de fazer uma torta de mirtilo.

✳ **Deixe carne, linguiça, purê de batatas e outros alimentos engordativos na cozinha,** bem longe da vista. Sirva-os diretamente em pratos individuais.

✳ **Vá ao mercado depois do almoço, e não antes**. Um supermercado qualquer pode facilmente se tornar fonte de uma orgia alimentar se você estiver faminta, graças aos nossos hormônios da fome. Eu sempre caio em alguma cilada se vou ao mercado nessa situação simplesmente porque não houve nenhuma ingestão calórica desde o café da manhã. Faça as compras depois do almoço e você se verá muito mais racional. Por exemplo, se você estiver com TPM, com certeza vai sair do estabelecimento com uma barra de chocolate na mão.

✳ **Se acontecer de comprar chocolate, pegue dois quadradinhos e guarde o resto**, repetindo a si mesma: "Nada é tão gostoso quanto estar magra", numa voz igual à da Dorothy em O mágico de Oz. Tenha sempre cuidado com o Princípio da Proximidade: um estudo da

Universidade de Illinois (usando os Kisses da Hershey) mostrou que a comida convenientemente próxima faz a pessoa comer muito mais. No trabalho, quem deixava o chocolate na mesa comia uma média de nove Kisses por dia; quando o chocolate estava a meros dois metros de distância, comiam-se apenas quatro por dia. Eis a dica para descartar a tentação. Não se dê a escolha de comer nachos ou não; não deixe os nachos sobre a mesa. Melhor ainda, não compre nachos.

✳ **Da mesma forma, guarde o açúcar no próprio saco,** fechado com um elástico, dentro de uma vasilha Tupperware com uma etiqueta escrita MANTENHA DISTÂNCIA. Coloque na dispensa. Não deixe o açucareiro cheio e sempre à mão.

✳ **Cozinhe o suficiente.** Não em demasia, mas o suficiente. Como tenho sangue italiano, geralmente preparo o dobro da quantidade de macarrão recomendada na embalagem, acreditando que de mais é eminentemente e sempre preferível que de menos. Sempre acabo com tonéis escaldantes cheios de farfalle, panelas transbordando com fusilli, linguine até o fim do horizonte. Aí compenso a extravagância entuchando macarrão nos pratos. E, obviamente, escorrega, transborda e cai macarrão pelas beiradas, indo parar até mesmo no chão. É uma cena de volúpia, luxúria e encanto. Então, começo a comer o máximo que posso (não, do chão, não), numa cena parecida com concurso de quem come mais cachorro-quente. Que *desastre*... A maneira de lidar com essa cova calórica é evitá-la completamente. Cozinhe menos. Uma porção média de arroz para um adulto consiste em 50g; já a de macarrão é de 100g. Assim, não será necessário limpar o chão com tanta frequência, portanto, realmente é uma estratégia com a qual só se ganha.

✳ **Seja a última da mesa a começar a comer.** E a primeira a parar.

✳ **Lembre-se de que restos são ainda mais gostosos (é de se admirar) por excederem os requisitos.** É uma coisa estranha do mundo alimentar: a comida é muito mais atraente quando não está no seu prato, e sim em qualquer outro lugar (digamos, no prato do namorado). Nem preciso falar da delícia grudenta que se empedra sob o frango assado — e, apesar de provavelmente se tornar uma regalia que vá acontecer muito de vez em quando no seu mundo, tente se livrar das sobras antes que elas lhe chamem a atenção. Prepare a quantidade exata de comida ou livre-se de qualquer sobra imediatamente depois de servir os pratos. Uma batata assada fria enquanto você estiver secando as panelas é algo extremamente perigoso.

MEDO DE BOLO:
APRENDA A DETESTAR AQUILO QUE VOCÊ AMA

Há comida por todos os lados. Vivemos num mundo comestível, que também é muito atraente. Philip Hodson, membro da British Association for Counselling and Psychotherapy [Associação Britânica de Aconselhamento e Psicoterapia], afirma que "comida é arte, é ornamentação, é decoração de interiores. O ser humano sempre usou o alimento simbolicamente, seja em rituais ou na religião — mas agora o usamos como uma droga. É um substituto de amor, um substituto de sexo. Quem está com fome de toque, fome de gratificação, come para preencher o vazio por um breve período. A razão pela qual é difícil parar de comer certos alimentos é que somos obrigados a nos sentir privados daquilo que é socialmente definido como um prazer sensual".

Portanto, lembre-se de que o alimento é tão somente e sempre efêmero. Hodson continua, dizendo que "também é anônimo: você pode amá-lo, mas o amor não é retribuído". Comida não é a solução. É um meio, e não um fim. Então está na hora de rebaixá-la. E, talvez, seja hora de dar fim a algumas relações apaixonadas.

Particularmente — e admito ser um talento estranho — consigo ver de longe um pedaço de bolo de limão num lugar lotado. É a cobertura que aciona o meu olho de águia, mais especificamente se estiver cheia de chantili e possivelmente com um morango solitário. Bolo de chocolate conversa comigo, sussurra ao pé do meu ouvido doces verdades sobre o nada, que saem do porta-bolo de plástico, me puxa para perto, perto e mais perto até — CABUM! — lá estou eu olhado para o prato quase vazio, se não fosse pelas migalhas, me perguntando o que deu errado e se seria inaceitável comer mais uma fatia. Pois é, todo mundo tem seus pontos fracos. O do Ursinho Pooh é mel. O do Popeye, espinafre. E o meu é bolo, dos mais tradicionais. Talvez o seu seja salgadinho sabor queijo ou Amaretto ou musse de chocolate, daquelas bem pegajosas, como se tivesse se apaixonado há pouquíssimo tempo. Seja lá qual for o seu ponto fraco, saiba o que é. Repare. Agora o destrua. COMO? É muito fácil. Nem deixe que a sua maior fraqueza entre pela porta. Faça uma lista com as cinco comidas que mais lhe fazem perder a cabeça e o autocontrole, e fazem o seu mundo rodar de tanto desejo. Proíba essas comidas. Somente elas. Não tudo. As minhas são:

✶ Camembert trufado. É um encontro provocativo entre queijo gordo e manteiga perfumada, que deve ter sido criado por um serafim numa nuvem bem, bem longe. Se não tivesse um cheiro forte de queijo, eu o levaria para a cama.

✶ Chocolate Lindt Intense Orange — que sabe o caminho rumo à minha boca sem precisar que eu lhe diga o endereço e muito menos que eu lhe dê uma carona.

✶ Doritos sabor queijo nacho. Os deliciosos triângulos vêm num cruel pacote vermelho e são cruéis guloseimas laranja. Deixam a ponta dos dedos laranja e os cantos da boca com uma poeira elétrica e viciante. É nutritivamente repugnante, mas é o meu lanchão de Aquiles.

✶ Jelly Babies (aquelas jujubas em forma de bebê). Quem não adora essa bala que atire a primeira pedra! E com direito a comer primeiro a cabeça!

✶ Manteiga. Igual ao meu pai e ao meu avô, manteiga é a minha desgraça, é a fantasia da minha geladeira. Gosto de manteiga em quase tudo, contanto que seja em abundância — como uma placa grossa e salgada de delícia ensolarada. Já fiquei conhecida por, uma vez, aceitar comer escargot só porque estava coberta por essa substância maravilhosa.

Então, essa é a minha lista. A sua pode conter coisas diferentes. Sei lá... Bacon frito, pão de canela, brigadeiro, cajuzinho, presunto pata negra... Seja lá quais forem suas Cinco Gordices, nem permita que você as olhe. Passe batida por elas quando estiver fazendo compras, ignore-as quando surgirem numa festa, fale mal delas para os amigos. Isto aqui não é uma questão de renúncia e sacrifício. Não estou sugerindo que você coma um pão torrado puro com garfo e faca enquanto não tira os olhos do pote de geleia. Mas sejamos francas: se você conseguiu cortar cinco coisas que engordam, ainda resta bastante espaço para comer coisas gostosas — só não tem lugar para aquelas que fazem você perder a cabeça, o coração e o seu jeans favorito. Descobri que uma simples troca por uma alternativa um pouco menos amada pode cortar o consumo pela metade. Manteiga sem sal, para mim, não é tão sedutora quando a com sal; camembert normal é muito menos interessante do que o trufado; fico segura quando surge um chocolate Lindt na minha frente, contanto que não seja o de laranja.

TIRE O DEDO DO GATILHO

Há certas comidas que são tão diabólicas que gritam para serem devoradas. Depois da primeira garfada, do primeiro pedaço, da primeira mordida... você vai querer mais e mais e mais, como se, a cada colherada, você ficasse mais fraca, até ser reduzida a um caos completo — uma mescla de massa de bolo e autodestruição.

É melhor saber apontar agora quais são esses monstros para tratá-los com uma combinação de discrição e respeito, como se fosse combater um dragão. Seu gatilho pode ser uma fatia de queijo prato, um pão quentinho, uma simpática caixinha de leite achocolatado. Ou fudge. Pode ser um pote de sorvete consolador num dia ruim. Bolo, salgadinho, biscoito em qualquer dia. Pois é, nós sabemos que são coisas que engordam — não é novidade nenhuma — mas também são comidas bem capazes de atiçar você a uma comilança sem fim. Então suma com tudo que possa ser um gatilho. Coloque numa lista negra.

Depois do sumiço, encontre outra gostosura menos obsessiva.

56 PONHA EM PRÁTICA A PATRULHA DA PORÇÃO: POLICIE A COMIDA QUE VAI PARA O SEU PRATO

"O cookie que se compra num posto de gasolina", afirma o Dr. Tim Lobstein da International Obesity Task Force [Força Tarefa Internacional de Obesidade], "tem 10 centímetros de diâmetro! Compare com o tamanho dos biscoitos que a vovó costumava comer. As empresas estão vendendo produtos que dão prazer aos olhos, e não que cumpram as nossas necessidades. E só quem ler aquelas letrinhas minúsculas sabe o que realmente está rolando."

É verdade que houve um aumento surreal do tamanho da porção nas últimas duas décadas, deixando o pobre consumidor se deparar com enormes montanhas de forragem aonde quer que vá, armado unicamente com a vaga noção de que é educado não deixar comida sobrando no prato. No estudo que investigou por que os franceses permanecem tão mais magros do que os americanos, pesquisadores da Universidade da Pensilvânia chegaram a uma conclusão extraordinária: porque os franceses comem menos. Os números — tanto físicos quanto das estatísticas — comprovam isso. O tamanho médio de uma porção em Filadélfia era em torno de 25% maior do que a da porção parisiense. Um refrigerante vendido em supermercados norte-americanos era 52% maior, um cachorro-quente era 63% maior, um pote de iogurte era 82% maior. Um croissant em Paris pesa 30g; em Pitsburgh, 60g.

Pesquisas revelam que um em cada quatro americanos come tudo que lhe é servido, não importa se a porção é enorme. É inegável o fato de que os EUA são a terra dos doces gigantescos, apesar de que, em março de 2008, a Secretaria de Saúde da cidade de Nova York votou a favor de obrigar todas as cadeias de restaurante a inserir os valores calóricos dos alimentos nos cardápios, o que pode ajudar a tornar realistas as porções de tamanhos descomunais. Um estudo fascinante, realizado pelo Centre for Weight and Health [Centro de Peso e Saúde da Universidade da California], revelou que os californianos poderiam evitar engordar 1,2kg por ano se os cardápios luminosos exibissem os valores calóricos. Um projeto voluntário para fazer isso foi introduzido recentemente no Reino Unido na esperança de que o conhecimento acerca da quantidade calórica do frappuccino ou do frango frito possa fazer o consumidor parar para pensar e, quem sabe, pedir uma garrafa de água mineral.

"Nós, pobres consumidores, nos deparamos com enormes montanhas de forragem aonde quer que vamos, armados unicamente com a vaga noção de que é educado não deixar comida sobrando no prato."

Com certeza, vale a pena tentar. Eu me lembro muito bem de já haver sido oprimida pela circunferência descomunal de um muffin que comprei uma vez num café no Brooklyn, mas eu me enchi de coragem e fui até o final, crendo que aquilo era uma "porção" e, portanto, deveria ser inteiramente consumida. Posteriormente, descobri que é um comportamento clássico conhecido por psicólogos como "viés da unidade" (em inglês, "unit bias", um viés cognitivo). Um dos pesquisadores do estudo realizado na Pensilvânia, Paul Rozin, afirma: "Se a comida é razoavelmente saborosa, as pessoas tendem a consumir tudo que lhes é oferecido e geralmente consomem mais quando lhes oferecem mais comida." É interessantes o fato de que os hamsters fazem praticamente a mesma coisa.

Em outro experimento, do professor Brian Wansink da Universidade de Cornell, os participantes foram colocados em frente a um prato de sopa de tomate, e lhes foi dito para comerem quanto quisessem, sem saber que se enchia o prato pela parte inferior. Um número surpreendente de pessoas continuou tomando a sopa até o experimento parar. Seria pura ganância para se chegar ao fundo do prato? Estupidez? Ou simples instinto humano? Outra revelação foi quando Wansink mostrou que até mesmo professores de nutrição comeram 50% mais de sopa quando lhes eram servidos pratos maiores e colheres maiores.

A questão, portanto, é que o meio em que vivemos está incitando a gula estúpida. Até mesmo os copos explodiram; agora podem conter três garrafas de vinho e ainda sobra espaço. Em certos restaurantes, as naves de bebida são quase impossíveis de se levantar sem ajuda mecânica. A taça de vinho mais vendida na Tiffany suporta libertinos 420ml, valor esse que é mais que suficiente para me fazer mergulhar de cabeça na entrada de salmão.

A solução? Acompanhe-me:

✳ **Dê garfadas pequenas e deliciosas em pratos pequenos e lindos.**

✳ **Use os seus sentidos.** Pense, prove e cheire enquanto você come.

✳ **Deixe as embalagens e os restos de comida sobre a mesa,** como se fosse um banquete dionisíaco, para que você possa ver o tanto que consumiu.

✳ **Use copos finos** (costumamos encher mais os copos grossos).

✳ **Compre colheres menores.**

✳ **Vai comer fora? Sente-se na frente de um espelho.** Vai comer em casa? Coloque um espelho em frente à mesa. Seja subliminar.

✳ Seria uma boa se lembrar do mantra de *Sex and the City*: **"Peça de acordo com a moda. Coma frugal."**

✳ **Verifique as letrinhas minúsculas:** aquela lasanha verde fala "serve quatro porções"? Ela está tentando lhe dizer alguma coisa? Não seja cabeça dura e coma tudo de uma só vez. E tente se lembrar de que os valores nutricionais na parte de trás do pacote geralmente se referem a uma única porção, e não à quantidade total do produto. Se está escrito "apenas 15 calorias!" em amarelo vibrante na frente da embalagem, procure até encontrar a informação reveladora que diz "por grama".

✳ **Coloque a comida num prato pequeno e bonitinho,** em vez de comer direto da embalagem, da caixa ou do isopor. E coloque a embalagem bem longe.

✳ **Quando for se servir, deixe aquilo que os grandes chefs japoneses chamam de "margem de vazio"** na beirada do prato; segundo o renomado chef Masaru Yamamoto, é "o vazio de significado estético, semelhante àquele na pintura Zen".

✳ **Escute bem: você não precisa comer tudo que está no prato.** É sério, não precisa, não. A necessidade de limpar o prato é uma coisa que mães irritadas dizem incessantemente aos filhos pequenos que estão na pré-escola. Você não está mais na pré-escola, a não ser que seja superprecoce. Comece a ter controle sobre o seu prato e lembre-se de deixar um espacinho para mais.

✳ **Aprenda a hora de parar, e depois pare novamente.**

✳ **Se você gosta de repetir, fique pensando uns minutinhos,** e deixe que o estômago entre em sintonia com a boca. Depois de dez minutos, é mais provável que você não opte por aquela colherada a mais, não importa se a comida está muito apetecedora.

✳ **Quando você se der o luxo de comer uma guloseima especial, compre, faça e sirva em porções individuais.** Portanto, um brigadeiro, e não uma lata inteira de leite condensado. Sorbet numa cumbuquinha, e não um pote inteiro de sorvete de baunilha. Um punhado de Doritos numa tigelinha (melhor ainda numa cumbuquinha), e não um daqueles pacotes enormes para a família inteira.

✱ **Cultive o hábito de colecionar Tupperware:** essas vasilhas são muito úteis para guardar e congelar sobras, em vez de dar uma de safada e comer o que sobrou simplesmente para não sobrar nada. Encare o utensílio tal como ele é: bom, honesto, lhe poupa trabalho, ama o planeta e quer ver você em forma. Etiquete para saber o que guarda. Você não vai querer se ver cheia de vasilhas sem nome com conteúdos não identificáveis nos confins da sua geladeira.

57 IDENTIFIQUE O QUE A ENTREGA EM DOMICÍLIO REALMENTE LHE ENTREGA

Pizza, comida indiana, comida chinesa... Em geral, os restaurantes que entregam em casa são depósitos de calorias. Fast-food é sinônimo de comida que engorda; portanto, pense muito bem antes de passar pelos arcos amarelos ou pegar o telefone. Um estudo recente envolvendo 150 estabelecimentos do gênero, realizado pelo Hampshire County Council [Conselho do Condado de Hampshire], descobriu que "a gordura presente no kebab é responsável pela ingestão de 1.000 calorias — o equivalente a uma taça de vinho de óleo de cozinha". Bom apetite.

Prato	Quantidade de gordura	% VD*
Döner kebab	139,3g	199
Korma de frango	95,4g	136
Byriani variado	100,6g	144
Bolinho de lombo agridoce	87g	125
Pizza média e pão de alho	81,5g	116
Pastéis da Cornualha e batata frita	74,6g	107
Peixe frito e batata frita (o famoso fish and chips)	68,5g	98

---

* O valor diário (VD) recomendado para mulheres é de 70g.

Big Mac e batata grande do McDonald's[†]	63g	90
1 peito de frango e 1 coxa do KFC[†]	44g	63
Whopper do Burger King[†]	37g	53

58 LEIA *PAÍS FAST FOOD* — PODE SER QUE VOCÊ NUNCA MAIS COMPRE UM HAMBÚRGUER

"A revolução alimentar do século XX foi grandiosa. A forma de cultivo, preparo, processamento, comercialização e venda do alimento — tudo isso mudou radicalmente nos últimos 25 anos. Como vivemos no meio disso tudo, não ficamos pasmados ou maravilhados." Assim escreveu Tim Lang, professor de política alimentar da City University e o homem que, anos atrás, trouxe a público o conceito de 'food miles'*. Para ter uma dieta digna de valor — estou me referindo ao que se come, e não ao que não se come a fim de emagrecer —, é preciso estar atento à procedência do alimento, como ele vem a ser o que é, quem se beneficia da produção e da venda. Ter consciência ao conhecer o histórico da comida que come, da fazenda à geladeira e ao garfo — ou (possivelmente) do laboratório à mesa de almoço — fará com que você detenha a sua mão quando estiver prestes a se apoderar de um pacote de chips sabor peito de peru.

Atualmente, apesar dos anos de reeducação, compreensão e reavaliação, muitos alimentos ainda possuem a mesma origem. Se você perambular pelo supermercado, perceberá que pouca coisa mudou, ainda que reinem os argumentos de localização e de sustentabilidade na periferia. Já tive um amigo cujo trabalho era "inventar" produtos

---

[†] Valores obtidos do site nutritiondata.com, um website oficial que fornece informações nutricionais precisas de milhares de produtos alimentares. Adicione esse site na seção de favoritos do seu navegador da internet e recorra a ele antes de embarcar numa orgia de fast-food.

* O termo, que pode ser traduzido literalmente para o português como "quilometragem do alimento", é um conceito que tem como objetivo definir o trajeto e a distância percorridos do alimento até chegar ao consumidor. *(N. da T.)*

de carne. Nós passávamos a noite num bar, criando novas versões de proteína mecanicamente cultivada para seduzir o mercado, começando com um nome sagaz, um objetivo para a embalagem e um slogan para a publicidade. Aproveito a ocasião para dizer que ele não era o homem por trás de nada que faça sucesso no mercado, mas passamos um bom tempo morrendo de rir sobre o apelo de alimentos como o "Pés de Carne" e "Lábios de Frango", que, pelo que sei, nunca chegaram às prateleiras. Pode ser que esteja havendo melhoras, mas ainda existe o apresuntado com carinha sorridente. Nos Estados Unidos, se você tiver sorte, pode comprar produtos enlatados derivados de carne que contêm "tecido adiposo suíno cozido e com remoção parcial da gordura". Não estou sugerindo que isso faça parte do seu consumo diário — espero que não —, mas muitos alimentos processados contêm ingredientes suspeitos, doses altíssimas de sal e grandes valores de gordura saturada. Então pense em quem realmente se beneficia com os truques de transformar batata em waffle e queijo em tranças. Esses produtos podem ser divertidos, mas são uma fraude no que diz respeito à nutrição; para digeri-los, o organismo necessita encontrar em outras partes os minerais, as vitaminas e as enzimas que tais produtos não contêm. Falta tanta coisa neles, que ocorre a grande crueldade de nos fazerem sentir *ainda mais fome* enquanto o organismo nos envia sinais para repor os nutrientes que faltam.

A melhor coisa a se fazer é formular as perguntas certas, ler os livros certos e nunca mais cair na tentação dos alimentos falsos. Há outros títulos, além de *País fast food*, que recomendo para os iniciantes: *Em defesa da comida: um manifesto*, de Michael Pollan; *Bad Food Britain: How a Nation Ruined its Appetite*, de Joanna Blythman; *Not on the Label: What Really Goes Into the Food on Your Plate*, de Felicity Lawrence. Você vai emagrecer e adquirir conhecimento.

59 NUNCA FIQUE DE RESSACA NEM CHAPADA

São os caminhos mais fáceis rumo à frigideira e à geladeira.

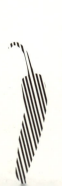

60 ABANDONE O REFRIGERANTE

Todo mundo sabe que Coca-cola diet é para gente gorda, mas a Coca normal também é. Coloque como seu objetivo se livrar dos "gases". O refri (que palavra tão bonitinha para designar algo tão demoníaco!) precisa ser abolido da sua vida, e isso inclui água gasosa aromatizada. Beba água. Do filtro. Se você é mais exigente, então compre água mineral. Aproveite e coloque uma rodela de limão, cubos de gelo e beba tudo com a boa sensação de que saiu praticamente de graça. Pois é, você precisa começar a se acostumar com (a falta de) sabor — quando isso acontecer, não vai querer saber de mais nada nesta vida.

Enquanto estiver se esbaldando com água fresquinha e levemente cítrica, talvez pare para pensar no fato de que seja possível que os refrigerantes dietéticos sejam parcialmente responsáveis pelo atual problema de obesidade. Apesar de contrariar todas as expectativas, pesquisas recentes sugerem que o consumo de adoçantes de zero caloria *aumenta* o risco de engordar. A prova indireta já é convincente: nas últimas duas décadas, dobrou o número de americanos que fazem consumo regular de alimentos com adoçante sem açúcar, e os níveis de obesidade estão nas alturas. Atualmente, cientistas da Universidade de Purdue, em Indiana, estão estudando tal ligação. Nas pesquisas realizadas, descobriram que ratos que se alimentavam de iogurte adoçado com sacarina (um substituto do açúcar) comiam mais e ficavam mais gordos que aqueles que receberam iogurte com glicose (a coisa verdadeira).

Os pesquisadores pressupõem que alimentos doces fornecem um "estímulo orosensorial" que sugere ao organismo que um dilúvio de calorias está prestes a adentrar. Igual aos cães de Pavlov, aprendemos que alimentos viscosos, densos e doces prometem muitas e lindas calorias. Quando as calorias esperadas não se materializam, como no caso das bebidas dietéticas, o sistema fica confuso — e acaba que "as pessoas comem mais ou gastam menos energia do que na situação contrária", afirma a publicação *Behavioural Neuroscience*.

Se isso não é suficiente para fazer com que você pare de consumir essas coisas diet, leve em consideração o fato de que alimentos dietéticos processados e bebidas de zero caloria tendem a substituir gorduras e açúcares por alternativas sintéticas e nutrientes desenvolvidos em laboratórios, sendo que alguns deles são, sabidamente, tóxicos. *Tóxicos!* Isto é, não preciso nem dizer, sinal de perigo. E as alternativas não dietéticas? Repletas de açúcar. Açúcar ruim. A frutose — o tipo de açúcar encontrado nas frutas, mas também usado nos refrigerantes como xarope de milho (porque é mais barato que sacarose ou glicose) — possui maior capacidade do que outros tipos de açúcar de causar o depósito de gordura na barriga. Visto que a frutose é metabolizada de forma distinta dos outros açúcares, também se transforma, a uma velocidade incrível, em gordura corporal.

"Os humanos, em sua glória semiconsciente, tendem a evitar as opções menores e maiores quando compram refrigerantes, indepedentemente do volume."

O tamanho também entra na questão. Numa tentativa de aumentar a margem de lucro, muitos restaurantes fast-food eliminaram do cardápio as bebidas de tamanho menor e acrescentaram opções ainda maiores. Um novo estudo sugere que tal prática levou a um aumento de 15% no consumo de bebidas altamente calóricas — pois os humanos, em sua glória semiconsciente, tendem a evitar as opções menores e maiores quando compram refrigerantes, independentemente do volume. Daí a demanda vai nas alturas. "Quem comprava bebidas de 600ml quando a de 800ml era o maior tamanho disponível passou a pedir a de 800ml quando a de 1.200ml se tornou o maior tamanho do cardápio", afirmam os autores. Isso só faz crescer a desedificante perspectiva de assistir a um filme na companhia de uma 7-Up que necessita de um assento só para si. Tsc tsc. São muitas as razões para extinguir a latinha de refri da sua vida. (Eu mencionei o fato de fazer arrotar? Ou o aumento do preço da Pepsi? O mal que faz aos dentes? Eu nem preciso, né?)

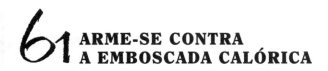

ARME-SE CONTRA A EMBOSCADA CALÓRICA

A sua vida social está repleta de motivos para cair na farra. Prepare-se para seguir as seguintes regras e manter-se em segurança:

Num coquetel:

✷ **Coma antes de ir, se possível**, do contrário, os canapés iludirão você com toda sua beleza e charme. Comer antes também é bom para forrar a barriga e prepará-la para o álcool que você tomará, o que permitirá que você deixe o recinto com decência, sem tropeçar e cair em cima do porteiro.

✷ **Se você precisar comer na festa, opte por canapés com alto teor de proteína.** Boas opções são enroladinho de aspargos em presunto de Parma, salmão defumado sobre pão de centeio integral, espetinho de mussarela e tomate-cereja, ovo de codorna com sal de aipo, camarão com chili e molho de limão. Você também pode comer aqueles palitinhos salgados e qualquer coisa que esteja boiando no seu drinque (a azeitona do martini, a hortelã do Mojito, o aipo do Bloody Mary, a salada de frutas do Pimm's).

✷ **Fique bem longe das linguiças em miniatura,** mesmo se forem muito atraentes e cheias de mel e mostarda. São bonitinhas, mas cruéis; o hipopótamo da cena festeira. Da mesma forma, evite os nachos e os malvados e calóricos molhos que os acompanham; também figuram na lista negra os seguintes itens: frango empanado, foie gras, enroladinho de pizza, vol-au-vents (apesar de parecer um grande atrativo) e qualquer coisa feita à base de queijo.

✷ **Não se posicione próximo à porta da cozinha na esperança de aproveitar a boca-livre e comer feito doida.** Esse é o atalho mais curto rumo às calças com elástico.

✷ **Não fique seguindo o garçom,** não importa se ele for um gato.

✷ **Não fique pairando sobre a bandeja de canapés.** Vai parecer que você está desesperada; além disso, é anti-higiênico e espalha germes.

✷ **Não perca a conta do que comer e estabeleça um limite** — por exemplo, cinco salgadinhos com alto teor proteico. É muito fácil se esquecer do tanto que já comeu.

✱ **Não pegue mais do que pode segurar entre o indicador e o dedão.** Um indicador e um dedão.

✱ **Não deixe o garçom ficar enchendo a sua taça.** Vá ao bar. Caminhe até o bar. Melhor ainda, atravesse o salão dançando sapateado. Faça por merecer o drinque.

No bar. Amêndoas, nozes, castanhas e afins são muito gordurosas e impossíveis de comer com moderação; o amendoim, que desce fácil quando acompanhando o gim com tônica, é o grande inimigo da magreza, então fique sem. Algumas poucas azeitonas não têm problema. Queijo? Desaconselhável. Tapas, aliás, é comida, mesmo se vier como cortesia da casa numa autêntica bodega espanhola.

Num piquenique. Esse grande prazer ao ar livre continua sendo uma das poucas refeições ainda reverenciadas na cultura britânica, e essa é a grande razão para a indulgência nessa ocasião. Estamos sempre correndo; tomamos o café da manhã no caminho, almoçamos em três minutos e tiramos o jantar diretamente do micro-ondas. Como empurramos os alimentos para os extremos exteriores de nossas vidas, o piquenique continua sendo um sonho, um relaxamento. É o momento de deixar estar, de ficar de bobeira.

Para manter as rédeas dessa forma idílica de consumo calórico, planeje bem. Não se baseie em produtos de origem suína, que sempre foram os clássicos a cobrirem a toalha quadriculada. Leve truta defumada (para acompanhar, faça um molho de creme de leite com rabanete e agrião), peito de peru (uma ótima fonte de proteína magra), ovos cozidos com sal grosso e folhas verdes variadas. (Alface? Chicória?) Amplie o seu repertório com, digamos, cuscuz torrado, semente de abóbora torrada, broto de amendoim, rabanetes variados. Não compre tudo no hipermercado no caminho ao parque.

Num churrasco. É um saco o fato de que, com a chegada do verão europeu, a temporada de churrasco comece com força assim que o tempo firma. O tradicional festival de carne — especialmente se for entre meados de junho e meados de setembro — fará com que você fique parecendo uma novilha grávida. Em vez de hambúrguer, linguiça, costela e asinhas, opte por kebabs de proporção 60:40 de legume e carne. Se você for a encarregada pela churrasqueira, coloque na grelha abobrinha, cogumelo, pimentão, tomate e cebola, e não só carne (só para constar, cenoura não dá certo). Também recheie a grelha com camarão, lula, espiga de milho, bife de atum, um peixe inteiro — perca, brema, truta — temperado com coentro e suco de limão e envolto em papel-alumínio.

No Natal. Poxa vida! É Natal! Viva um pouco. Coma muito. Mas que seja somente por um dia. No máximo, dois. O problema da temporada de festas é que dura tempo demais. E parece que a cada ano dura mais tempo. Vai chegar ao ponto de não ser mais necessário tirar a decoração. Como resultado, o Natal virou um banquete gigantesco demais. Cada pessoa consome, em média, 6 mil calorias no dia de Natal (come-se, em média, 3,63 batatas assadas, 2,95 linguiças e 3,51 sobremesas, segundo uma pesquisa do supermercado Sainsbury's). Não é de se admirar que os quilos se acumulem. A forma de conter o excesso e a gula é frear o Natal. Deixe a data correr livre, mas só por um dia. Faça isso da seguinte forma:

✴ **Previna os excessos festivos comendo pouco na semana que antecede a data;** assim, você arquiteta um déficit, permitindo que você se esbanje sem dor no coração.

✴ **Não se esqueça de que rabanadas, panetones, peru e todos os acompanhamentos devem ser devorados no dia propriamente dito;** as sobras servem para não precisar chegar perto do fogão no dia 26. Não dê início à comilança natalina antes do tempo, só porque o seu filho ganhou o papel de terceiro burro na encenação de Natal do colégio. Ano passado, na escola dos meus filhos, a peça foi dia 13 de novembro.

✴ **Não exagere nas compras,** confundindo extravagância com hospitalidade. Prefira qualidade à quantidade, sabor à comilança.

✴ **Não coma coisas "criadas" para o Natal** — bolo de gengibre em forma de árvore de Natal, KitKats sabor pudim de Natal, batata chips sabor peru, castanha de caju sabor quentão, chocolate com enfeites dourados, franquincenso e/ou mirra...

✴ **Não exponha guloseimas pela casa,** na desculpa esfarrapada de que estão ali para as visitas. A sua boca pode ficar vazia durante parte da temporada festiva. Portanto, não encha a sua vida de mais gostosuras, como castanhas, bombons, tâmaras, nozes, castanha-do-pará coberta com chocolate, Papai Noel de chocolate... Pendure na árvore lindos enfeites de madeira, e não de chocolate.

✱ **Livre-se de todas as comidas natalinas no dia 27 de dezembro.** Como não dá para aproveitá-las para fazer uma sopa nutritiva, jogue fora.

Num jantar romântico a dois. Eu nem preciso sugerir comer com moderação aqui. O próprio fato de jantar com um possível novo namorado é sinônimo de prato dietético (quem me dera arrumar um namorado a cada refeição...). Com toda segurança, posso prever, portanto, que não haverá fajitas, costelas, sopeira cheia de linguine. Basicamente, você não quer nada que deixe sua boca suja ou faça você babar; nada que requeira prender o guardanapo na blusa. Isso é muito bom numa perspectiva de cortes calóricos. Não pense que pedir tempurá faz parte das estratégias de conquista. É fritura pura, não há como negar.

Num aniversário de criança. Eu sei, eu sei. É difícil resistir àquele monte de salgadinho. Já fui muito conhecida por roubar docinho da mesa enquanto a criançada está entretida brincando de passa-anel. Além disso, acho extremamente difícil passar a bandeja de Party Rings (biscoitos doces, redondos, com um furo no meio e cobertura colorida) sem enfiar um na boca e fechá-la rapidamente, ficando momentaneamente incapaz de responder a simples perguntas como: "Quem comeu o último biscoito?" Apesar de ser difícil de admitir, roubar comida de neném não é certo. Se for obrigada a fazê-lo, opte pelos palitinhos de aipo ou de cenoura, os quais, diferentemente das demais guloseimas, sempre sobram.

62 DÊ INÍCIO A UMA VIDA ANTI-GORDURA-HIDROGENADA

Eu sempre tive muito orgulho da minha descendência italiana. Gosto do fato de o meu bisavô ter sido um chapeleiro (um modista de chapéu, mais especificamente) de Florença chamado Cesare; um homem que, reza a lenda, passava alho cru num pedaço de pão no café da manhã e mergulhava a comida em azeite de oliva, enquanto o resto da Grã-Bretanha só usava a especiaria para expelir dos ouvidos a mais teimosa das ceras. Gosto que a minha avó se chamava Norma Maria Gabriella Annunciata Maranghi, nome enorme que, para pronunciá-lo, requer respirar fundo e ter cadência, como um mosquito sobrevoando a Ponte Vecchio. Adoro que uma pequena, mas significante, parte de mim se originou em um país que pode não ser lá grandes coisas quando o assunto é governar a si mesmo ou usar clips para organizar a papelada, mas é uma nação interessadíssima em sapatos e bolsas e vinhos e comida e arte e amor. Ou seja, todas as coisas boas da vida.

Seria redundante dizer que um italiano — antigo ou atual — não cederia espaço em casa para muitas das comidas processadas que nós, britânicos gordinhos safados, consumimos hoje em dia em grandes quantidades. Não há muito amor em creme artificial nem grandes alegrias numa sopa desidratada. Além disso, coisas do gênero contêm vilões que estão sempre à espreita, como as gorduras trans.

Essas gorduras vegetais hidrogenadas (GVH) são ácidos graxos insaturados que fabricantes usam para dar textura (consistência firme que agrada ao paladar) à comida e aumentar a conservação. Como Maggie Stanfield aponta no livro *Trans fat*, "gorduras inventadas desse tipo — tal como as gorduras naturais — são absorvidas pela membrana das células e preenchem o espaço que as gorduras saudáveis deveriam ocupar... Quando a gordura trans já está posicionada, não há como ser rejeitada e, portanto, a integridade da célula é comprometida. Todo o comportamento da célula altera, e essa minúscula ligação na cadeia da vida humana, esse cuco em miniatura, torna-se capaz de romper todo o padrão natural das trocas biológicas entre as células".

Está bem, entendido, mas a gordura trans *engorda*? Stanfield argumenta que "é possível que acumulemos as gorduras trans com mais eficiência e facilidade. Um estudo muitíssimo aclamado realizado na Carolina do Norte mostrou que, mesmo com consumo calórico similar, a gordura trans aumenta o ganho de peso".

Em julho de 2008, a prefeitura de Nova York proibiu o uso de gorduras trans artificiais nos restaurantes da cidade — se uma metrópole consegue fazer isso, você também pode aplicar tal proibição na sua vida. Enquanto a maioria dos supermercados do Reino Unido voluntariamente removeu as GVH dos produtos de marca própria (o M&S foi o líder na ação), esse mal ainda continua sendo usado por variadas marcas em seus produtos, como doces, caldos (de carne, de galinha, etc.), comidas congeladas, fast-food, biscoitos, doces de padaria, barras de cereal, até mesmo cápsulas de vitamina. Além disso, a substância muitas vezes nem está listada dentre os ingredientes. A melhor opção é drástica: ficar bem longe das "comidas inventadas". Se você quer ser radical e erradicar essa droga da sua vida, evite qualquer produto que tenha vida longa nas prateleiras. Afinal de contas, você não vive numa expedição na Antártica. O seu alimento não precisa resistir a um holocausto nuclear. As lojas estão bem ali na esquina — não há nada melhor que o "frescor"; então pare de abrir tantas embalagens hermeticamente lacradas ou a vácuo. Estima-se que, em média, um habitante do mundo ocidental consome mais de 4 quilos de aditivos alimentares por ano — quem chegou a essa estimava deve ter sido algum estudante entediado que não conseguia parar de comer bolinhos industrializados. Para remediar a balança adequadamente, cozinhe à moda antiga. Busque sempre comidas frescas cheias de vida. Passar alho cru num pedaço de pão é, com certeza, opcional.

DIGA NÃO AO QUE FAZ MAL:

ESTÁ NA HORA DE CORTAR O SAL

Aproveito o clima para propor que você diminua o consumo de sal. Segundo o personal trainer de Eva Longoria, Patrick Murphy, "o sal é a raiz de todos os males. Sempre dá para perceber quando alguém reduz o consumo de sal — o rosto afina, os braços ficam mais tonificados". Mesmo se você não estiver preocupada com pressão alta, o sal ajuda na retenção de líquidos, o que, por sua vez, faz o ponteiro da balança subir. Como evitar? Não use sal à mesa, modere o consumo de alimentos processados e descubra o molho de soja light (ou seja, com menos sal).

63 LEIA AS INFORMAÇÕES NUTRICIONAIS DOS PRODUTOS

Que grande e cruel ironia! Muitos dos produtos alimentares tidos como "saudáveis" nas prateleiras dos mercados não são melhores que as versões gordas e originais. A revista *Which?*, em uma de suas investigações de praxe, descobriu que o cookie de chocolate versão light e saudável da marca própria do supermercado Sainsbury's contém 17 calorias a mais por biscoito que a variedade comum. Um biscoito Oreo light tem, aparentemente, 50 calorias; um Oreo comum tem 53 calorias. Essa notícia é muito triste, e é muito capaz que ela faça você correr desesperada rumo à gaveta de guloseimas (qual é, eu sei que você tem uma).

A maioria das pessoas admite que a experiência atual de compra de alimentos envolve constantes sussurros de preocupação... *Estamos consumindo a quantidade ideal de cavala? Cavala contém mercúrio? Ainda tem (engole seco) cavala no mar? Será que já ouvi alguma coisa sobre não comer cavala selvagem? Ou será que era sobre não comer cavala de cativeiro? Mas a Jemima não é alérgica a peixe? Será que ela come frango? Frango caipira é melhor que frango de granja? Mas, atualmente, não é meio sem graça servir frango num jantar para os amigos? Aquela receita é truta marinha grelhada com salada de cercefi? Ainda tem sol batendo no quintal? Como é possível ainda ser 15h45?*

Pois é, nos encontramos num mar de informações, mas não nos tornamos mais sábios. Aliás, na medida em que a prática de informações nutricionais nos alimentos cresce, *também cresce o tamanho da nossa cintura*. A informação em abundância, em vez de estimular o consumidor e armá-lo na busca pela saúde plena, parece incitar que muitos se desliguem da realidade. Meu exemplo favorito desse estado a que chegamos vem do advogado Giovanni di Stefano, que ficou indignado com o chocolate KitKat. Ele disse: "Sabe o KitKat? Aquele chocolate? Agora, na embalagem do KitKat, vem escrito 'abra aqui'. Será que a gente é tão burro a ponto de não saber abrir um KitKat? Se agora precisa alguém dizer 'por favor, abra o KitKat aqui' — porca miseria, siamo arrivata allo massimo! [que inferno, chegamos ao limite!]"

É por aí mesmo.

Com o intuito de nos ajudar na busca de uma boa nutrição, a Food Standards Agency está considerando a adoção de "táticas de choque", parecidas com os avisos que vêm nos maços de cigarros, para que alguns produtos de laticínio, por exemplo, venham decorados com imagens de veias entupidas e depósitos de gordura. Essas imagens terão de ser abrigadas em algum lugar entre o sistema dos semáforos, a lista de ingredientes, a fotografia do fazendeiro com seu cachorro, a tabela que indica os valores diários recomendados, sugestões de acompanhamento (como folhas de coentro fresco)... Quando você tiver conseguido digerir todas essas informações, a hora do almoço já vai ter acabado e, à medida que o jantar for se aproximando, essas grandes questões continuarão rondando a sua barriga vazia.

Portanto, apesar de valer a pena ler a embalagem, não se transforme numa maníaca por essas letrinhas minúsculas, consumindo-se em ansiedade e fazendo do alimento um julgamento, e não um trunfo. Se você reflete sobre o significado nutricional — sem contar o ecológico, o social e o global — de cada compra que faz, você passará semanas presa nos corredores do mercado, paralisada sob as lâmpadas fluorescentes, até que alguém usando um uniforme de poliéster se aproxime de você passando pano no chão. O que você precisa é de um pouco do puro e simples senso comum, além do conhecimento de algumas palavras-chave que farão com que você sinta o aroma do café e corra pra longe.

✦ **O seu jantar precisa ser composto por alimentos, e não por números.** Os seus antepassados seriam capazes de reconhecer que o seu jantar é uma refeição? Ótimo. Se eles correriam pra longe, faça o mesmo.

✦ **Evite produtos alimentícios alienígenas** — "produtos alimentares à base de amido prensado", por exemplo. Fique bem longe de inimigos óbvios, como xarope de milho rico em frutose, óleo de palma fracionado (conhecido no Brasil como azeite de dendê), xarope de açúcar invertido e gordura vegetal parcialmente hidrogenada.

✦ **Não compre nada cuja embalagem pese mais que o produto em si**. É uma regra básica: se houver mais para jogar fora do que para comer, já era! Se a embalagem mais parecer um vestido de gala, já era! Se não der para olhar e saber o que é, já era! Se for necessário usar alicate para se chegar até o produto, adivinha só? Já era!

✦ A comida magnífica e maravilhosa **é um prazer, e não um veneno.** Ame-a, curta-a, saboreie-a, digira-a.

CUIDADO COM A SUBIDA CALÓRICA

Doze grandes produtos tiveram suas informações nutricionais de dez anos atrás comparadas com as atuais. Nove revelaram que houve um aumento em calorias, açúcar e gordura saturada. Pesquisadores descobriram que o cereal da Kellog's Rice Krispies atualmente contém 36 calorias a mais em 100g do que em 1983 — um aumento em torno de 10%. O sorvete da Häagen-Dazs Belgian Chocolate contém 16% a mais de calorias do que em 1994 e 26% a mais de gordura. Até mesmo produtos comercializados como opções saudáveis não estão imunes à essa "subida calórica". Segundo números obtidos pelo *Guardian*, a barra de cereais Original Crunchy, da marca Jordan's, apresenta valor calórico 16% maior do que em 1986, além de ter mais gordura. Especialistas dizem que as descobertas, originárias de uma comparação entre embalagens atuais e antigas, armazenadas em arquivos de museus, se enquadram num padrão segundo o qual fabricantes removem dos alimentos sal e algumas gorduras, em nome da saúde, mas compensam com açúcar e mais gordura. "Reduzir o sal é uma medida excelente, mas, como resultado, as empresas têm de lidar com comida processada insípida", explica Tim Lobstein, antigo diretor da Food Commission e atual chefe do programa de obesidade infantil da Obesity Task Force. "A maneira mais barata de acentuar o sabor é incluindo açúcar. A gordura também auxilia nessa tarefa, pois ajuda a língua a perceber os sabores — é por isso que passamos manteiga no pão", ele afirma.

O recado aqui é muito simples: apesar das melhores intenções, as informações contidas nas embalagens dos alimentos não estão imunes a mudanças. Mas você precisa estar.

64 ACORDE NO SUPERMERCADO

Comprar comida costumava ser um exercício agradável e rotineiro. Caminhar até a esquina, pedir um quilo de tripa, perguntar sobre a dor no nervo ciático da Ethel; pagar a compra com uma nota enorme, voltar para casa para lavar batata ou bater nos filhos. Esse processo feliz poderia levar o dia todo para ocorrer, intercalando o ato de descascar batata com conversa fiada.

Atualmente — apesar de muita gente ter o forte desejo de passar uma quarta-feira toda no mercado municipal, procurando iguarias finas e carne fresca — o inevitável é ir parar no supermercado, onde nos deparamos com pizzas congeladas que vêm em pacotes lindos, mistura para molho em pó, maionese em tubo e vinho barato.

Pois é, o supermercado é um lugar conveniente e econômico, onde, às vezes, pode haver uma senhorinha distribuindo amostras de torta de limão com suspiro. Mas também é costumeiramente o habitat de alimentos processados que ultrapassam os limites da conveniência, além de ser projetado para engolir o consumidor e cuspi-lo no estacionamento munido de ofertas "leve três, pague dois".

Atualmente, 88% da nossa comida vêm do supermercado. O próprio fato de ser um lugar onde há muita comida, sob o mesmo teto de um galpão gigantesco, reluzindo em suas embalagens brilhantes, simplesmente nos incita a comprar (e consumir) mais. Comprar comida se tornou uma experiência vazia, estranha e homogênea. No geral, temos uma relação de desapego com a compra do pão nosso de cada dia — e é essa relação truncada com o alimento que pode ser tão destrutiva. Pare e pense na forma como fazemos compras nesses supermercados. Como vacas leiteiras. Primeiro guardamos o cérebro em segurança no porta-malas do carro. Depois vamos caminhando pelo local, nos detendo quando nos deparamos com produtos que parecem velhos conhecidos, caindo em cheio nos feitiços do marketing moderno, ficando cegos pelas embalagens reluzentes e produzidas, e ficando surdos graças ao barulho da leitura óptica do caixa. Pesquisas revelam que até 80% das decisões são feitas subconscientemente enquanto percorremos os corredores. Quando indagados, alguns consumidores não se lembram de pegar certos itens ou não sabiam por que os compraram.

Estudos recentes sobre a subsconsciência das compras concluem que muitas pessoas encaram as compras como obrigação; portanto, tendem a se desligar e agir no piloto automático. Pessoas munidas com listas contendo dez itens compraram sessenta. O estudo descobriu que, "dos estímulos visuais que assaltam o consumidor, é característico que somente 1% seja armazenado na memória sensorial no cérebro e, desse valor, somente 5% atingem a memória de curto prazo, onde será combinado com experiências anteriores e/ou propagandas para liberar uma reação emocional". Isso remete muito a Orwell, não concorda?

Acorde. Agora. Faça uma lista e a siga. Ignore as ofertas imperdíveis. Se continuar a fazer compras no seu supermercado favorito — e não restam dúvidas de que é um processo fácil, razoável, confortável e relativamente sem dor (a menos que vá com crianças a tiracolo) —, tente transformar isso num ato *consciente* e *cauteloso*. Ou faça as compras on-line, para evitar toda e qualquer tentação. Os seus bolsos se beneficiarão muito com isso, em todos os sentidos.

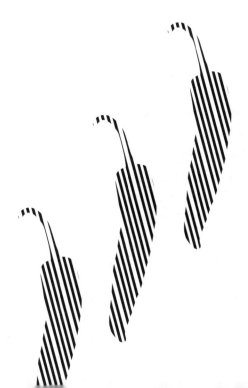

65 COLOQUE O PRATO NO SEU DEVIDO LUGAR

Se você sonha com brigadeiro, talvez seja melhor encontrar outra coisa para alimentar as suas fantasias. Acho uma maravilha ser uma pessoa otimista, mas se você fala sobre comida o tempo todo, discorre sobre o almoço no café da manhã e sobre o jantar no almoço, então está na hora de mudar o foco da atenção para algo mais enriquecedor. Apresentarei agora maneiras de se desligar do mundo da culinária e ficar mais ligada no mundo real.

✳ **Marque com amigos para caminhar no parque**, malhar na academia, formar um clube do livro, fazer massagem nas costas, e não para se encontrarem naquele bar de petiscos superfamosos. A sua boca não precisa estar cheia para se divertir.

✳ **Pare de assistir a programas de culinária,** que existem para inspirar, e não para sugá-la durante horas e cuspi-la na hora de dormir. Se você assiste a como preparar ravióli de abóbora e nozes caseiro, com molho pesto e folhas de salva crocantes, e depois se levanta do sofá para fazer miojo, tem alguma coisa de errado aí.

✳ **Não tenha medo de geladeira vazia.** "Acho que isso vem da época do surgimento da geladeira grande americana", diz Joanna Blythman, que escreve sobre alimentos. "É uma coisa de ambição." Realmente pode ser, mas ter peças inteiras de queijo prato e presunto na geladeira, além de uma torta de nozes, é o caminho mais certo rumo ao "alargamento". É claro que ninguém quer uma geladeira às moscas, mas um meio-termo é mais que bem-vindo, como em muitos outros aspectos da vida.

Quando começar a pensar em comida de maneira realista e racional, você verá que é possível modificar o comportamento quando a questão é alimentar-se. Você pode até criar certo distanciamento do ato. As dicas abaixo podem parecer bobas, mas funcionam comigo.

✳ **Descubra uma unha no muffin da sua marca favorita (ou imagine que você descobriu).** Algo parecido aconteceu comigo com um sanduíche delicioso de frango, bacon e maionese que eu costumava comer no almoço. Certo dia, estava lá eu com a cabeça enterrada na guloseima, que já estava pela metade, quando mordi uma coisa borrachenta. Bacon? *Eeeeeeca*, pele de frango? Consegui separar da comida e tirei a coisa da minha boca. Examinei bem de perto, e era um band-aid. Um band-aid! Na minha boca! Nunca mais, nunca mais.

✳ Escolha coisas do cardápio que você não adora; assim, você ampliará os horizonte do seu paladar, e não da sua cintura. Seguindo essa premissa, já comi orelha de porco num restaurante chique em Chiswick; ingeri mingau de escargot no restaurante Fat Duck, de Heston Blumenthal, em Bray; mandei pra dentro pé de porco, coração de pato e rabo de leitão no St John, em Londres; degustei perna de sapo em Nova Orleans e gafanhoto frito em Bangcoc, depois de ter uma tatuagem de lua nova colada no meu ombro. A questão é enxergar a comida como uma experiência, e não como um conforto, uma muleta ou um costume. Essa relação investigativa e curiosa com o jantar é o que você quer. E isso me faz lembrar de duas citações — uma de Wittgenstein (que, aparentemente, disse, "eu não me importo com o que como, desde que seja sempre a mesma coisa", então esse grande homem não passava de um bobo) e outra do parlamentar Tony Benn, que escreveu em seu diário que tem uma queda por pizza de três queijos e que, há anos, come duas pizzas desse sabor por dia. Nossa... Que vontade de levar o homem para saborear uma orelhinha de porco... Em vez de pedir o velho prato de sempre, tente levar as suas papilas gustativas numa viagem da qual nunca se esquecerão. Além disso, se tiver gafanhoto no almoço, com certeza você não vai querer repetir.

✳ Ignore comida grátis, incluindo amostras no mercado, chocolate que vem com a conta, coisas servidas em palitos de dente em conferências, promoções inesperadas em restaurantes chiques, aquela metade de muffin que a sua amiga não conseguiu comer... Não passam de armadilhas gordas, todas elas.

✳ Mas, pelo amor de Deus, não se torne uma chata. Tente não entrar em pânico caso o peixe venha com um molho cremoso. Uma colher de pecado não faz o bumbum ficar gordo.

CUIDADO COM A SALADA GORDA E OUTRAS ARMADILHAS ALIMENTARES ESCONDIDAS

Enquanto estiver se esquivando de ameaças calóricas óbvias, também é importante evitar comidas aparentemente saudáveis que foram muito incrementadas: "salada gorda", por exemplo, que é definida como uma refeição que começa verde, boa e cheia de folhas, mas vai ficando pesada com queijo, ovo, bacon, crouton, parmesão ralado, molho industrializado e asa de frango que sobrou do dia anterior; tudo junto numa tigela, para misturar bem. Na mesma linha de raciocínio, só porque as palavras "macarrão" e "salada" estão escritas lado a lado no cardápio luminoso da lanchonete, não significa que o prato é uma salada. É macarrão *frio*, com maionese, atum em conserva e pimenta calabresa, usada com malícia. Igual à carteirinha da academia, que, sozinha, não fará você emagrecer, uma refeição não tornará você magra só porque contém brócolis. Use a cabeça e dê um fim às histórias da carochinha.

Antes de se dirigir ao buffet de saladas como uma mártir beatificada, leve em consideração isto: de acordo com uma série de estudos na Universidade de Cornell, "a 'aura saudável' dos restaurantes do gênero pode fazer com que o cliente sinta a vontade de consumir acompanhamentos, bebidas e sobremesas altamente calóricos, o que não se observa quando se faz a refeição num restaurante fast-food que não faz um apelo saudável". As descobertas, publicadas no *Journal of Consumer Research*, revelam que as pessoas também tendem a subestimar em até 35% quantas calorias as comidas "saudáveis" têm. O segredo é pegar leve. Não se empanturre. E não coma chocolate escondido como prêmio por ter almoçado um wrap de falafel com cenoura ralada. Eu te conheço. E estou de olho.

67 CONSUMA MENOS BEBIDAS ALCOÓLICAS

São 20h da noite. Chega ao fim um longo dia. Engarrafamento. Imposto de renda. TPM. IPVA. Siglas irritantes. Maridos irritantes. Aquele cara na frente de você no correio cheio de moedas, contando uma a uma. Nossa! Não é para menos que você esteja cansada, exausta. O sofá está prontinho para lhe dar um abraço. Mas primeiro... Primeiro você vai abrir uma garrafa de vinho.

Mas é claro que sim! Todas nós fazemos isso. Aquela garrafa noturna de Shiraz ou Chardonnay se tornou o consolo de uma geração. A maioria das mulheres que conheço frequentemente passa noites na companhia de Ernst e Julio Gallo e de vez em quando flertam com um audacioso Wolf Blass ou um musculoso Tim Adams. Nossos avós, se é que você se lembra, bebiam vinho — quando bebiam — em alguma ocasião especial. Pode ser que guardassem conhaque na cristaleira, gim e tônica no quintal e licores doces, com o rótulo todo grudento e a rolha escurecida, caso alguma visita idosa ressuscitasse. É claro que iam ao pub tomar cerveja, degustar vinho do porto e comer ovo em conserva. Mas não tomavam vinho rotineiramente, noite sim, e, quase nunca, noite não.

É o que muitas mulheres fazem. Enquanto as que estão na casa dos 40 enchem a cara em casa, muitas mocinhas de 20 e poucos caem na balada e bebem até cair. Fora os problemas de saúde que isso pode causar, é um desastre épico para o controle do peso. Então está na hora de dar adeus às garrafas, não para sempre, mas talvez de segunda a quinta. Em vez de se entupir de vinho barato, chegue em casa e prepare um omelete de agrião com uma única taça de um ótimo vinho branco para acompanhar. Algo para saborear. Você vai ganhar tanta coisa com isso — e eis o que vai perder: a dor de cabeça matinal de ressaca, o sono incontrolável enquanto toma café da manhã, a boca seca no metrô, os três quilos que se esparramaram na barriga como um cachorrinho preguiçoso...

Vale a pena fazer isso. Números oficias revelaram recentemente que milhões de mulheres classes alta e média estão consumindo muito mais álcool do que imaginam. O excesso vem como uma ameaça que chateia a consciência (ou os vizinhos). Segundo a British Dietetic Association [Associação Dietética Britânica], essa mudança comportamental deu nova forma às mulheres britânicas — o inesperado formato do corpo de "taça de vinho". O aumento no consumo de bebidas alcoólicas entre as mulheres aparentemente resulta num acúmulo menor de gordura no traseiro e na barriga (seja grata por pequenas bênçãos), mas maior no tronco como um todo, semelhante à tradicional barriga de cerveja nos homens. Ninguém precisa lhe dizer que não é um corpo nada bonito, muito menos saudável. Mark Bellis, diretor do North West Public Health Observatory, que monitora essas bebuns discretas que ocupam a classe média britânica, diz: "Na Inglaterra, em média, um em cada cinco adultos está bebendo o suficiente para colocar a saúde em risco, e um em cada vinte, o suficiente para fazer com que o desenvolvimento de alguma doença relacionada ao consumo de álcool seja praticamente inevitável." Humm. As complicações à saúde são de fazer qualquer mulher se deter quando for pegar o saca-rolhas, mas o fator "peso" talvez seja mais imediato e convincente. É melhor ficarmos sóbrias e encararmos os fatos em relação à bebidinha noturna antes que tomemos mais a forma de barril de cerveja do que de taça de vinho.

As bebidas não foram criadas todas da mesma maneira, então está na hora de colocar em xeque as que engordam e adotar a linha light. Felizmente, alguns destilados — tequila, gim e vodca — não contêm carboidratos. Preste atenção, não significa que não contêm calorias, e sim que são melhores opções que tonéis de vinho (bebida essa que, se não estiver prestando atenção, desce feito água). Obviamente, o objetivo do álcool é fazer com que você pare de prestar atenção e perambule pelas ruas tarde da noite, tropeçando no meio-fio e cantando "Danny Boy" para o poste. Em relação ao emagrecimento, isso é incorrigível. Beber, além de inibir o sono, estimula o apetite (com certeza, é essa a única razão de o döner kebab triunfar na cultura britânica). Nutricionistas afirmam que o organismo processa o álcool antes de começar a trabalhar com as gorduras, proteínas e carboidratos — o que significa que beber desacelera a queima de gordura. Pior ainda, reduz as inibições, permitindo que você faça coisas loucas, como descobrir quantos M&Ms cabem na sua boca de uma só vez. É engraçado, sim, mas não se você quer entrar lindona num biquíni logo, logo.

Lembre-se, também, que uma taça de vinho era considerada uma porção; agora — graças ao generoso tamanho das taças atuais — vale por duas. Se você insiste em tomar um drinque, vale lembrar:

✴ **Pare de beber vinho branco seco.** Passe a beber vodca (mas não na mesma quantidade).

✴ **Coloque sempre gelo na bebida.**

✴ **Dê bebericadas.**

✴ **Escolha copos pequenos;** encha até a metade, como se fosse um sommelier de altíssimo nível.

✴ **Guarde a garrafa de vinho aberta na geladeira ou num armário de pouco uso,** assim, se você quiser encher o copo outra vez, precisa cumprir uma missão.

✴ **Se você *precisa* beliscar enquanto bebe, evite coisas salgadas:** o sal dá sede, aí você vai beber mais (é por isso que os pubs adoram servir amendoim).

✴ **Eduque a sua boca:** treine o seu paladar para apreciar vinho fino e rejeitar porcarias. Compre uma garrafa das boas e saboreie seu conteúdo.

✴ **Crie o hábito de tomar água junto.**

✴ **Cuidado com o que mistura com as bebidas.** Club soda e limão são as melhores opções; um mero copo de suco de laranja dobra as calorias de uma dose de vodca.

✴ Se, como eu, você tem o hábito de encher uma taça generosa de Pinot Gris assim que as crianças entram no sétimo sono, no aconchego de seus quartinhos, serão várias taças com o passar da semana. **Crie as noites da sobriedade** — digamos, de segunda a quinta — quando você deixa a bebida de lado completamente e, assim, consome a quantidade de álcool permitida por semana; além disso, o consumo calórico proveniente de líquidos diminuirá drasticamente, a conta das compras reduzirá significativamente e — se você for parecida com meu amigo Dan — finalmente começará a escrever aquele romance que você sempre quis. No meu caso, comecei a praticar piano e agora toco *Für Elise* toda noite com tanto vigor que acho que estou incomodando os vizinhos.

DENTRO DAS BEBIDAS: QUANTAS CALORIAS TEM UMA NOITE DE FARRA?

O álcool tem, em média, sete calorias por grama, o que faz dele duas vezes mais engordativo que proteínas e carboidratos e quase tão calórico quanto gordura. É interessante o fato de uma dose de Martini ter quase o mesmo número de calorias que uma fatia de pizza de queijo. As calorias dos drinques são tristes e "vazias", não tendo valor algum em seu pobre corpo, fora fazê-lo se sentir momentaneamente irresistível. A verdade surgirá ao raiar do sol, confie em mim.

Bebida	Carboidratos	Calorias
Cerveja (350ml)	13	140-160
Vinho tinto (140ml)	4	122
Vinho branco (140ml)	5	118
Champanhe (115ml)	1,2	78
Whisky (30ml)	0	64
Tequila (30ml)	0	65
Vodca (30ml)	0	65
Gim (30ml)	0	65
Suco de limão (uma colher de sopa)	1,4	4
Suco de laranja (1/2 xícara)	13,4	56
Suco de tomate (1/2 xícara)	5,1	21

COMO PREPARAR
O DRY MARTINI PERFEITO

Se quero enfiar o pé na jaca, prefiro que seja em grande estilo. Com glamour. Alguma coisa tipo dry Martini. O casamento entre gim e vermute não é apenas um chique clássico, é uma alquimia de sabores totalmente mágica. Não tem como uma pizza competir com ele. A seguir, como fazer certo:

✳ Ignore o conselho de James Bond. Um dry Martini *tem* de ser à base de gim; vodca é inerte à presença de vermute, o que torna o drinque sem graça.

✳ É preciso garantir que tudo esteja gelado. Leve primeiro ao freezer.

✳ Coloque um pouquinho de vermute na coqueteleira cheia de gelo. Eu disse um pouquinho. Especialistas no assunto dizem que deve ser 1/15 da quantidade de gim a ser usada. Eu prefiro 1/7.

✳ Mexa. Não agite. O agente 007 mandava muito bem quando o assunto era fazer um dry Martini (agitar produz muita água e apaga todo o brilho do drinque).

✳ Coloque de lado o vermute; tudo que você precisa já está no gelo. Decadência não é a palavra.

✳ Coloque o gim e uma gota de Amargo de Angostura se estiver a fim. Mexa novamente e sirva.

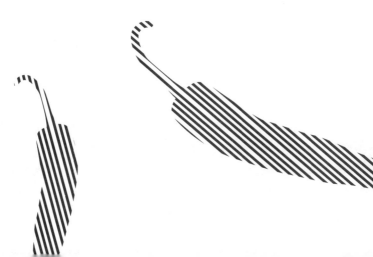

CAPÍTULO 7
A ARTE DA ILUSÃO
Distrair, iludir e enganar

Cá estamos, no olho do furacão. Você já progrediu muito: passou a comer melhor, a ser mais comprometida e a julgar menos. Excelente. Agora está na hora de aprender a enganar. Essas estratégias engenhosas, as quais juntei com anos de envolvimento na indústria da moda, revelarão a nova — e magra — você em questão de segundos, sem nenhuma necessidade de não comer um almoço decente. Você descobrirá maneiras de sumir com um centímetro aqui e esconder uma saliência acolá. São formas de interferir para ressaltar os seus pontos positivos e para que suas desvantagens passem despercebidas sob o radar; são formas de engambelar com truques para que você nunca mais precise fazer dieta. Quando colocar esses estratagemas em prática, vai amá-los para o resto da vida. Vou lhe passar, portanto, truques desse *métier*.

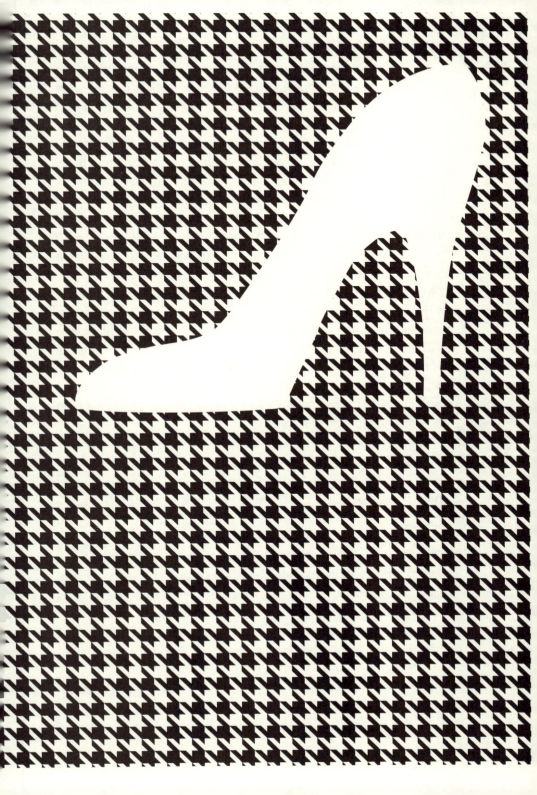

USE SALTO ALTO

"Meu Deus do céu", disse o meu pai não muito tempo atrás, tão chocado que manteve parada a xícara de café espresso, que já estava bem próxima à boca. "É a primeira vez que vejo você usando sapato baixo!"

É claro que a afirmação não foi totalmente precisa, a menos se eu tivesse saído da barriga da minha mãe usando um sapato tipo Chanel do Manolo Blahnik (tudo é possível, eu lhe garanto, devido à minha antiga adoração por salto alto). Acredito que usei calçado sem salto em duas ocasiões: quando conquistei o terceiro lugar nos 100m rasos em 1976 e ao escalar o Monte Snowdon por engano em 1992 (pegamos o caminho errado em meio ao nevoeiro e chegamos ao pico totalmente por acaso. Eu pensei que estivesse indo comprar uva-passa.)

Mas, em teoria, meu pai estava certo. Quase nunca estou sem salto. Há certas pessoas que conheço há anos que não fazem ideia da minha altura. Já usei plataforma na praia, em St. Tropez. Já fui dirigindo até Cumbria, no extremo noroeste da Inglaterra, de salto agulha complicadíssimo (e os nativos ficaram perplexos quando eu entrei no pub local). Meus pés estão tão acostumados a viver num ângulo de 45 graus que eu me sinto uma palhaça de sapato sem salto, igual à Ellen MacArthur fora de um iate.

Nesse caso, sou mais igual à Victoria Beckham, que, aparentemente, "não consegue se concentrar sem salto" (mas a minha citação favorita nesse assunto é da Mariah Carey, que disse: "não consigo usar sapato sem salto. É uma coisa que os meus pés repelem."). Da nossa perspectiva elevada, não existe razão que justifique o uso de sapato sem salto. "Por quê", perguntei à Veronica, minha amiga magricela, "você prefere passar a vida batendo os pés no chão feito a Olívia Palito, fazendo barulho de bife de alcatra batendo na tábua corrida, quando você pode se movimentar com graça feito um potro?"

"Porque", retrucou Veronica, "mulheres que usam o maldito salto alto sempre parecem estar incapacitadas, como se fossem desfalecer e estivessem à espera de um homem que surgisse do nada para defendê-las."

Veronica não gosta muito do domínio masculino, mas ela tem razão. O uso de salto alto talvez seja o último estandarte antifeminista das antigas que ainda reste nos nossos guarda-roupas; peça essa que muitas de nós abraçam com amor e carinho. Contudo, sabemos que salto alto machuca. Faz com que o pudendo vá para frente (para quem anda como uma rainha das passarelas) ou as nádegas para fora (para quem é plebeia). Compromete a coluna e acaba com a sola dos pés. É perigoso para o tornozelo. Acaba com a tábua corrida. Sapato alto de boa qualidade, por sua vez, custa os olhos da cara. Ainda assim, amamos muito um salto alto.

Amamos porque é meio caminho andado para quem quer arrasar. Sapatos maravilhosos podem garantir um ar sensual a qualquer visual, independentemente (isto é crucial) do corpo que se mantém em cima deles. Também enganam os olhos, pois alongam as pernas, fazendo você ficar automaticamente mais magra. Nos meus momentos mais obscuros e mais gordos, um par de sapatos vermelho-tomate tipo Chanel do Sergio Rossi me salvou das profundezas. Quando grávida — nesse estado, eu parecia mais uma abóbora gigante —, os Manolos me salvaram. As mulheres mais espertas sabem que saltos vertiginosos são o pó de fada que transformam jeans em dinamite, calça de alfaiate em roqueira, abóbora em princesa.

Para Nicole Kidman, uma mulher de 1,79m forçada a usar salto baixo durante o casamento com Tom Cruise (1,70m), o salto alto foi um grito de alforria. "Agora eu posso usar salto alto", ela disse aliviada quando saiu o divórcio, mas o que ela quis dizer foi "Agora sou livre". Para outras, significa "Agora sou rica". Repare em Elizabeth Hurley, Victoria Beckham, Paris Hilton, com os pés sempre envoltos por não sapatos feitos de sopro de anjo e pelo de unicórnio, proclamando aos espectadores que elas nunca precisam andar grandes distâncias. É interessante que Victoria Beckham use salto muito além do tapete vermelho; vai na companhia dele assistir a partidas de futebol, flanar pelos aeroportos, fazer comprar nas lojas de primeira no circuito mundial. Ela usa seus sapatinhos de vidro até muito depois do baile; usa salto em meio a tempestades de neve. É bizarro, mas, hoje, é a marca registrada dos ricaços.

Um sapato, portanto, não é uma coisa não pensada: seja você senhora feudal ou proletariado, o calçado é a base do seu dia, delineando a curva da coluna e caracterizando o seu andar (não preciso lembrar você disto, mas o farei: Marilyn Monroe pediu que seus sapatos Salvatore Ferragamo fossem feitos com o salto de um pé mais baixo que o do outro, para lhe garantir aquele andar displicente). Quando você parar para pensar, verá que as meras tiras de couro possuem uma carga enorme, que a lingueta e a sola transmitem muitas mensagens... Se você se munir de um belo par de sapatos, é, imediatamente, meio caminho andado para conquistar a magreza por meio do vestuário; e olha que você ainda nem fechou o zíper. Da próxima vez que pegar um sapato para sair pela porta, escolha com carinho. Escolha um salto alto. Perca um quilo.

O **CERTO** E O **ERRADO** DOS SAPATOS

Sapato não é um simples detalhe. É a base do ato de vestir-se usando a cabeça; é a sua plataforma de mudança. Alguns sapatos, com sabedoria e graça, reduzem o peso, enquanto outros só fazem engordar. Preste atenção naquilo que um sapato pode fazer por você. Acompanhe-me nesta viagem pelos altos e baixos dos saltos:

✶ **Chanel.** O mais sedutor dos sapatos, especialmente porque a tira corre o risco iminente e constante de cair, deixando você — *desmaie* — nua do tornozelo para baixo. Esse modelo é meio *déshabillé* (do francês, "despido") e, portanto, incorrigivelmente sexy. Também cria uma ilusão ao conduzir o olhar do tornozelo aos dedos sem nenhum obstáculo complicado, diferentemente do sapato...

✶ **Ankle Strap** — o qual, fruto de algum estilista doido, sempre cortará as pernas quase que pela metade. Nem preciso dizer que esse modelo não é aconselhável se você busca um visual esguio e magro. Use-o somente quanto estiver na crista na moda (em torno de dez minutos a cada três anos). Caso contrário, fique bem longe dele e opte pelo...

✶ **Gladiador.** Pois é, o calçado antigo que não morre nunca. Tem algo de muito sedutor em um pedaço de couro envolvendo a canela. Faz lembrar o mundo dos corseletes, com traços levemente fetichistas. As sandálias e as rasteiras gladiadores (salto alto ou baixo) conseguem o feito de segurar a panturrilha e fazê-la parecer mais fina. Não cai na armadilha da ankle strap, pois leva os olhos mais para cima, e não faz com que parem no meio caminho. E tem mais. A gladiador é capaz de maquiar inúmeros pecados (varizes, depilação por fazer, manchas). Acabei de ouvir seu grito de alegria e o livro caindo no chão, já que você saiu correndo para comprar uma. Pois é... Mas vou lhe dar um conselho: cuidado com o sol. Bronzeado de treliça vai deixar você igualzinha a uma torta de frango, o que é quase tão ruim quanto...

✱ **Bico redondo.** Por quê? Porque um pé gordo pode facilmente passar a impressão de que você está enchendo o bucho, pois rouba dois ou mais centímetros da sua figura. E se, ainda por cima, tiver tira no tornozelo, eis o sapato mais engordativo do mundo. Sem contar a...

✱ **Sapatilha.** Usada com a roupa errada, a sapatilha é a receita para um desastre. Tenho um par de sapatilhas vermelhas, as quais o meu marido chama de "sapato gordo", o que me inibe de usá-las. Com uma saia armada, me fazem parecer muito mais larga. Contudo, ficam lindas com calça capri; é um casamento realizado no paraíso da moda, como revelado de forma tão linda por nossa querida Audrey Hepburn. Minha sapatilha mais estimada é prateada, o que só aumenta o luxo. (Estou discutindo comigo mesma a aquisição da dourada, o que talvez seja exagerado, tipo torneira banhada a ouro no banheiro da suíte.) Enfim... A regra é usar sapatilha com calças sequinhas — cigarrete, capri, jeans skinny, esse tipo de coisa. Se usar sapatilha com saia rodada, vai ficar parecendo uma cortina ambulante. O que você precisa com uma saia armada é um...

✱ **Kitten heels.** Essa graça de sapato (com o saltinho fofo de, no máximo, 6cm) sai mais que vitorioso na tarefa de andar na corda bamba de fazer os pés parecerem lindos e pequenos, enquanto é capaz de estabilizá-los sobre um salto relativamente baixo e estável. É uma grande vantagem para as mulheres que precisam se locomover de um compromisso a outro. Contudo, é um daqueles modelos que entram e saem de moda; portanto, não é um companheiro inseparável. Se o kitten heel não está muito na moda nesta temporada, escolha, então, o sapato de...

✱ **Bico fino.** Ah, eu preciso dizer que é um modelo sensual e lindo de morrer? Não é tão aconselhável quando está fora de moda, o que ocorre de vez em quando (nesse caso, você vai ficar parecendo uma madame), mas é um grande trunfo quando está na moda. Opte por uma ponta que possa furar um pneu e um salto que prometa morte a todos os invertebrados que cruzarem o seu caminho. Usar esse calçado com assiduidade pode fazer com que os pés pareçam ter levado uma surra com rolo de massa. Mas que se dane! Assassinos de lesma não ligam para muito conforto. É um sapato rock'n'roll, mas ele não compra flores para você nem se preocupa com a sua saúde. No entanto, realiza três feitos: alonga a perna, deixa o tornozelo mais magro e dá a impressão, aos marmanjos, de que não aceitamos qualquer coisa. Efeito parecido pode ser obtido com o...

✳ **Peep toe.** Embora, na minha opinião, seja mais um mero coadjuvante que sobrou do passado, mas que vai sempre aparecer, sobretudo (e inexplicavelmente) porque sugere que você bateu o dedo em algum lugar. O peep toe também é meio ridículo; um detalhe exagerado demais. Por que o dedinho do meio precisa da luz do sol? Se os seus pés estão com calor, use...

✳ **Sandália de tiras.** Pois é, é o ícone das super-ricas, usada por quem anda de limusine e por prostitutas fazendo ponto sexta-feira à noite. Mas quem não usaria? Paola Jacobbi, autora do livro *Eu quero aquele sapato!*, diz: "Olhe bem as sandálias — são o biquíni do mundo dos calçados... Você pode estar completamente vestida, mas, de certa forma, está nua. Com a sandália de tiras, todo um visual pode ser subvertido. É por isso que mulheres usam esse modelo mesmo quando faz frio ou quando precisam caminhar longas distâncias." A regra aqui é usá-la somente se os seus pés são decentes. Nada de calo, joanete, verruga, unha sem fazer ou nenhuma outra coisa a ser censurada. Se o seu pé 'vaza' por entre as tiras, devolva a sandália à caixa forrada com papel de seda e opte por uma...

✳ **Ankle boots.** Esses pequenos duendes têm recebido bastante atenção nos últimos tempos, e há boas razões para tal. Metade sapato, metade bota, o híbrido versátil flana pelas estações como se não houvesse amanhã. A minha favorita é a "shoot"*, um modelo que resume o desfecho de um encontro à meia-noite entre um sapato e uma bota, resultando num híbrido que parece uma ameaça sob calças e ainda consegue andar de mãos dadas com meia-calça e saia. No geral, entretanto, quem tem panturrilha avantajada deve manter o bom senso e admitir que a ankle boot a deixará igual à Nellie (a elefante que dança, do mundo infantil). Aí, é melhor usar...

---

* Fusão entre as palavras 'shoe' — 'sapato' — e 'boot' — 'bota'. *(N. da T.)*

✳ Bota na altura do joelho. Afinal de contas, uma bota linda tem um quê de grande elegância. Estilo montaria, motoqueira, caubói... pirata, com zíper, de material stretch... Não importa muito o que você escolher. Essa heroína abraçará as suas pernas e furtará alguns centímetros de suas circunferências. Se você não consegue encontrar uma bota que lhe caiba, procure sites especializados, como duoboots.com, que possui 33 modelos em 21 tamanhos de panturrilha e de pé. Mas, se você está em busca de altura, então você quer uma...

✳ Plataforma. Fim da picada se estiver com pressa, mas um eterno favorito. Eu amo esse modelo há décadas. Ganhei o meu primeiro sapato plataforma no longo e quente verão de 1976. Era alta e grande, decorada em algodão floral e perigosíssima para uma criança de 9 anos. Era como ter um dicionário de bolso preso a cada pezinho. Até hoje, fico perplexa com o fato de que a minha mãe (que me fazia vestir duas calças nos dias frios) me deixou usar aqueles sapatos. A plataforma é uma ótima maneira de aumentar a altura sem precisar andar na corda bamba, como é o caso do salto agulha. Não se esqueça de que esse modelo é, por natureza, atarracado e pode facilmente fazer com que você se pareça pesada, presa ao solo como Neil Armstrong na Lua. Evite plataformas altíssimas, que podem, sem você perceber, esmagar criancinhas. Se estiver em dúvida, experimente a...

✳ Anabela. É mais um caso que garante a ilusão da estatura sem o desconforto do salto agulha, graças a um centro de gravidade mais seguro e mais amplo. Perfeita para andar em campos, gramas e gramados de hotéis no campo (durante uma recepção de casamento); para caminhar sobre cascalhos da parte externa de bares; para cruzar mata-burros durante caminhadas em áreas rurais; e significativamente mais interessante que...

✳ Escarpins. Esse modelo permite muitas variações. Se você optar por escolhas seguras (azul-marinho, altura média, salto grosso), vai ficar parecendo uma governanta. Não que tenha alguma coisa de errado com isso. Mas se você quer arrasar e parecer magra, é melhor aumentar e enxugar o salto. Sempre evite saltos grossos. Salto grosso = pé gordo. Sapatos pretos e azul-marinho, aliás, são tão interessantes quanto... quanto... Desculpe-me pelo bocejo. Eu achei tudo chato demais para abrir um sorriso.

Vamos seguir em frente.

69 ENCONTRE A SUA CINTURA E CUIDE BEM DELA

Vamos tratar da complicada questão da cintura alta versus a cintura baixa. É uma daquelas incessantes questões da moda, e você já sabe qual prefere. Mas você está dando preferência a si própria? Será que você deveria reconsiderar a questão?

Primeiro, me pronunciarei a favor da calça alta. Fica incrível na Erin O'Connor. Ela fica parecendo uma sílfide, um ponto de exclamação humano. Esse modelo, sobretudo, deixa Erin mais alta e mais elegante do que ela já é. E olha que essa mulher é *alta*. Kate Moss parece uma gordinha do lado dela. Meio a um corpo tão esbelto assim, o efeito da cintura alta pode ser de arrasar. Certa vez, em Paris, dividi um táxi com Erin, enquanto íamos de um desfile a outro, e vi que a menina é desmontável, como se fosse uma cadeira de praia. Parece que ela consegue se dobrar ao meio, como um telescópio, o que lhe permite ocupar pequenos espaços, como o banco de trás de um Peugeot 206.

Para aquelas que, como eu, carregam o fardo da barriguinha saliente, a calça de cintura alta, por grande contraste, só atrapalha. Se, como eu, você é mais curva que tábua, ela não faz favor algum, a não ser, quem sabe, deixar a barriguinha redondinha bem quentinha meio a uma corrente de ar frio. Se continuar a insistir nessa moda, então lá vão umas dicas. Número um: sempre use salto alto. Saltos altos e maravilhosos que requeiram que você se sente com frequência (pratique a sentada dobrável de Erin). Dois: a calça de cintura alta precisa ser de um tecido leve, e não, por exemplo, de uma lã grossa que só fará com que você se pareça com um caminhão, e não como uma sílfide. Três: *prenda a respiração* se alguém ameaçar tirar uma foto sua.

A alternativa é agarrar com unhas e dentes o visual rock'n'roll largado da calça de cintura baixa, que pode fazer muita coisa quando a questão é alongar um corpo, digamos assim, atarracado. Mas já vou avisando: calça baixa também tem complicações. Cofrinho é uma delas. É algo muito desagradável quando há companhia, ou quando surge aquela visão ridícula da calcinha à mostra acima do cós, como se a mulher estivesse à procura de predadores. Sarah Jessica Parker, ela própria uma árbitra da moda e que possui medidas de boneca, disse à *Vogue*, um tempo atrás, que não acha que calça de cintura baixa seja adequado para uma mulher da idade dela. Cabe a você fazer a escolha, mas lembre-se de que delimitar a cintura e fazer uso disso é uma maneira certeira de parecer automaticamente mais magra.

MENINA, ONDE É QUE A SUA CINTURA FOI PARAR?

Em 1951 — segundo a última pesquisa sobre medidas realizada pelo governo —, uma mulher média tinha 69cm de cintura. Em 2004, segundo descobertas do Size UK, a cintura cresceu para 86cm. A circunferência cresceu a um ritmo de quase 3 cm por década. Isso revela um paradoxo intrigante: enquanto nos desesperamos para nos equiparar às celebridades cada vez mais esguias, a mulher comum está ficando maior. (Isso pode ser facilmente comprovado caso a velha romântica que existe dentro de você já tenha tentado entrar no vestido de casamento da vovó.) "As mulheres agora se assemelham mais aos homens do que na década de 1950", confirma Jeni Bougourd, pesquisadora da faculdade de moda do London College. "Enquanto estamos maiores no geral, a cintura cresceu ainda mais, em proporção ao restante do corpo. As mulheres modernas são muito mais retas agora."

O porquê disso pode parecer óbvio. Comemos demais. Mas não tem só a ver com quantidade. É o que afirma Emma Stiles, cientista nutricional da Universidade de Westminster. "A proporção cintura-quadril mudou nos últimos cem anos devido a uma mudança nos macronutrientes da nossa dieta. O consumo de carboidratos e açúcares cresceu rapidamente, o que aumenta a produção de insulina. Isso, em troca, auxilia o depósito de células adiposas no tronco, mais do que em qualquer outro lugar do corpo." Acontece que, enquanto os ícones do mundo das celebridades ameaçam passar pelas rachaduras da calçada, o restante de nós está ocupado ficando redondo. Se nos assemelhamos a alguém hoje em dia, não é à Posh Spice. É ao Elton John.

Então, como lidar com esse aumento? Coma menos, claro. Mas também é possível trapacear:

✳ Um cinto largo manterá a barriga sob controle e fará o trabalho de um corselete se você acha essa peça íntima masoquista demais.

✳ Não é pecado nenhum usar faixa de smoking com um blazer de smoking de boa qualidade.

✶ Vestido-envelope, *cache-coeur*, faixa larga amarrada com um laço igual a um embrulho de Natal? Todas elas são ótimas maneiras de maquiar a cintura e deixar o bumbum em dia.

✶ Escolha estilistas que realmente saibam como garantir curvas ao corpo feminino. Roland Mouret, por exemplo. O vestido Galaxy, grande hit há tempos, e muitas de suas criações recentes, são sustentadas por lona, que comprime a cintura, com zíper de metal na parte de trás como apoio. Victoria Beckham realizou façanha parecida com sua Dress Collection.

✶ Outra forma de enganar é trabalhando com as suas proporções, e não com o seu corpo em geral. "As mulheres modernas olham para as cinturas expostas nas revistas e pensam: 'Que droga! Como é que eu vou vestir isso?'", certa vez me disse uma personalidade do mundo da moda. "Atualmente, para criar aquela cinturinha de vespa, dadas as novas proporções, é necessário trapacear, dando volume à saia e cintando a jaqueta mais acima." Sacou?

SEJA MESTRE NA ARTE DA ILUSÃO DE ÓTICA

Há muito para se lembrar. Sugiro fazer uma cópia desta parte e deixá-la na sua bolsa.

✶ Decote em V garante ao corpo uma linha vertical sutil. Isso é bom.

✶ Gola rolê, no entanto, faz com que você fique parecendo uma tartaruga. Isso é ruim.

✶ Calças de boca larga dão equilíbrio a blusas mais cheias. Eu disse calças de boca larga, e não *pernas* largas.

✶ Blazer curtinho e cintado deixa tudo parecendo menor — mas não para quem tem bumbum grande.

✶ Se o seu bumbum é grande, uma saia de cintura baixa vai diminuí-lo.

✳ Da mesma forma, o vestido linha A realiza o feito de diminuir um bumbum grande, em grande parte porque o deixa em paz. Cuidado, pois o linha A pode, com toda facilidade, mais parecer uma barraca. Experimente antes de comprar.

✳ Use um lenço grande de seda estampado para alongar o corpo. Nada de panos grossos e bufantes em volta do pescoço. Pense numa Isadora Duncan magra, por favor (e evite feiras de carros antigos).

✳ Saltos altíssimos emagrecem o tornozelo. Dã...

✳ Colar grande, à la Coco Chanel com suas pérolas, aumentam o tronco e realçam o decote.

✳ Cinto largo define a cintura e lhe dá forma. Só não pode ser apertado demais. Não pode estar parecendo desconfortável.

✳ Saia de cintura alta, de um tecido que dê sustentação, deixa a barriga sob controle (temos Nigella Lawson como prova). O truque é usar salto e gola altos para criar uma silhueta sinuosa e contínua.

✳ Gargantilha diminui um pescoço de tamanho médio. Mas, observe bem, gargantilha vai sufocar um pescoço muito largo. Deixe que o espelho (e a capacidade de respiração) seja o seu guia.

✳ Se você tem coxa grossa, o vestido império — com cinto ou com laço — pode acentuar as suas partes menores. Faça isso. Faça agora. Mas cuidado com o incompreensível efeito do vestido baby-doll. O vestido império precisa ser seco e distinto. Não precisa lamber o dedo e pedir um pirulito.

✳ Pregas frontais numa calça de alfaiataria alongam as pernas; bolsos traseiros diminuem um bumbum grande.

✳ Calça saruel é uma coisa muito suspeita (pelo menos para quem quer emagrecer). O tecido extra garante mais volume e deixa a mulher mais parecida com o tecladista do A-ha. Opte por calças sequinhas, que deixam tudo em seu devido lugar.

✳ Calça com barra ou bainha italiana tende a encurtar as penas.

✳ Sapato preto com meia-calça opaca preta dão o maior up nas pernas. O mesmo serve para pernas bronzeadas e sapatos beges.

✸ Se você é atarracada, quebre a largura em excesso com algo contrastante no meio; um lenço comprido ou blazer preto sobre uma camiseta colorida realizam tal feito.

✸ Camadas esvoaçantes são ótimas para saliências. Mas não abuse do fru-fru, senão ficará parecendo uma caravela-portuguesa.

✸ Veludo liso e cotelê tendem a engrossar o corpo por refletir a luz. O mesmo efeito ocorre nos carpetes.

✸ Da mesma forma, tecidos brilhante fazem a mulher parecer maior. É por isso que ciclistas devem usá-los, e mulheres em busca de elegância, não.

✸ Um visual bicolor de duas peças — a saia azul-marinho e o casaco bege, por exemplo — é horrendo, pois quebra as proporções e incita uma briga entre a parte de cima e a parte de baixo. Quando quiser formar um conjunto, opte por algo que alongue a silhueta, levando os olhos numa viagem apurada entre o topo da cabeça até a unha dos dedos dos pés. Não monte um figurino que parte você ao meio, como se fosse uma assistente de mágico.

✸ O twin-set, contudo, é uma dádiva maravilhosa da ilusão de ótica: a camiseta fica colada ao corpo (ótimo), e o cardigã garante camuflagem, conforto e abrigo quando estiver ventando. Além disso, desvia o olhar da barriguinha saliente. Brilhante. Tenha paciência: ele voltará.

✸ Se a roupa tem bolsos, mantenha-os vazios. É sério. Pra que comprar bolsas caras (o que realmente aconselho comprar — é tão *legal*) se você insiste em guardar o celular, o batom, a lista de compras e outros badulaques no bolso? Bolso cheio é igual a fralda cheia. Censurado ao extremo.

✸ Gosto desta dica de Sir Paul Smith, homem que entende muito bem quais roupas deixam a mulher bonita: "Quem tem seios grandes deve usar blazers com abotoamento simples para evitar ganhar volume. Jaquetas mais compridas achatam quadris volumosos. Salto alto, manga dobrada e bijuterias bonitas impedem que o visual fique masculino demais."

✸ Há mais esta dica, de Betty Jackson, sobre como vestir um corpo curvilíneo: "Para encontrar o vestido de verão ideal, observe no espelho a área entre as clavículas. Tudo que cubra, amarre, franza, cruze ou se dobre nessa linha vertical do corpo (não importa qual seja a altura do decote) esconde probleminhas de forma brilhante, especialmente se houver costura para tirar o volume. Tais detalhes de corte e costura somem com vários centímetros, além de darem movimento e serem muito elegantes."

"O vestido império precisa ser seco e distinto. Não precisa lamber o dedo e pedir um pirulito."

OS **ALTOS** E **BAIXOS** DAS LISTRAS

Uma palavrinha sobre listras verticais. Eu sei. São chatas, chatas e chatas, mas funcionam... Será mesmo? Com o sensacional intuito de destruir mitos, psicólogos da Universidade de York descobriram que as listras verticais engordam mais que as horizontais. No estudo, voluntários observaram duzentos pares de imagens de mulheres usando listras de diversos tipos. Julgou-se que as listras horizontais emagrecem significativamente mais. (Para fazer com que as mulheres das fotos parecessem do mesmo tamanho, as que estavam usando listras horizontais deveriam ser 6% mais largas.)

O Dr. Peter Thompson, que liderou a pesquisa, mantém-se perplexo em relação a como podemos ter nos enganado a tal ponto. Ele apontou que os cientistas conhecem as propriedades nada agradáveis das listras verticais desde que o fisiologista alemão Hermann von Helmholtz criou a "ilusão dos quadrados" nos anos 1860. Von Helmholtz criou dois quadrados de dimensões idênticas e inseriu linhas verticais em um e linhas horizontais no outro; o quadrado com linhas horizontais parecia ser mais alto e mais fino do que o outro quadrado, o que fez com que Helmholtz fizesse a seguinte observação: "mulheres que usam listras horizontais ficam com aparência mais esguia."

Na verdade, as listras, de todo e qualquer estilo, podem ser complicadas. Apesar de chiques, se contorcem de maneira bem óbvia quando cobrem áreas salientes, o que é mais ou menos como desenhar uma flecha na barriga e pedir para que as pessoas olhem com compaixão. Se você gosta de listras, opte pelas náuticas (a brilhante camisa náutica que impera em Deauville) ou listras largas para um ar punk. Tente não usar listras verticais estilo estofado, especialmente em Brighton — é bem capaz que paguem para sentar em você.

71 USE ACESSÓRIOS DIVERTIDOS E INTERESSANTES

✳ Se for possível, compre diamantes.

✳ Se não der, compre acessórios enormes, tipo aquelas bolsas e óculos de sol enormes usados por Paris Hilton, Lindsay Lohan e Victoria Beckham. Além de parecer mais magra, você vai queimar calorias pelo peso suportado. Genial. Tão bom que, aliás, a *Marie Claire* foi certeira ao chamar a ideia de "uma das melhores dicas de dieta para o verão". O mesmo efeito também é obtido com fones de ouvidos gigantescos (estilo DJ), patins e um namorado grandão.

✳ Nunca enfeite uma área problemática, na esperança de despistá-la. É melhor colocar um bigode postiço e sair pela rua dando estrela. Se o seu peito é grande, evite bolsos na região e paletós com abotoação dupla. Se você é mais larga do que queria, fique bem longe de bolsos laterais, roupas balonês.

✳ Laços, babados e franzidos não são acessórios interessantes e divertidos. São produtos vendidos em armarinhos e não devem entrar no seu armário. Podem ser úteis somente para algumas poucas mulheres, como Keira Knightley. Minha tia-avó Betty, uma mulher grande em todos os sentidos, sempre usava babados de flamenco, na maioria das vezes em cores que remetiam a bandeiras de vários países. Sempre me lembrarei dela como um navio a vela a todo vapor ou como um par de bandeiras austríacas passando pelo corredor pronta para atacar uma caixa de bombom. Se a moda dita os franzidos, encontre a anarquista que existe dentro de você e mande a moda para aquele lugar. Cito Leonardo da Vinci para dar fim à discussão: "A simplicidade é a maior sofisticação." (Vide diamantes, acima).

✱ Engane os observadores no nível do chão. É uma grande felicidade o fato de que a maioria das maisons de moda produzam sapatos loucamente, a ponto de torná-los um certificado de assuntos de conversa e uma ótima tática de distração. Os sapatos estão se tornando cada vez mais delirantes, como se houvessem sido acometidos por uma doença progressiva que, um belo dia, lhes fará sumir em meio a uma chuva de pele de lagarto e lantejoula. Opte por penas, brilhos e aberturas; use e abuse de cores, texturas e formatos de salto. Se os sapatos esculpidos à mão da Prada não desviarem o olhar de um traseiro caído, não sei o que mais será capaz de fazê-lo.

"Os sapatos estão se tornando cada vez mais delirantes, como se houvessem sido acometidos por uma doença progressiva que, um belo dia, lhes fará sumir em meio a uma chuva de pele de lagarto e lantejoula."

72 RECONHEÇA O ETERNO PODER DO PRETO

Agora admito que isto não seja nada engraçado, mas, se você quer mesmo reduzir o bumbum, a melhor forma para tal é descobrir o eterno poder do preto e do azul-marinho (o mesmo vale, mas num âmbito menor, para os tons neutros). Chato? Pode ser. Confuso? Faz sentido. Eficaz? E muito.

Apesar de criticarem o preto por esconder as curvas do corpo — os seios, por exemplo, que podem ser uma ótima curva da silhueta — o fato é que o preto é um fator emagrecedor. Se você se transportar no tempo e parar num laboratório de física do passado, você se lembrará de que o branco reflete luz e faz tudo parecer maior (pense num cômodo);

o preto absorve luz e faz tudo parecer menor. Oba! Johnny Cash sabia das coisas, e o Dr. Peter Thompson, psicólogo da Universidade de York, confirmou isso num experimento recente: "Vestir roupas pretas é bom", ele concluiu. "Funciona. Observamos um círculo preto num fundo branco e um círculo branco num fundo negro. O círculo preto parecia menor do que o branco."

É essa confiável ilusão de ótica que talvez explique por que uma pesquisa recente descobriu que 41% dos nossos armários são constituídos por roupas pretas. Cada uma de nós, em média, possui cinco paletós pretos, dois vestidos pretos e doze pares de sapatos pretos. É por isso que os nossos cônjuges quase nunca reparam quando saímos às compras. É maravilhoso isto: o preto sempre parece igual para o olhar despercebido.

Verifiquei o meu guarda-roupa para comprovar os números — e dividi o formidável closet em zonas categorizadas por cores, mais ou menos como um estacionamento de shopping. Fiquei boquiaberta ao descobrir que 70% do meu guarda-roupa é composto pelo preto absoluto e que outra parte considerável era formada por azul-marinho, o que não passa de uma mera desculpa para o preto. Na parte de calçados, dos tênis aos saltos agulhas, possuo 36 pares de sapatos pretos. Descobri, para a minha grande surpresa, que possuo dois pares idênticos de sapatilhas pretas, as quais uso há anos pensando ser uma coisa só. E quanto ao pretinho básico? Meu guarda-roupa de noite se baseia há tanto tempo na bondade e no cavalheirismo do preto que existem somente três vestidos chiques que contêm alguma outra cor — um deles eu comprei para uma festa a rigor à qual decidi ir de Elizabeth Taylor em *Quem tem medo de Virginia Woolf?*. O resto é tudo preto.

Visto que isso é fúnebre demais, como se todas as roupas tivessem se juntado para um velório, vale a pena quebrar o visual com pinotes de cor, lampejos de carne e a eventual estampa, se a moda e o clima permitirem.

73 ESCOLHA ESTAMPAS DISCRETAS

Você já adentrou num recinto — numa festa, talvez, ou em algum tipo de confraternização — e teve a terrível sensação no fundo da sua alma de que as pessoas estavam achando você chique demais? É um dos meus maiores medos, e passei todos esses anos no jogo da moda andando na ponta dos pés nessa linha mais que tênue entre parecer invejavelmente consciente das tendências e ir um pouquinho longe demais, parecendo que faço parte dos músicos contratados — digamos, o trompetista da banda. Se você sempre confiar nas opções seguras, todo mundo vai ignorar o seu bom gosto e se concentrará em outras coisas nas quais você pode ser boa, como assoviar. Agora, se você sempre se arrisca muito, todas essas mesmas pessoas vão ficar cochichando sobre como você adora galocha assim que der as costas.

A busca pelo equilíbrio é difícil, e essa é a essência e a arte da moda. É ainda mais difícil quando surge a moda de estampas "malucas", como acontece no verão, de quatro em quatro anos.

As estampas malucas são uma graça. Eu adoro... Aqueles florais chamativos que são, para os olhos, mais fortes que o Sol de verão ao meio-dia, os rabiscos sem sentido, os desenhos geométricos que fazem o estilo Centro Pompidou... Todas essas estampas são malucas e legais. MAS todas elas, sem exceção, estão sempre naquela linha tênue entre estar linda ou estar um desastre, sem um meio-termo. E há sempre o risco de ficar parecendo um sofá. Estampas elaboradas necessitam duas vezes mais espaço que as versões mais discretas. Engordam. Causam burburinho. Se receber os seguintes comentários acerca de seu visual, você está de mal a pior:

✳ "Por que você veio vestida de pizza?"

✳ "Que naturalista!"

✳ "Eu já tive uma almofada igualzinha."

✳ "Não seja grossa. Ela está usando essa roupa por causa de uma aposta."

✳ "Nossa! Você derramou ensopado de carne na sua roupa toda! Ah, não?! É a nova estampa Vuitton? Mil desculpas."

Se você gosta de estampa, eis o que precisa saber para evitar ficar igualzinha a um balão de ar quente:

✶ Fundo escuro para estampas pequenas e discretas emagrece (isso ficou conhecido como a "estampa-três-quilos-mais-magra").

✶ Estampas (grandes) gráficas ou étnicas podem despistar inchaços e saliências (considere o tribal).

✶ Listras, de qualquer tipo, não são muito boas para uma silhueta ampla, mas estampas geométricas e formas orgânicas são ótimas. Servem para quebrar a área que cobrem, confundindo a visão, que acaba pensando que o local é menor.

✶ Florais delicados são, em geral, melhores que redemoinhos sem sentido. Laura Ashley não estava enganada. Pelo menos, não *completamente*.

✶ Mantenha a estampa sob controle: um lenço (Pucci, Gucci ou Hermès, por exemplo) confina as formas num espaço restrito; é como cultivar hortelã num vaso, em vez deixar que tome conta do seu jardim.

74 DISCRIÇÃO É A MELHOR PARTE DO GLAMOUR, PORTANTO, MANTENHA A BARRIGA COBERTA

Eu não quero parecer uma mulher feia, chata e de mal com a vida, mas barriga de fora é quase sempre tão atraente quanto bumbum de fora. Ela pula para fora do cós, como um vizinho pendurado na cerca. Pula para fora nas laterais. Pula para fora atrás. Apesar de a moda haver se distanciado dessa parte medial para explorar novas áreas, ela continua em todos os lugares, estragando a paisagem como pneus empilhados. Uma vez, vi uma menina no ônibus cuja barriga tinha vida própria. Fiquei esperando o momento em que aquela pancinha se virasse para mim e dissesse "O tempo hoje está ótimo, não concorda?" ou sugerisse uma solução para as minhas Palavras-Cruzadas.

Na minha opinião, até aquelas barriguinhas saradas são relativamente vulgares, pois é um lugar privado posto sob o holofote. Digo o mesmo para a parte inferior das costas, que também é revelada através do mesmo ato. Ambos os lugares são queridinhos para aquelas tatuagens bem "safadinhas". O grande e inegável fato é que uma mulher esbelta e elegante simplesmente não revela muito o corpo, e mesmo o corpo que é revelado deve ser tratado com muita sensatez. Como o braço, por exemplo, aquela parte modesta que, até agora, só cumpria a função de ligar o ombro ao cotovelo, mas que, depois dos 30 e poucos, começa a ser uma pedra no sapato. De repente, o seu guarda-roupa inteiro fica obsoleto: camisetas justinhas, pequenininhas, tomara-que-caia, camisetes e coletes. Já era. Tudo.

É claro que algumas mulheres estão mais propensas que outras a virar frequentadoras de bingo. Minha sina está escrita nos meus genes, graças a uma avó italiana cujos braços balançavam sob a brisa nos piqueniques de verão. Eu me lembro muito bem de ser abraçada por aqueles pedaços acolhedores e aconchegantes de carne, um lugar seguro que tinha cheiro de água de lavanda e bala de menta esquecida na bolsa. Na minha idade, quando ainda se considera fazer uma viagem a Ibiza, ter cabelo comprido e brilhante e panturrilhas descentes (eu já falei disso?), bem, ter tríceps caído não passa de sofrimento e aflição.

A solução está no corpo das blusas. Mangas esvoaçantes mascaram os braços gordos. Mangas dobradas em blusas de verão são uma boa forma de distrair o olhar enquanto se obtém a ventilação necessária. Mas não pense que você pode distrair a atenção das pelancas mostrando a barriga. O mundo não funciona assim.

"Barriga de fora é quase sempre tão atraente quanto bumbum de fora. Ela pula para fora do cós, como um vizinho pendurado na cerca."

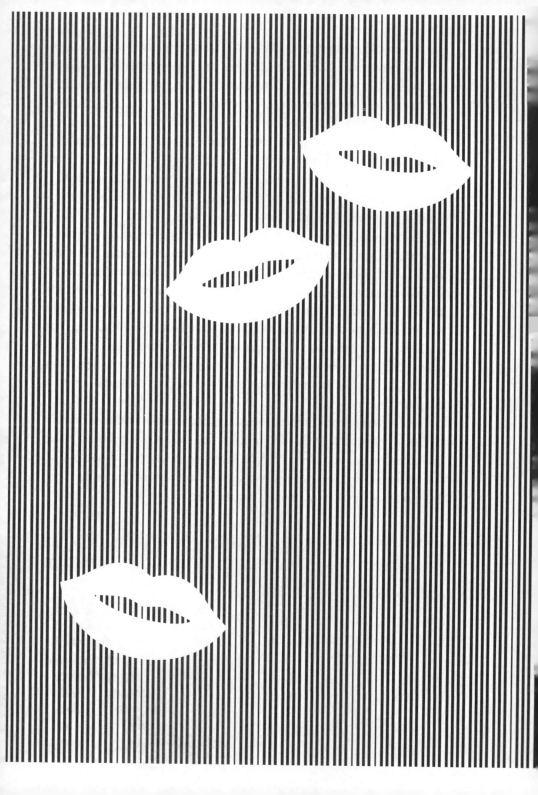

CAPÍTULO 8
SOBRE A BELEZA
Como despistar flacidez, gordura, banha e inchaço

A maioria das pessoas, na maior parte do tempo, está olhando para o seu rosto. Eu juro. Você pode até pensar que é aquela parte dos fundos caída que suga todas as atenções, mas com muito mais frequência são os olhos, o sorriso e as mãos que cativam a audiência. Além disso, há formas de dar uma recauchutada no corpo e deixá-lo como você gosta. Basta ter know-how.

75 MANTENHA-SE!

Estilo — apesar de na prática ser diferente — requer um certo grau de empenho. A menos que seja esguia como Cate Blanchett ou que seja menor de idade, você não pode simplesmente cair da cama na esperança de que a maquiagem de ontem lhe dê um ar de Patti Smith em 1978. Você vai é parecer que está virada ao avesso, sem charme nenhum.

Então maximize as suas chances. Explore ao máximo o que você tem e, assim, se sentirá muito melhor... E, sentindo-se melhor, você ficará mais linda. Fácil assim. E tudo tem a ver com manutenção — não intensa, mas constante, como um termostato. Vá a uma profissional para fazer as sobrancelhas. E cuide das unhas (unha forte = mulher forte). Faça esfoliação! Ah, esfoliação! Procure onde o calcanhar está rachado, trate dos lábios ressecados, cuide dos esfolados, hematomas e calos, hidrate essa pele seca e dê um jeito no pelo em lugares inoportunos. Uma mulher extremamente elegante que conheço tem um único pelo de "nylon" bem no meio daquele queixo imaculado. Pode ser que ela deixe o pelo ali só por diversão, mas, na minha opinião, aquele único fio arruína a inquestionável força das muitas jaquetas Chanel que ela tem.

Todas as mulheres têm seu próprio bicho-papão da beleza, é claro. Particularmente, aprendi a ignorar o meu lábio superior por conta e risco próprios. Visto que pelo facial é a maior gafe nos protocolos da feminilidade, fiz um acordo com várias amigas: se alguma de nós terminar incapacitada e sem poder manusear uma pinça, faremos visitas regulares para aparar e tingir os pelos. É uma vaidade inacreditável, é claro — mas o nosso medo é que, sem manutenção, podemos facilmente ficar igual ao Ben Stiller em *Com a bola toda*. Aí nossos familiares e amigos fugiriam correndo.

Se você se encontra numa aflição parecida, tem alguns caminhos a percorrer para conquistar a redenção: você pode usar linha (mas não faça isso, é horrível) ou depilar com cera, mas dá a sensação de ser um transexual se preparando para o dia da grande cirurgia. Você pode recorrer à pinça, mas isso implica o antigo medo das donas de casa de todos os tempos — o pelo vai crescer outra vez, maior e mais forte, igual ao Popeye depois de uma lata de espinafre. Ou então, sempre tem a eletrólise. Eu lhe garanto, por experiência própria, que é precisamente tão doloroso quanto furar o próprio olho com um objeto pontudo. "Aqui há mais terminações nervosas por centímetro quadrado do que em qualquer outra parte do corpo!", me disse a esteticista toda serelepe enquanto enfiava uma agulha muito comprida num folículo. "As chances de ficar cicatriz são mínimas!", ela disse depois, me picando feito doida enquanto os meus olhos lacrimejavam sem parar e o meu nariz escorria pelas unhas francesinhas dela. Atualmente, acredito que tingir é melhor.

Meu argumento é que coisas aparentemente insignificantes podem acabar com um look num piscar de olhos. Qualquer editora de moda vai lhe dizer isto se você perguntar com educação: o mal não está na Prada, está no detalhe. É por isso que um estilista quase nunca se aventura a sair sem um kit de sobrevivência que dê jeito numa *crise* cosmética ou de alfaiataria. Seu estojo de primeiros socorros precisa ter os velhos itens de sempre, como alfinete, agulha e linha. Em casa, guarde sempre botões, protetores de mamilos, lenços removedores de mancha, pedra-pomes, pinça e rolo removedor de pelos. Leve sempre consigo alguns cotonetes para limpar mancha de rímel, lenço de papel, palito de dente para espinafre e um espelho pequeno (para ver se tem espinafre). Em casa, coloque um lenço de seda sobre o seu rosto lindamente maquiado e vista o suéter de caxemira. É o mínimo que Elizabeth Taylor teria feito naquela inebriante época.

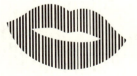 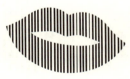 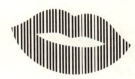

FIQUE BRONZEADA PARA PARECER MAIS MAGRA

Devido a algum fabuloso efeito da luz, um bronzeado apaga uns bons quilinhos, deixando-a esbelta e tonificada sem nem precisar deixar o ócio. Esse é o caminho mais rápido para a magreza, mas fazer uso do sol para tal é um grande erro. Um pouquinho de exposição à luz solar não é pecado nenhum (inclusive, acredita-se que combate a depressão e ajuda no sono), mas não exagere. Em vez de ficar estatelada sob o sol de meio-dia, besuntada em óleo e lendo jornal, opte por um dos muitos produtos de autobronzeamento disponíveis no mercado. Descubra aquele que melhor funciona para você. Pode ser bronzeamento a jato ou cremes autobronzeadores, que se apresentam nas mais diferentes formas. Mas não arrisque expor-se aos raios UV (vale para os A e B, para quem não anda muito ligada no assunto). No caso do autobronzeamento, a regra é, primeiro, fazer esfoliação e, depois de usar a loção, lavar as mãos. E um bronzeamento gradual não nos deixa com um ar tão radioativo; não fique laranja de uma hora para outra e surpreenda os amigos aparecendo no churrasco igualzinha a um Oompa-Loompa.

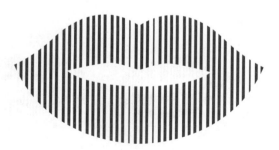

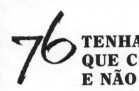

76 TENHA UM CORTE DE CABELO QUE COMBINE COM O SEU ROSTO, E NÃO COM O ROSTO DAQUELA GAROTA QUE SAIU NA CAPA DA REVISTA DE MODA

Não é nenhuma novidade mulheres querendo ser igual a suas heroínas — sempre sonharam em ter o sorriso de Audrey Hepburn ou os trejeitos de Marilyn Monroe. Mas aprenda: certa vez, fui ao cabeleireiro munida de uma foto de revista da Jennifer Aniston na época em que usava o corte Rachel (já faz um tempo, né?). Voltei para o trabalho e a minha chefe disse: "Oh, você cortou o cabelo Chanel" Viu? Mil e uma maneiras de errar.

Segundo o cabeleireiro das estrelas, James Brown (é ele quem cuida de Kate Moss), há regras irrevogáveis na relação entre corte e uma aparência mais magra. Ele diz assertivo: "Não acompanhe as tendências. Cabelo não é igual a sapato — não vai cair bem em qualquer pessoa." E respeite o seu rosto. "Quem tem queixo quadrado precisa de um corte repicado abaixo do queixo, enquanto que um rosto redondo requer um corte na altura do ombro com algumas camadas."

Minha cabeleireira, a formidável Jo Hansford da Mount Street em Mayfair (traduzindo: "a melhor colorista do mundo", segundo a *Vogue* americana), sabe o poder de cura de um corte e uma coloração ótimos. "Tira a atenção do resto do corpo, voltando-a para o rosto", ela disse, acrescentando:

✯ "Alongue um rosto redondo deixando o cabelo crescer até o pescoço. Se cortar na altura do queixo, vai ficar parecendo um pudim."

✯ "Para rostos compridos, uma opção é franja com um chanel na altura do queixo; assim, você corta o tamanho do rosto pela metade."

✯ "Para que tem o rosto angular, use pontas para fora para aumentar a largura do queixo."

E a cor, como fica? Se a sua pele é rosada ou tem uma cor forte, Jo aconselha ter cuidado. "Fique longe de cores quentes, como vermelho ou tons puxados para o dourado, porque acentuam ainda mais a cor da pele. Opte por tons mais frios, como um castanho-acinzentado, louro-cinza, cores neutras e caramelo. Isso inclui a raiz!" O quê? "Deixar a raiz branca faz o cabelo parecer mais ralo, faz você se sentir velha e careca. Não deixa você ser o seu melhor..." E, afinal de contas, este livro todo é sobre isso. Então vá cuidar desse cabelo branco, que, além de envelhecer, é de quebrar o coração. Particularmente, sempre me sinto dois quilos mais magra quando saio do salão da Jo com meu cabelo sedoso, lindo e com movimento. (Mas isso não dura muito tempo, pois o meu restaurante favorito fica ao lado. Droga!)

77 APRENDA A SAIR BEM NA FOTO

Falando por alto, eu sou razoável aos olhos. Não sou uma miss, sei que você entende isso. Mas sou decente. Não assusto gatinhos indefesos e, nos dias bons, sei me arrumar bem a ponto de receber um elogio. Então por que, quando saio numa fotografia, sempre fico parecendo a Fiona, esposa do Shrek? Tenho uma foto de férias de família em que sou a sósia de Jeremy Paxman, tanto que as pessoas começaram a perguntar por que ele estava conosco no bar em Minorca. Uma mulher fotofóbica recentemente disse ao *Times*: "Quem olhar o álbum de fotos da família vai pensar que o meu marido é casado com a babá. Se eu morresse amanhã, os meus filhos quase não teriam foto para se lembrar de mim."

Uma pesquisa realizada pela Hewlett Packard revelou que 2/3 das pessoas se sentem "profundamente envergonhadas" com a maioria das fotos. E eu me incluo nessa maioria. Eu vou de meio bela a completa fera no piscar do flash. Sempre parece que estou rondando pelas beiradas de qualquer foto, com os olhos vermelhos e camisa torta; pareço um assustador e gigantesco anão de jardim. Tenho inúmeras fotos em que o meu nariz — *só o meu nariz* — surgiu como um aventureiro solitário no primeiro plano, como se estivesse querendo chamar atenção. Demorei anos e anos para entender o que acontece, mas a verdade é que, até muito recentemente, não tinha jeito. Basta apontar uma câmera na minha direção para a minha cara parecer morta, a minha boca se esquecer de como sorrir, os meus olhos começarem a piscar e o vento soprar na direção leste, fazendo a minha blusa inflar, tomando a forma de um yurt da Mongólia. Quando surgem fotos novas, procuro urgentemente por mim, mim e mim, e, invariavelmente, tenho de ver que o adorável vestidinho náutico que estava usando naquele dia me fez parecer Georgie Porgie, após sua comilança de pudim e torta. Num mundo onde a imagem é tudo, onde a escova de cabelo é rainha e onde regularmente tiram foto minha fazendo coisas jornalísticas interessantes, isso não é nenhuma brincadeira.

O Dr. David Lewis, um especialista em imagem corporal e autor do livro *Loving and Loathing, the Enigma of Personal Attraction* [Amar e Odiar, o Enigma da Atração Pessoal], tem uma explicação para esse assunto mais que irritante. Aparentemente, temos três tipos diferentes de autoimagem: o "eu real" (como acreditamos ser), o "outro eu" (como acreditamos que as outras pessoas nos enxergam) e o 'eu ideal' (o tipo de pessoa que queremos ser). "O tanto que se gosta ou se odeia uma foto nossa depende de como ela se encaixa no nosso 'eu ideal', e não no 'eu real'", ele diz. "Uma foto que, por meio de iluminação meticulosa e do ângulo, faz você se aproximar do 'eu ideal' será estimada e preservada."

Entendido. Então como ter acesso a uma superfotografia todinha para você? Durante anos e anos, juntei dicas de quem mais sabe — as celebridades que estão sempre na mira impetuosa da lente dos paparazzi, as modelos que só precisam respirar para fazer a capa da *Vogue*, os próprios fotógrafos que sabem precisamente quando apertar o botão e quando parar para tomar um cafezinho. Se você não sai do Facebook, dê uma olhada no que eu aprendi e no que eu tentaria me lembrar quando sair de férias (na companhia ou não de Jeremy Paxman).

Quando for ser fotografada, tente:

✶ Virar levemente para o lado, com um pé para frente — tipo a Liz Hurley — com o peso no pé de trás. A estilista Charlotte Stockdale aconselha o seguinte: "Fique de pé para a câmera, com os ombros para trás e sorria com a boca fechada."

✶ Alongue o pescoço, com o queixo meio para baixo (pensa na Linda Evangelista, e não numa tartaruga). Essa dica tende a amenizar o papo. Se nem isso resolver, opte por uma camisa de gola alta. Abaixar um pouco o queixo também ajuda a aumentar os olhos. Eu sei, é incrível mesmo! Essa foi a inclinadinha que Lady Di fez na entrevista *Panorama*.

✻ Afaste um pouco os braços do corpo para diminuir a aparência de asas gordas e moles. Uma diretora de moda da *Vogue* diz: "Você pode criar a ilusão de braços mais finos ao girá-los para fora, perpendiculares ao corpo, para que o cotovelo fique na direção da perna." É possível que você mais pareça uma mártir suplicante nessa pose — que emagrece, sim, mas que é meio suspeita na badalada praia de Ayia Napa.

✻ Ombros para trás, barriguinha para dentro (mas não *sugue* — senão vai parecer que você acabou de levar um soco no estômago).

✻ Desvie o olhar da câmera logo antes do clique e depois olhe outra vez. Seu rosto vai berrar aos sete ventos que é você mesmo! Esse truque garante aos olhos uma chance de parecerem "vivos" e nos garante chance mais que justa de parecermos humanas.

✻ A língua deve repousar delicadamente atrás dos dentes, e não colada no céu da boca.

✻ Aperfeiçoe o seu sorriso fotográfico. Se a sua boca não relaxa e não se comporta, siga o exemplo de Keira Knightley: feche os lábios e sopre com delicadeza. Christy Turlington também era uma adepta desse biquinho. É óbvio que ajuda se você for absolutamente bela, mas nós, meras mortais, também podemos tentar. Mas não exagere, se não vai ficar parecendo o Louis Armstrong.

✻ Use a bolsa para disfarçar as partes do corpo mais cheinhas. Foi exatamente o que Grace Kelly fez na capa da revista *Life*, em 1956, quando ela escondeu a barriguinha de grávida atrás de uma bolsa Hermès. Que coisa mais da nobreza! Você pode recorrer ao casaco — colocado sobre um ombro — ou ao marido — colocado em primeiro plano. Ou pegue uma criança ou algo parecido e coloque bem na sua frente, para esconder as pernas tortas, as varizes, os sapatos errados (qual é?! Você não leu o Capítulo 7?).

✻ Olhe levemente para cima da câmera quando a foto estiver sendo tirada. Aparentemente, Jacqueline Kennedy usava essa técnica, que também ajuda a reduzir os olhos vermelhos.

✻ Sophie Dahl, outra expert em belas fotos , diz: "Não converse, senão você vai sair de boca aberta nas fotos ou vai sair muito estranha." Se o seu rosto tem vida própria, como o meu, dê um jeito para não ficar parecendo uma carranca.

✲ Evite vestidos brancos, que aumentam e engordam. Pois é, até mesmo a noiva. Por que os vitorianos obrigavam a mulher a usar branco no dia mais importante de sua vida jovem está além do meu entendimento. Se você está preocupada com o Dia D, talvez uma opção seja usar as damas, os padrinhos e os arranjos de flor para disfarçar. Tons marfim e puxados para o café tendem a quebrar com gentileza o branco absoluto.

✲ Não fique com os olhos quase fechados por causa do Sol. Use óculos escuros. Ou olhe para onde haja sombra.

✲ Para as desesperadas — número 1: mexa no cabelo. É o que Diane von Furstenberg faz nas fotos há décadas, e isso a rejuvenesce anos e anos, garantindo-lhe alegria e graça.

✲ Para as desesperadas — número 2: olhe para a câmera na direção do ombro. Por que você acha que sempre fazem isso nos catálogos da Boden?

✲ Encontre um fotógrafo que ame você. Quem sabe o Mario Testino, cujo trabalho de uma vida toda foi fazer as mulheres parecerem bonitas. Se o Mario não tiver horário disponível, encontre alguém que zele por sua pessoa a ponto de se certificar que não haja um poste brotando da sua cabeça.

✲ Quando encontrar um fotógrafo que ame você (ei, sem pressão, mas seria ótimo se fosse o seu parceiro, só por conveniência), aí é preciso falar sobre luz. É o melhor amigo de uma garota e o salvador redentor de uma mulher. Uma luz delicada garante um efeito que ameniza as rugas, ao contrário de uma luz dura, que ameaça criar sombras horrendas do nariz ou olheiras. Jogue com a luz, saiba onde o Sol está, pense nas cores de fundo. Pode ser coisa demais para uma fotinha simples e rápida, mas vale a pena entender um pouco sobre luz se você quer ter a chance de ter um belo retrato. Afinal de contas, sua mãe o exibirá num porta-retratos toda orgulhosa por muitos e muitos anos.

✲ Peça ao fotógrafo para inclinar a câmera um pouquinho para cima, obtendo assim um ângulo que favoreça mais: alonga o rosto e melhora as proporções do corpo.

✲ Lembre-se sempre de que os fotógrafos não são os detentores da verdade. Eles não fazem espelhos da imagem, então pode ser que você se depare com uma versão inusitada do seu rosto. Segundo a psicóloga Linda Papadopoulos, "as fotografias não representam fielmente como realmente somos... São apenas um registro de um momento estático. As pessoas nunca estão completamente paradas como numa fotografia, e o fato de serem seres animados muda a aparência. Em estudos, as pessoas são classificadas como significativamente mais bonitas pessoalmente do que em fotos, devido às qualidades pessoais, como autoconfiança." Gostei disso.

✴ Mais uma dica sobre luz: se você quer mesmo sair bem na foto, não espere que o seu parceiro apresente todas as soluções. Arregace as mangas e se muna de velas de réchaud. Também podem ser velas variadas postas sobre a mesa de centro, criando o maior clima. Segundo o diretor de fotografia Adam Hall, "luz de vela é muito acolhedora e macia, e ameniza rugas e imperfeições". Além disso, vela é perfeito para um encontro romântico, um jantar íntimo e uma reuniãozinha com as amigas. Mas não estamos no século XIX, então, para o dia a dia, temos de investir numa iluminação de qualidade para a casa. É o seu espaço! E tem de funcionar a seu favor. Use e abuse da iluminação, no chão, nos abajures com cúpulas coloridas, num lustre com uma cúpula grande sobre a mesa de jantar. Tudo isso é muito melhor do que aquela luz dura e impiedosa. Reserve-a para o banheiro, onde a honestidade deve imperar.

✴ Por último, não fuja da câmera toda amedrontada ou você vai passar boa parte da vida sem nenhum registro das épocas às quais sobreviveu. Vai perder a imagem da juventude. Além disso, quando for olhar fotos dos velhos tempos, das época em que você se achava feia, velha e gorda... O que você acha agora? Nada mau, né?

SE AS REVISTAS PODEM TRAPACEAR,
VOCÊ TAMBÉM PODE

Lembre-se sempre, ao dizer "xis" bastante esperançosa, de que as imagens que nos cercam são pura fantasia. A própria modelo Christy Turlington explica: "A propaganda é uma grande manipulação. Atualmente, não existe foto de revista que não receba nenhum tratamento. É engraçado — as mulheres, ao verem fotos de modelos nas revistas de moda, dizem: 'Nunca serei assim', mas elas não percebem que ninguém pode ficar deslumbrante desse jeito sem a ajuda de um computador." Cindy Crawford argumenta: "Acho que as mulheres me veem nas capas de revista e pensam que eu nunca tenho espinha ou olheira. Mas temos de considerar que isso é resultado de duas horas de cabelo e maquiagem, mais retoques. Nem mesmo eu acordo parecendo Cindy Crawford."

Atualmente, o tipo de retoque (airbrushing) geralmente reservado às top models (que são as últimas mulheres que precisam disso nesse mundo) se tornou disponível para as massas. Snappy Snaps, por exemplo, é um serviço para quem quer dar um retoque nas fotos das férias sem ter o trabalho de uma revisão estética. É possível clarear olheiras, aumentar pernas, eliminar a barriguinha e clarear dentes, igualzinho ao departamento de arte das revistas. Se você quer uma limpeza mais profunda, retouchphoto.co.uk pode fazer lifts faciais completos, eliminando papada, olheiras e ex-maridos. A única coisa impossível é cortar e colar um Adônis de sunga para ficar ao seu lado. Na verdade, peraí... Você *pode*, sim, ter um Adônis! Pronto: o mundo é uma foto perfeita.

Existe outra opção que não requer ajuda de terceiros; basta ter o aparato correto. Agora é possível comprar câmeras digitais com um "dispositivo emagrecedor" que alonga a imagem, removendo visualmente cerca de 5kg no processo. É chamado de "dieta digital". Muito útil para noivas da internet.

78 TRATE AS PROMESSAS DE BELEZA COM CERTA CAUTELA

Há algumas verdades inconvenientes que a indústria da beleza e todas as suas lindas mensageiras não querem que saibamos, parcialmente porque todos ficariam desempregados, mas principalmente porque, para todo o sempre, estouraria a bolha da doce esperança que estimula nossos custosos empenhos. Então encare a realidade. Saiba, por exemplo, que aquelas modelos magricelas que aparentam sofrer de algum distúrbio alimentar geralmente sofrem de algum distúrbio alimentar. Saiba que o tempo lhe dará linhas finas sobre a sobrancelha e que extrato de placenta que vem num frasco de porcelana bem cara ajuda bem pouco. Saiba, acima de tudo, que esfregar creme no bumbum não irá diminuí-lo.

Podem parecer muito atraentes e sedutores, com promessas de alisar, dar brilho e promover a lipólise, mas os cremes para celulite não vão muito além de aumentar a fatura do cartão de crédito. É melhor se esfregar com aveia e mel. Guarde o dinheiro num potinho — pode ser naquele frasco de porcelana vazio — e gaste as economias numa esteira. Agora esvazie a mente de qualquer sentimento de decepção e dê uma boa olhada nas suas coxas. Se tem celulite aí, mãos à obra.

PARE DE GASTAR DINHEIRO À TOA: FORMAS EFICIENTES DO COMBATE À CELULITE

Laser, massagem aspiradora, meia-calça com microcápsulas de cafeína, luz infravermelha, sopa de guaraná, jeans com aplicação de soro de retinol, radiofrequência, cruzar os dedos, lipoaspiração... O incrível leque de opções dos milagres cotidianos disponíveis à pobre mulher afligida pelo mal da celulite é prova de que é um problema persistente e universal. Em 2007, 85% das americanas mergulharam nesse mundo, e isso é mulher pra caramba que sai do quarto andando de costas. Essa história de casca de laranja é, sem sombra de dúvidas, uma preocupação séria para a ala feminina. Infelizmente, celulite é uma coisa predominantemente feminina, e sua formação está intimamente ligada aos hormônios sexuais femininos. É por isso que, geralmente, os homens não precisam de calças infravermelhas.

Quem tem sabe que as celulites se formam à medida que as células adiposas estendem-se com o passar dos anos. Aquelas desgraçadas... Elas empurram as fibras conectivas, como um bola de soprar que vai enchendo através de uma blusa de tela (uma dessas imagens deliciosas que poderíamos viver sem). O que se vê na superfície é o característico efeito de covinhas, que soa bonitinho. Mas celulite não é bonitinho. É uma maldição. Então mate-a logo! Pare de pensar nas "soluções milagrosas", comece a pensar: "Será que consigo dar um jeito nisso?" Pare de querer remendar o exterior e comece a trabalhar pelo interior. EU sei que pode não ser tão empolgante quanto comprar um lindo frasco de uma certa gosma, que vem numa linda caixa rosa. Mas vai funcionar. Com o tempo.

✻ **Coma bem**. Jogue-se nas verduras, legumes, frutas e grãos integrais e tente se abster de comida industrializada, açúcar, bebidas alcoólicas e cafeína. Um tempo atrás, li um livro que tem um título brilhante em inglês, *Cellulite My Arse!* [Celulite é o Cacete], em que a autora, Shonagh Walker, recomenda o consumo de alimentos que estimulam o processo de desintoxicação, como aipo, pepino, alho-poró e cebola. Vale a pena experimentar.

✻ **Hidrate-se**. Beba muita água. Não café. Não suco. Não Merlot. A ideia é limpar com o fluxo de água.

✻ **Faça exercícios**, para estimular a circulação. Levante a bunda do sofá. Mostre-a ao mundo, e não apenas ao tecido do móvel.

✻ **Não fume**.

✻ **Corte o sal**. Ele promove a retenção de líquidos.

✻ **Ingira produtos orgânicos**, para reduzir o consumo involuntário de estrógeno e outros hormônios usados nas carnes produzidas em nível industrial.

✻ **Escove-se**. Use no corpo, de cima para baixo, uma bucha natural seca enquanto canta no chuveiro (acústica de banheiro é muito bom, né?).

✻ **Massagem**. Drenagem linfática pode ajudar a estimular a circulação preguiçosa. Mesmo se não adiantar, é uma ótima maneira de gastar a hora do almoço.

✻ **Autobronzeamento**. Celulite é muito menos visível em peles escuras.

79 FAÇA COMO LADY DI E DÁ-LHE COLONTERAPIA

Então, você está se sentindo pálida, gorda e inchada? Você nunca consegue lugar sentado no metrô? Seu cabelo está quebradiço, a pele, sem vitalidade, e a língua, numa tonalidade interessante de bege? As causas disso são alimentares, minha querida leitora. Você precisa dar mais atenção à flora interna. Sei que isso não é conversa para se ter num jantar, mas o que você come pode ter um impacto significativo no seu visual de biquíni. Digira o fato de que a nossa dieta moderna nada natural faz alguns desserviços à nossa ecologia interior; alimentos altamente processados, glucose de milho com altas taxas de frutose, antibióticos, pedaços de carne bem grandes... Essas coisas chegam ao intestino e sutilmente modificam o equilíbrio, como uma ex no dia do casamento.

Há maneiras de melhorar o equilíbrio. Farelo de cereais, psyllium ou casca de ispágula e lactobacilos (uma boa opção é o iogurte natural) são bons pontos de partida. Heidi Klum recomenda tomar banho de sais Epsom para reduzir o inchaço. Eu recomendo não beber nada com canudinho. Se ocorrem apenas dificuldades esporádicas, há quem defenda os probióticos — que são bactérias boazinhas que residem nas bebidas lácteas ou (ainda melhor) cápsula de acidófilos — junto a muita hidratação e camarão VG!

Se parece que não tem mais jeito, você sempre pode apelar para a colonterapia (ou hidroterapia). Você estará em boa companhia. A princesa Diana, três vezes por semana, se dirigia à London's Hale Clinic e fazia o que ficou rapidamente conhecido por Descarga Real. Também foi a técnica escolhida por John Lennon e Mae West, que aparentemente começava o dia sempre com uma lavagem intestinal revigorante. O nutricionista da atriz, Bernard Jensen, dizia: "Tenho certeza de que essa simples técnica contribui muito para sua vitalidade incomum, sua inteligência e sua eterna atratividade; uma beleza verdadeira é apenas o reflexo da beleza interior." Ah, é verdade, Bernard, é verdade. Hoje em dia, dizem que Kim Basinger, Goldie Hawn e Demi Moore são fãs da hidroterapia, enquanto que Courtney Love ama a técnica. Recentemente, ela contou o seguinte à revista *Harper's Bazaar*: "Foi o que resolveu o meu problema... Odeio ler revistas em que as atrizes alegam que apenas comem brócolis e peixe, brócolis e peixe. Mentirosas!"

Se você resolver experimentar, vai descobrir que a colonterapia não é terrível como se imagina. Achei muito simples e muito menos desagradável do que havia previsto. Pode ser comparada a dar à luz e karaokê (mas muito menos dolorosa que os dois). O emagrecimento, apesar de não ser sua função primária, pode ser um benefício bem-vindo.

O CAFÉ DA MANHÃ DA BELEZA

Quando estiver exausta, se sentindo o pior ser do mundo, o que você precisa é de um desjejum para garantir um surto de energia em todo o corpo. Também promete ajudar na digestão, deixando você com uma pele linda e limpa e pronta para levantar, sacudir a poeira e dar a volta por cima. É isto que você tem de fazer:

✷ Antes de se deitar, pegue um pote de iogurte natural e o misture com suco de fruta ou água, para dar a consistência de um shake.

✷ Acrescente um punhado de aveia e sementes (semente de linhaça e semente de girassol, por exemplo).

✷ Coloque na geladeira para fermentar durante a noite.

✷ Coma de manhã.

✷ Sinta-se linda.

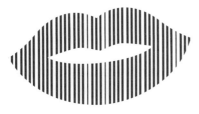

80 APRENDA A PASSAR BLUSH DIREITO

Tenho um rosto redondo, que mais parece um prato. Um observador generoso poderia até dizer que meu rosto é meio angular, mas até a alma mais bondosa teria de admitir que não pareço ter maçã do rosto. Sempre quis ter um rosto desses marcados, onde é possível até cortar fatias de queijo, que param o trânsito e deixam os homens de queixo caído. Mas não é o desejo de todas nós? Bem, tudo é possível.

Se você convive, de alguma forma, com modelos, logo perceberá que rola uma alquimia potente nos bastidores de qualquer sessão de fotos ou desfile. Garotas bonitinhas com caras pálidas ou rostos redondos ressurgem (muito tempo depois) com o rosto de uma Vênus. Foram esculpidas por Rodin. São musas. São a graça em pessoa. São sereias. Receberam maçãs do rosto protuberantes e maxilares definidos. Têm nariz fino e pescoço comprido. E tudo isso foi conquistado com a aplicação meticulosa de cosméticos.

É obvio que a nossa vida não se resume a ficar andando numa passarela até alguém nos acender um Malboro e mandar pararmos, mas muitas técnicas dos gurus da maquiagem são valiosas. Não vão transformar o seu rosto completamente. Você não vai se ver e pensar: "Oi, Angelina!" Mas o uso sensato dos princípios do contorno vai ser mais uma arma para se ter entre as suas técnicas de eliminar peso. A partir de agora, andará de mãos dadas com as porções pequenas e os modeladores.

Para saber as informações confidenciais (e principais) da técnica do contorno, fiz uma visitinha à Terry Barber, mestre na arte e diretora criativa da M.A.C. Cosmetics, a principal marca internacional de maquiagem para tal empreitada.

Eu: O que é o contorno?
TB: A arte do contorno é a verdadeira arte da maquiagem. A maquiagem propriamente dita foi desenvolvida para acentuar a estrutura do rosto, em vez de decorá-lo. Tudo se resume à iluminação, de verdade. Cores escuras fazem uma área do rosto recuar, enquanto cores mais claras acentuam essas partes. Vê-se essas técnicas mais claramente nos filmes e nos palcos, mas tudo se resume aos truques de maquiagem,

que também é algo que pode ser facilmente adaptado para a vida cotidiana; basta aprender. Como artista de maquiagem, acabei vendo que o que realmente faz as mulheres brilharem é lhes dar maçãs do rosto protuberantes; melhor ainda se passar despercebido. Olhos e boca vêm e vão, são moda, mas a maquiagem que realça a estrutura óssea é eterna.

Eu: Quem ensinou isso a você?

TB: Aprendi sobre contorno com Liza Minnelli, que praticamente trabalhava só com preto e branco. Ela colocava um pouco de preto abaixo do maxilar e das maçãs do rosto, e ia misturando a cor até chegar ao couro cabeludo, usando o cabelo para realçar a bochecha. Ela pintava o rosto, fazendo o contorno dos olhos para baixo — fazendo o estilo Halston; ela iluminava o contorno até as maçãs, e o queixo e a zona-T era iluminados em branco. Era puro espetáculo.

Eu: Mais alguém?

TB: Sim. Linda Evangelista também me ensinou muito sobre contorno. Ela dava uma pincelada de marrom sob o queixo para separar o rosto do pescoço. Mas ela vivia sob a mira das câmeras...

Eu: Então todas nós deveríamos dar uma pincelada de marrom-escuro no queixo? Não vai ficar parecendo cavanhaque?

TB: Os produtos mudaram tanto nos últimos tempos que agora são muito mais sutis. Eu me lembro bem dos anos 1980, quando imperava o movimento New Romantic. A cara era branca com contorno cinza. No fim, o rosto ficava marcado com listras cinza. Mas, agora, os pigmentos são feitos com fórmulas mineralizadas. Esses produtos realçam a pele e não ficam parecendo uma máscara.

Eu: Entendi. Então como é que faz?

TB: Vou explicar...

Sombras: Os produtos para contornar precisam parecer a própria pele, então há muitos tons de cinza-amarronzado, bege, marfim, cor da pele (também em tons mais escuros) — que podem ser muito parecidos à cor dos olhos sem maquiagem alguma. Use uma fórmula de contorno, como a Sculpt, da M.A.C., para sombrear e dar profundidade sob as maçãs do rosto, para estreitar a têmpora ou um maxilar marcado. Opte pela cor tabaco, que dá esse sombreamento. Mas você não quer um maxilar marrom escuro, então misture e jogue com as cores — sempre sob uma luz boa; experimente a luz do dia. Esfumace os contornos do rosto.

Aqui vai uma dica 100% segura para o contorno da bochecha: imagine uma linha (ou segure um lápis) entre o alto da orelha e o canto dos lábios. Esfumace essa linha. Imagine outra linha entre o canto dos lábios e o canto externo dos olhos. O sombreamento não deve ultrapassar esse limite. Para quem tem o rosto largo, é possível afiná-lo fazendo o contorno na parte exterior do maxilar; uma sombra mais escura sob o maxilar o deixa mais evidente. É assim...

Eu: Ah, é, isso funciona! E também devemos usar blush?

TB: Sim.

Eu: Como?

TB: A ideia é dar às maçãs do rosto uma aparência tridimensional. Use um blush em gel ou creme e suba até o couro cabeludo. Se quiser, pode ir além dos contornos normais para acentuar mais que o sombreamento natural. Aí você precisa...

Iluminar: Use um iluminador marfim ou que tenha um brilho claro para acentuar as áreas principais onde a luz atinge o rosto. Acrescente um pouco de iluminador em creme no alto das maçãs e no osso da sobrancelha.

Olhos: Ilumine o canto interior dos olhos até o topo do nariz, bem naquele local de sombra infalível. Pense na Coco Chanel! Chamo isso de "cirurgia de desenho".

Nariz: Eu não me preocuparia com o contorno do nariz — é uma técnica para vídeo. Deixe isso para Naomi. Se quiser, apenas aplique pó nas laterais do nariz para tirar o brilho (o qual aumenta o nariz). Estamos falando de luz, então não aplique nada na parte superior do nariz para, assim, criar a ilusão de ser menor.

Eu: Genial! Eu tenho maçãs do rosto! Nunca tive maçã no rosto... Acho que eu vou chorar...

Para receber informações desse tipo, marque uma consulta com uma especialista na loja M.A.C. mais perto de você. Peça para conversar com alguém da equipe profissional, pois, com certeza, essa pessoa já trabalhou em sessões de fotos e em desfiles. Com certeza, ela saberá fazer aflorar o seu "eu mais magro".

SOBRANCELHAS PRA QUE TE QUERO...

O maior delineador de rosto está totalmente a seu alcance. Você o possui! São as sobrancelhas. Então bote-as para funcionar. Eu não espero que você tenha sobrancelhas iguais à da Fiona Bruce, mas elevar um pouquinho aqui e alongar um pouquinho acolá pode ter um grande impacto num rosto redondo. Se o seu bolso permitir, procure uma profissional. Se não for possível, a pinça será a sua maior arma. Faça a sobrancelha depois do banho, quando os poros estão aquecidos e dilatados, mas tem de ser sob uma luz clara e forte. Primeiro, livre-se daqueles pelos que ficam entre as sobrancelhas, depois vá tirando os pelos *embaixo* da sobrancelha, tentando fazer um arco, mas cabe a você sentir até que ponto deve ir. Terry Barber tem as seguintes dicas: "Use um lápis para alongar as sobrancelhas formando um ou dois pelos com batidinhas delicadas. O canto interior não pode ser muito curvado para baixo, caso contrário vai deixar o nariz mais largo. O glamour calmo de Marilyn Monroe tinha muito a ver com as sobrancelhas. Eram bem separadas, arqueadas diretamente acima da pupila. Era tudo muito arquitetônico... É possível medir a sobrancelha ideal segurando um lápis na lateral do nariz apontando para a sobrancelha. Nesse ponto é onde a sobrancelha deve começar. Se for mais fechada, o nariz vai parecer maior."

Depois penteie a sobrancelha para cima com uma escova de dentes velha e apare os pelos rebeldes com uma tesourinha. Se a sua sobrancelha é rala, use uma sobra em pó na cor exata para preencher os vazios com movimentos leves. Sobrancelhas muito claras ou grisalhas às vezes precisam ser tingidas. Se forem realmente ralas, é possível fazer maquiagem definitiva (ou dermopigmentação, que é uma espécie de tatuagem estética) com um profissional; e lembre-se sempre de que, nesse caso, você não pode pensar em economizar. É claro que é sempre possível passar dos limites. Se você chegar ao ponto em que estiver desenhando a sobrancelha com um lápis quase laranja, estará mais do que na hora de deixar o espelho de lado.

CAPÍTULO 9
ENCONTRO MARCADO COM A TAXA DE METABOLISMO
A prática de exercício físico começa aqui

Todo mundo conhece a equação original para o emagrecimento: para perder peso, é necessário comer menos e se mexer mais. Tudo se resume às leis da termodinâmica. Está bem, você pode tentar se esquivar com pílulas e poções, cremes, linimentos e CDs de autoajuda. Mas não vai funcionar por muito tempo. A melhor forma de emagrecer é introduzir o hábito da prática de exercício cardiovascular moderado no seu dia a dia. Não coloque na agenda como sendo uma ocasião especial: modifique o seu estilo de vida só um pouquinho para ver a diferença na próxima vez que se enfiar num provador minúsculo somente na companhia de um espelho panorâmico.

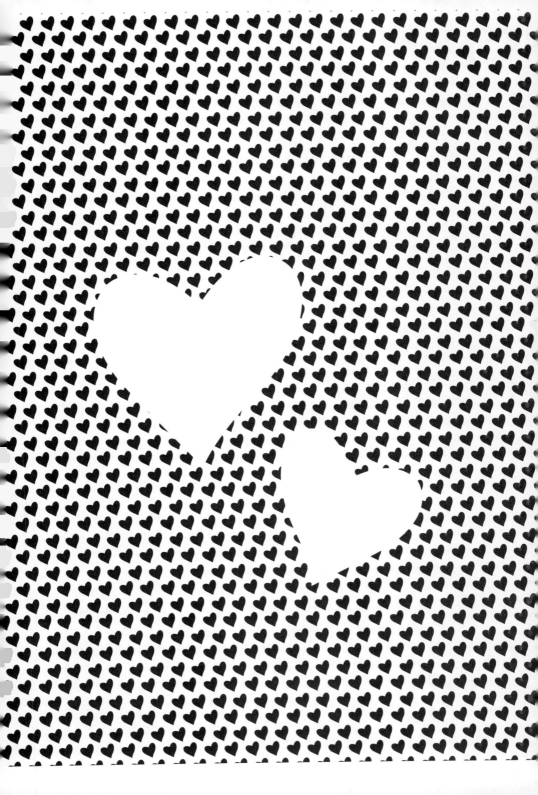

81 OCUPE-SE

Tem uma cena de *Absolutely Fabulous* que diz tudo. A libertina Edina decide que já está na hora de emagrecer um pouco. A filha Saffy, no seu típico tom sensato, diz: "Olha só, mãe, você só precisa comer menos e fazer exercício." Edina já está com uma resposta na ponta da língua: "Filhinha, se fosse fácil assim, todo mundo estaria fazendo isso."

O problema é que a maioria não faz. Uma pesquisa muito desanimadora feita por uma empresa de cuidados para a pele há não muito tempo revelou que passamos 14 horas e 28 minutos de cada dia tirando o peso do corpo dos pés. Isso equivale a passar 36 anos da vida adulta sentada. Considerando que temos oito horas de sono diariamente, passamos somente uma hora e meia em pé, ativas, por dia.

No entanto, os seres humanos não são programados para sentar, sentar, sentar. Fisiologicamente falando, não estamos muito diferentes da época em que andávamos pela savana atrás da próxima presa. Somos desenvolvidos para andar muitos quilômetros por dia, e não para ficarmos grudados na frente do computador com um pacote de pão doce ao lado e com torcicolo. Então levante-se, agora. Faça alguma coisa. Resgate suas raízes pré-históricas! A prática de atividades físicas, além de queimar calorias, faz ganhar massa muscular e aumenta a taxa de metabolismo basal; também vai manter você bem longe da geladeira.

Exercício físico — para quem ainda não é fã — realmente precisa ser algo que faça parte da sua vida, e não uma coisa que você faça com grande esforço esperando receber uma salva de aplausos. E tem de ser feito com regularidade, e não num começa-e-para sem fim.

A palavra-chave aqui é exercício integrado, ou seja, é uma forma mais elegante de dizer "mexa-se um pouco mais". Estudos mostram que diversas séries de cinco a dez minutos de exercício durante o dia fazem bem para a saúde cardiovascular e respiratória, diminuem o risco de diabete e aumentam a longevidade. Comece aos poucos. Com uma caminhada revigorante. Com uma corrida pela rua. Com a volta da corrida pela rua. Chegue um poste mais à frente a cada dia. Não espere receber medalha (a menos que você tenha participado de uma maratona; nesse caso, meus parabéns). Mas cuidado: estudos revelam que quem pratica exercício, mesmo que seja moderado, tende a fazer pratos maiores. Então tente não enxergar essa volta no quarteirão como uma desculpa para comer quatro fatias de bolo assim que estiver de volta no conforto de sua cozinha. Você merece ficar feliz, mas não merece fazer um banquete de carboidratos e ficar com o queixo sujo de manteiga.

Eis algumas dicas para ajudar a fazer com que a prática de exercícios físicos seja parte do seu dia:

✱ **Use as escadas, número 1**. Tem de abolir o elevador, cultivar a claustrofobia e desenvolver um medo sem fundamento de escada rolante. "Usar as escadas não é visto como normal", diz Amelia Lake, pesquisadora em Ciência Médica da Clínica da Universidade de Newcastle. "Na maioria dos edifícios [novos], é muito difícil encontrar a escada. O foco, quando se adentra o recinto, tende a ser o elevador. Em alguns prédios, você pode acabar descobrindo que usar a escada fará com que o alarme de incêndio seja disparado." O arquiteto Will Alsop é ainda mais incisivo: "Se realmente queremos dar um jeito [na crise de obesidade], basta tirar todos os elevadores dos edifícios em Londres. Aí todo mundo ficaria em forma." Ele está certo. Quando os funcionários do University Hospital, em Genebra, foram proibidos de usar os elevadores por 12 semanas — manobra que aumentou a escalada diária de cinco para 23 lances de escada —, a capacidade aeróbica aumentou, em média, 8,6%, e os níveis de gordura corporal caíram 2%.

✱ **Descubra um jeito que faça você gostar mais de caminhar.** Encha o iPod com um monte de músicas. Assobie. Bisbilhote pela janela das casas. Desbrave o seu bairro. Seja adepta da arte da perambulação no parque — há muito tempo perdida —, quem sabe até usando capa e chapéu... Enquanto caminha, ouça uma ópera bem agitada ou faça como Stephen Fry: faça o exercício acompanhada de um bom áudio-livro de ação ou suspense. Segundo ele, "você nem percebe que está caminhando e acaba andando mais e mais rápido devido ao clima tenso".

✱ **Se você gosta de equipamentos eletrônicos, compre um pedômetro** (um aparelho que conta os passos dados). Segundo cientistas da Universidade de Stanford, ter um objetivo diário é um fator importante no aumento da atividade física. Um artigo recente mostrou que o uso do pedômetro está associado a um aumento significativo na atividade física e a uma diminuição do IMC e da pressão sanguínea. E daí se você fica parecendo nerd? É melhor uma nerd em forma do que um balofo.

✴ **Descubra o pole-dance;** talvez a dança do ventre; ou, quem sabe, o sapateado... Ou simplesmente aumente o som e dance em casa mesmo. Dance 10 minutos por dia ou enquanto estiver esperando a água ferver. Escolha a coreografia com cuidado. Se você optar por swing, vai queimar, em média, 370 calorias por hora (especialmente se você optar pela modalidade East Coast Lindy Hop); dança do ventre gasta 378 calorias por hora; salsa, 372 calorias por hora; dança de salão, 216 calorias por hora (mas esse valor sobe se você estiver maquiada, de sapato salto agulha prateado e com uma saia bem rodada).

✴ **Salte do ônibus um ponto antes**. Pois é, eu sei que já ouviu isso, mas você alguma vez na vida seguiu esse conselho? Enfim, você anda de ônibus? Se não, essa dica não vale para você. Mas se a resposta for afirmativa, corra atrás do ônibus para tentar pegá-lo enquanto ainda está parado no ponto; imagine que você esqueceu o seu BlackBerry ou o anticoncepcional no banco. Se você usa o metrô, desça uma parada antes e aprecie a paisagem. Ande até o seu destino, olhando ao seu redor para observar a arquitetura na qual você nunca reparou. Mude a sua perspectiva.

✴ **Tenha um surto de limpeza**. Tenha uma conversinha íntima com o seu autocontrole interior. Passe o aspirador na casa durante 15 minutos para exterminar 58 calorias.

✴ **Leve os filhos para a escola a pé**. Isso também fará bem a eles; encare como uma forma de exercitar o amor. Se você não tem filhos, leve os filhos de alguém (mas peça primeiro).

✴ **Faça alguma coisa muito doida**. Abandone-se. Seja intensa. Arrase na pista de dança.

✴ **Desenvolva um interesse por algo enigmático e difícil de encontrar**. Como amonite. Saia por aí para descobrir o seu Santo Graal.

✴ **Compre uma bicicleta** e pedale rumo ao trabalho.

✱ **Colha o seu almoço**. Alimentos silvestres são nutritivos, cheios de folha e livres de tudo de ruim. Além disso, você fará um passeio pelo campo com algum propósito (diferente de jogar golf).

✱ **Use as escadas, número 2**. Em vez de ficar empilhando sapatos, xampu e Lego no início da escada para levar tudo para o segundo andar de uma só vez, leve uma coisa de cada vez.

✱ **Fique de pé!** Ficar em pé queima 36 calorias a mais por hora do que ficar sentado.

✱ **Participe de brincadeiras**. Pique, queimado, basquete. Além de queimar 100 calorias em 10 minutos, os seus filhos vão continuar querendo conversar com você quando atingirem a puberdade.

✱ **Pense em ter um cachorro**. Uma caminhada vigorosa é tido como o exercício integrado de maior valor. E um terrier bem curioso é um animal bem vigoroso quando o assunto é andar. Um tempo atrás, peguei emprestado o Rhubarb, o patterdale terrier de uma amiga, e a minha vida, digamos assim, pacata, se virou de cabeça para baixo enquanto eu rodava pelo parque todos os dias de manhã. Se você está solteira, ter um cachorro legal vem com o bônus de ser uma isca fantástica para homens. Weimaraners e filhotes são os melhores.

✱ **Participe de excursões**, ou...

✱ **Faça as compras a todo vapor**, ou...

✱ **Colete as cartas na caixa de correio uma a uma**, ou...

✱ **Faça caminhada tai chi**. Envolve meditação enquanto se caminha, concentrando-se nos músculos e nos movimentos. Os seguidores dessa caminhada juram que você ficará mais em forma — e mais magra — mais rápido. Pode ser que também se torne uma pessoa melhor. É só pensar!

✱ **Beba mais água**. Você *vai ter* de se levantar para ir ao banheiro. Vá ao que está dois andares acima, e não àquele no fim do corredor.

✱ **Perca o controle remoto**. Quando estiver velhinha, sempre se esqueça de onde colocou a dentadura. Quando jovem, esqueça onde está o celular.

✱ **Saia da redoma**. Um estudo envolvendo 200 mil americanos realizado pela Universidade de Rutgers, em Nova Jersey, descobriu que os moradores dos grandes centros estão, em média, 2,5kg mais magros que aqueles que moram em bairros distantes. Isso se deve, em grande parte, ao fato de que andam mais, em vez de usar o carro. "Nos grandes centros urbanos, as lojas e os prestadores de serviço ficam juntos", diz Tim Townshend, pesquisador da Newcastle e planejador urbano. "Anda-se muito mais, simplesmente devido aos inconvenientes de conduzir." É interessante, viver numa grande cidade cria o efeito do "preguiçoso ecológico", em que a opção saudável e boa para o meio-ambiente também é o caminho de menor resistência. Por outro lado, se a sua vida se resume aos shopping centers, você tende a andar mais de carro e, consequentemente, acumular banha. Isso — junto ao alto número de academias de ginástica, às lipoaspirações e às amigas metidas — explica por que as nova-iorquinas são mais magras que as americanas em geral.

✱ **Mas se você quer ficar presa na bolha, opte pelo "shoppingcício".** É a ideia mais louca, mas envolve uma caminhada vigorosa enquanto se olha as vitrines (fabricantes de sapato lançaram no mercado sapatos para "andar no shopping", com tração extra para os pisos mais macios e mais lisos dos shopping centers). O lado positivo de caminhar no shopping é não haver trânsito, ser à prova de chuva e relativamente seguro; pode queimar 200 calorias em meia hora, se você rir da cara da escada rolante, é claro. O lado negativo é que você pode acabar se deparando com aquela bota maravilhosa e uma torta deliciosa. Nesses casos, bye-bye benefícios.

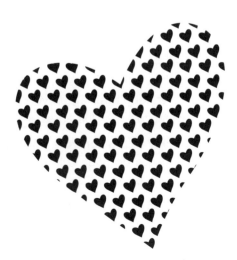

82 DESCUBRA QUAL É A SUA E SE APEGUE A ISSO

Eis um fato concreto: para perder 0,5 Kg de gordura, precisamos queimar 3.600 calorias. A realidade pode ser muito triste, né? Bem, mas não chore. Não pense a longo prazo, pense na hora do almoço. Comece agora. Faça uma caminhada ou uma aula de step para iniciantes. Vá para o trabalho de bicicleta ou de patins. Você escolhe.

Se é fácil para você desviar a atenção de alguma coisa ou se a sua resistência é patética (*Moi aussi!*), talvez você precise de um objetivo. Antes do meu casamento, por exemplo, fiquei aterrorizada com aquele pequenino vestido branco frente-única, todo bordado à mão com contas de pérola. Tanto que tinha três sessões semanais com um personal trainer de manhã bem cedo durante um ano. Quando eu digo bem cedo, significa quase madrugada, seguindo os padrões de Anna Wintour. Nós nos encontrávamos antes das 6h, os exercícios duravam uma hora, e, às 7h15, lá estava eu no escritório, de banho tomado e vestida. Está bem... Às vezes eu não tomava banho, mas eu estava *sempre* vestida.

Mas filho muda isso tudo. Eu continuo acordando na alvorada, mas passo as primeiras horas da manhã procurando um pé de sapato perdido, fazendo mingau ou limpando suco de laranja derramado no sofá. Nos meus momentos mais benevolentes, eu me convenço de que toda essa correria equivale a pagar R$85 a uma pessoa para ela me monitorar na esteira e ficar contando os duzentos abdominais que faço. Nem tanto... É mais barato, mas não é tão eficiente.

Eis o que você precisa saber: a prática de exercício físico requer planejamento, espaço e compromisso. É preciso ter perseverança. Não se ganha tônus muscular em um dia. Isto pode servir como mais um incentivo: vale a pena ressaltar que estudos descobriram que, quanto menos músculo uma pessoa tem, mais difícil é para emagrecer (porque músculo é metabolicamente ativo, enquanto gordura corporal é inativo — quem tem traseiro grande e gordo sabe muito bem disso).

Se você é muito vaidosa, precisará, além de tudo, desenvolver uma carapaça para demonstrar que não está nem aí para as aparências quando estiver se exercitando. Eu bem que gostaria de dizer que não dou a mínima para isso, mas sempre achei que fazer exercício é uma coisa bastante íntima para se fazer em público — assim como falar francês ou amamentar. Tenho o maior nojo de suar na frente de desconhecidos e faço de tudo para evitar me exercitar no meio de uma multidão. Por essa razão, o meu kit de ginástica é muito importante para mim, talvez até mais do que qualquer outro modelito. Portanto, tenho calças incríveis, com ótima elasticidade, que deixam tudo no lugar, de uma grande marca de ioga chamada Prana. Gosto de pensar que lembro a Cindy Crawford sob uma luz difusa (isso é a psicologia de ginástica, minha gente, e funciona).

Mas a triste verdade é que a maioria das academias de ginásticas são habitadas por várias mulheres de cair o queixo que realmente se parecem com Cindy Crawford, mesmo sob a luz de holofote. Meu conselho é ignorá-las. Ignore aqueles rabos-de-cavalo que balançam de um lado para outro. Ignore os bumbuns durinhos. Ignore os leggings colados e os tops curtinhos. Concentre-se na sua missão. Cante com os lábios fechados se precisar. Se tempo e compromisso são as questões, ser exigente tem um preço. Não precisa se isolar feito uma princesa presa na torre. Decida qual é a parte do seu corpo que mais requer atenção e faça dela o seu alvo.

✳ **A ioga** garantirá um tronco mais forte (devido ao trabalho abdominal necessário para manter as posturas de equilíbrio) e definição muscular nos braços (se você conseguir permanecer bastante tempo na posição do cachorro invertido). Os músculos aumentam com o alongamento, portanto, a prática regular de ioga deve resultar num corpo mais delgado e mais comprido. Também ajuda a postura. Algumas práticas são mais dinâmicas e exigentes que outras. A Bikram e a Ashtanga, sem sombra de dúvida, serão mais benéficas que ficar deitada numa sala com cheiro de patchuli entoando o Om através do terceiro olho.

✳ **Correr** promete melhorar a definição muscular e reduzir a gordura corporal, especialmente ao percorrer longas distâncias. Mas cuidado com as lesões e com o mamilo de corredor (que é um sangramento nos mamilos devido ao raspar da camiseta).

✳ **Caminhar**, assim como subir escada, trabalha bem o bumbum. A especialista em esportes Joanna Hall explica: "Quem caminha pode ter nádegas ótimas, diferentemente do corredor amador, pois, a cada passo, estende completamente os quadris, trabalhando os glúteos inferiores e deixando a parte posterior da coxa mais tonificada." Estabeleça um ritmo puxado (veja como a seguir) e mantenha a barriga para dentro. Segundo Hall, "as mais recentes pesquisas sobre o abdome sugerem que treinar esse grupo muscular numa posição vertical, como se deve fazer ao caminhar usando as técnicas corretas, é mais eficiente que os tradicionais abdominais no solo, pois trabalha o músculo de maneira funcional, fazendo algo que o corpo foi desenvolvido para fazer."

✶ **Natação** é um exercício completo que lhe dará uma cintura definida, ombros mais fortes e peitoral tonificado. Se você for loura, natação pode deixar o seu cabelo esverdeado. E verruga é uma ameaça constante. Mas não me deixe desanimar você.

✶ **Pilates** vai, com primor, delinear o seu corpo com as séries de movimentos de força, garantindo-lhe elegância, em vez do corpo duro e tonificado. Você vai adquirir mobilidade na coluna, força no núcleo e um bom alinhamento (que lhe dará mais eficiência), e tudo isso sem suar em bicas. Isso vem a explicar por que há em torno de 12 milhões de adeptos no mundo todo. O criador do método, o alemão Ron Fletcher, diz: "Há pessoas que estão enganadas ao pensar que é uma sequência de exercícios, pois não é. É uma arte e uma ciência e um estudo do movimento... Você pensa naquilo que está fazendo." O equipamento Reformer isola os grupos musculares para maior eficácia, apesar de fazer você se sentir presa numa régua.

"A Bikram e a Ashtanga, sem sombra de dúvida, serão mais benéficas que ficar deitada numa sala com cheiro de patchuli entoando o Om através do terceiro olho."

CONHEÇA AS SAGRADAS E PODEROSAS ENDORFINAS

Qualquer exercício físico é uma potente arma para melhorar o humor, como podemos perceber comparando as caras que entram na academia com as que saem. Exercício cardiovascular pode levar você de um estado depressivo à crista da onda em meros 20 minutos, sendo que os benefícios são fisiológicos e psicológicos. Você sabe que está fazendo bem a você mesmo, e isso é um tapinha nas costas: não há nada como ver seu tênis já gasto para dar uma guinada no seu passo.

Se você se exercita de maneira contínua por um período maior, pode até se deparar com a glória da grande carga de endorfina. A endorfina é produzida na glândula pituitária e no hipotálamo como reação ao exercício severo, à excitação e ao orgasmo. Tem um efeito similar ao das drogas, pois pode aliviar a dor e garantir sensações agradáveis de bem-estar, até mesmo euforia.

Particularmente, já senti muitas coisas durante os exercícios puxados (calor, tédio, fadiga, raiva, mau humor, incômodo, uma sensação pulsante no meu joelho esquerdo), mas nunca euforia. A conclusão que tiro desse estudo seletivo e sem embasamento científico é que o exercício não durou o bastante e que não estou me esforçando tanto. Contudo, se esse não for o seu caso, é capaz que você conheça essa euforia e que, quando estiver se esforçando ao máximo no inferno da Maratona de Londres sob a chuva de abril, vai se dar conta de que essa sensação é velha conhecida sua. É um grande poder. Apesar de a própria existência dessa história ser questionada desde que a ideia foi lançada, nos anos 1970, recentemente, cientistas alemães usaram tomografias e outras parafernálias para mostrar que as áreas límbicas e pré-frontais (são as áreas associadas às emoções) do cérebro de corredores são realmente afetadas pela liberação de endorfina após uma corrida de duas horas.

COMO **CAMINHAR E PERDER PESO**

"Caminhar é a forma mais eficiente e acessível de exercício para tonificar o corpo", afirma a especialista em atividade física e dieta, Joanna Hall. "Com toda certeza, é possível andar para ficar em forma, andar para ficar durinha e andar para ficar magrinha. Para melhores resultados, é essencial ter técnica e ritmo. No meu programa "Caminhada para perder peso", de 28 dias, [saiba mais em joannahall.com], há pessoas que perdem até 5 quilos e 25cm em apenas quatro semanas! Se fizer corretamente, com certeza funciona. Eis como:

Primeiro estabeleça o seu **ritmo de caminhada ideal**:

✱ Comece a caminhar, progressivamente aumentando o passo a cada 30 segundos (aumentar o movimento dos braços ajuda muito), até chegar quase ao ponto de correr. Esse é o ritmo máximo de caminhada.

✱ Desacelere esse passo entre 5% e 10%. Esse é o seu ritmo de caminhada ideal."

Então nada de postura feia, nada de ócio, nada de arrastar os pés. Nada de parar para tomar um picolé. Se realmente quer fazer caminhada para emagrecer, você precisa fazê-la com convicção (apesar de que aquele curioso gingado dos quadris nas provas de marcha atlética é demais para o nosso caso). Tenha um ritmo que lhe faça sentir que está se exercitando, e não meramente passeando. Tem de haver uma frequência cardíaca elevada e um certo rubor nas bochechas. Procure fazer entre três a quatro vezes por semana e com uma duração que demore para tocar um CD inteiro no iPod. E, mesmo que andar de salto seja tanto uma arte quanto um esporte, use tênis apropriados se quer mesmo fazer caminhada para se manter em forma. Nada de usar salto 10 da Gucci. Isso só vai lhe fazer mal. Provavelmente essa é a única situação humana em que esta proibição é coerente.

83 DEIXE AS NOVELAS DE LADO

Pesquisas revelam que os britânicos consomem em média 20% menos calorias do que nos anos 1970. Mas o nível de atividade física caiu drasticamente. Vivemos no que os especialistas chamam de "ambiente obesogênico" — mundo que inexoravelmente se presta ao acréscimo de gordura. Para uma versão condensada de nossas vidas preguiçosas (a ponto de ser quase uma situação drástica) e ocupadíssimas (a ponto de ser quase uma situação fantástica), considere essas migalhas de informação: somente 20% dos homens e 10% das mulheres estão empregados em cargos ativos; trabalhos como lavagem e limpeza estão cada vez mais mecanizados (alguém quer um esfregão elétrico?); os telespectadores mais que duplicaram as horas que passam em frente à TV, se comparado com as 13 horas por semana nos anos 1960; mais de 80% das pessoas, tendo a opção, evitariam uma caminhada de 3 quilômetros... O resultado é um estilo de vida baseado em rosquinhas. E sabe qual é o grande diferencial das rosquinhas? Não se movem com agilidade.

Se pudéssemos admitir, a maioria de nós está propensa a uma inércia patológica. Para fazer qualquer coisa além de respirar, dormir e xeretar o que tem na geladeira, precisamos de um empurrãozinho. Tem até quem precise de um pé na bunda.

O primeiro obstáculo é desligar a televisão. Estudos provam que assistir à TV, além de alimentar a inatividade e a preguiça, também favorece os lanchinhos repetitivos e sem noção, inspirados pelo tilintar das propagandas de fast-food. Recentemente, um nutricionista da Universidade de Toronto descobriu que crianças que assistiam à TV durante o almoço consumiam mais 228 calorias do que aquelas que faziam a refeição sem o aparelho ligado. "Comer enquanto se assiste à televisão anula a capacidade de saber quando parar de comer", informou o Canadian Institute for Health Research [Instituto Canadense de Pesquisas de Saúde]. Num estudo parecido, a Universidade de Michigan descobriu que crianças pequenas expostas a duas ou mais horas de televisão por dia tinham o triplo de chances de se tornarem crianças acima do peso se comparadas àquelas que passavam menos de duas horas diárias na frente do aparelho.

Evite essa síndrome (em inglês, é denominada de Couch Potato Syndrome, que, traduzindo literalmente é a Síndrome da Batata de

Sofá) deixando a TV no lugar em que pertence — em apenas um cômodo, e não em cada canto disponível da casa, como se fosse impossível ir do banheiro até a cozinha sem saber o que está rolando no seu canal preferido. Na maior parte do tempo, mantenha-a desligada. Ligue a TV quando houver algo específico para assistir — olha só, eu não sou Jean Brodie para dizer que só pode ser um documentário sobre a vida da antiga civilização em Ur ou um programa sobre como instalar um banheiro compostável. Mas seria bom se fosse um programa útil ou edificante ou engraçado ou mordaz. Algo memorável. Você pode simplesmente cortar algumas horas de TV se decidir parar de assistir a programas sobre gente obesa. Uma boa diretriz a se seguir no programa de eliminação parcial da televisão na vida de uma pessoa é não dar atenção aos programas inúteis que claramente estão ali na telinha para ocupar espaço. Outra opção a se seguir é parar de assistir àquilo que vicia — como novelas e séries que consomem tempo e treinam o telespectador a precisar daquele momento. Também pare de assistir aos improdutivos reality shows, que exibem gente normal tirando a sobrancelha e discutindo sobre cereais. O quarto passo é desdenhar os shows de talento, que dão coceira nos dedos para pegar o telefone e votar no candidato preferido. Não assista às pessoas dançando foxtrot na telinha. Aprenda a dançar foxtrot. Não é necessário ser erudita para reconhecer que se contentar com mais uma noite com os olhos fixos em um único ponto da sala, iluminado pelo espectro azul da tela, é um desperdício de tudo, menos de energia.

    A televisão também tende a apresentar um mundo de fantasia e perfeição, onde qualquer um pode ser famoso, contanto que caiba num vestidinho bem minúsculo — deixando o telespectador sentindo-se um pobre coitado terrivelmente suscetível a abrir um pacote de batatinhas bem gordurosas como consolo. Ah, se você resolver assistir à TV, faça-o sobre uma bola de exercício. Siga o mesmo procedimento quando for atender o celular. Quem sabe não dá uma tonificada enquanto estiver no telefone...

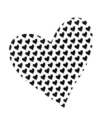 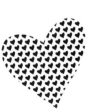 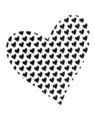

84 SEMPRE FAÇA MAIS UMA REPETIÇÃO

A glória da prática de exercícios físicos é que — não importa a intensidade — com o tempo você ficará mais em forma. Coisas que faziam você bufar de exaustão mês passado podem lhe cair como uma brisa no mês quem vem, contanto que você sempre pratique. Não pense nisso como uma montanha a ser escalada. Não é nem uma ladeira. Está mais para uma leve rampa. Em pouco tempo, você chegará ao topo e desprezará todos os pobres coitados que estão lá embaixo e que continuaram a não se mexer quando você resolveu se agitar. Eis como começar para depois continuar:

✱ **Faça exercícios cedo**. É a estratégia mais eficaz para manter os novos recrutas na linha; quem se exercita de manhã tem 40% a mais de chances de seguir com a rotina do que quem adia a malhação para o fim do dia.

✱ **Conte às pessoas**. Assim, você vai continuar fiel à malhação. Enquanto os homens são guiados por um objetivo, as mulheres são guiadas por fofoca. Uma equipe da Universidade de Hertfordshire monitorou mais de 3 mil pessoas que buscavam conquistar alguns objetivos, dentre eles o emagrecimento. Descobriu-se que as mulheres mantinham melhor as resoluções se contassem aos familiares e amigos sobre os planos, aumentando, portanto, as chances de continuar no programa em 10%. Compartilhe e abra o jogo, assim não terá para onde correr.

✱ **Incentive**. Essa é uma das palavras das quais menos gosto, perdendo só para "acionar" (apesar de que "conversação" e "entregável" estão no páreo — páreo duro...). Mas faz referência a uma exigência necessária para dar início à prática regular de exercício físico. É preciso sentir que está progredindo. É preciso seguir na direção de um objetivo, em vez de ficar zanzando em círculos cada vez mais decrescentes até perder a vontade de viver. Incentivo ajuda. Durante um mês, vá para o trabalho correndo; gaste o dinheiro economizado com gasolina ou transporte num par de sapatos novos. Durante uma semana, nade todos os dias e se dê o direito de ficar na cama até a hora que quiser no fim de semana, deixando o almoço por conta do resto da família. A atriz Michelle Ryan confia no estímulo da trilha sonora de *Rocky*. Já você pode gostar de Prodigy ou Prokofiev no último volume. Outra opção é usar um ótimo frequencímetro — um relógio inteligente que fornece ao computador dados, como frequência cardíaca, velocidade, posição GPS e rota, para você comparar o desempenho com o do dia anterior. Siga em frente. Cheia de orgulho. É uma ferramenta muito subestimada.

✱ **Se motivação não funcionar, experimente coerção**. Faça um contrato consigo mesma no stikk.com. Esse website — idealizado por um professor de Economia da Yale — funciona como uma "loja de compromisso", por meio da qual você especifica o objetivo e investe dinheiro nisso. Se conquistar o objetivo, recebe o dinheiro de volta; se fracassar, o dinheiro vai para caridade, e você vai ficar se sentindo uma boba. Apesar de depender do autocontrole, é possível acrescentar um certo frisson com a pressão de observadores se optar pela ferramenta de envio de e-mails relatando o progresso a familiares e amigos, permitindo, assim, que a sua irmã em Genebra saiba se você tem ou não resistido ao buffet de sobremesas. O professor Dean Karlan, cofundador do stickk, explica que o conceito de "contrato de compromisso" se baseia em dois princípios conhecidos da economia comportamental: "Primeiramente, nem sempre as pessoas fazem aquilo que dizem querer fazer; em segundo lugar, o incentivo faz com que as pessoas ajam."

"Durante um mês, vá para o trabalho correndo; gaste o dinheiro economizado com gasolina ou transporte num par de sapatos novos."

✱**Incorpore a personagem**. Passei a levar os meus filhos para a escola a pé e vestindo o meu kit-malhação ligeiramente moderno e atraente, com as peças de lycra e tênis próprios para corrida. Assim, chego aos portões da escola com uma aparência decente — a calmaria antes da tempestade —, sem ninguém ver a minha imagem do "depois", quando o rosto adquire uma curiosa tonalidade vermelha e cheia de suor sobre o lábio superior. Depois de correr e suar feito louca, tomo o caminho direto para casa e cruzo apenas, esporadicamente, com um homem passeando com o cachorro. O cachorro sempre me lança um olhar de pena. E daí? É só um cachorro.

✴ **Leve a academia a sério**. É óbvio que *estão* todos olhando para você. Mas também estão olhando para todas as outras pessoas. Você pode ouvir leves suspiros de alívio de gente que pode ver, em corpos alheios, sinais de celulite, estria e gordura localizada. O objetivo da academia é estar linda depois, e não naquele momento.

✴ **Aprenda a amar o seu suor**. Faça uso dessa dica masculina, pois, há muito tempo, os homens reconhecem o valor do suor. Mas tem de ser no lugar certo. Na academia, os lugares errados compreendem qualquer área próxima demais do vizinho de malhação — o suor, assim como retsina, não é bem-vindo — ou nos assentos e nos apoios de mão.

✴ **Teste-se falando**. Se você consegue manter uma conversa (ou se consegue cantar) confortavelmente, durante o exercício, não está se esforçando o bastante a ponto de adquirir benefício aeróbico. Dê um descanso à boca e vá malhar os glúteos. Se tudo isso soa doido demais, relaxe. Você só precisa...

85 CONHECER A FORÇA DOS PASSATEMPOS

Cientistas da Universidade de Missouri-Columbia descobriram que os passatempos são tão valiosos e eficazes quanto ralar na academia. Ha, ha! A equipe de pesquisadores descobriu que muitas das mudanças psicológicas no organismo que surgem entre a inatividade total e a realização de um passatempo são mais extremas que aquelas que ocorrem entre a prática de um passatempo e exercícios intensos. Que notícia agradável! Acho até que merece comemoração — uma dancinha ou um grito. Ou uma bela xícara de chá com o meu amigo Alfred, sentados na horta dele. Ele é um homem cujo barômetro corporal está ligado permanentemente no Modo Passatempo, num ritmo que ele descobriu ser perfeito para cultivar vagem, dálias e uma constante sensação de gentileza.

Uma pesquisa posterior, envolvendo quase 20 mil escoceses, descobriu que meros 20 minutos de exercício moderado, como jardinagem ou serviço doméstico, *uma vez por semana*, eleva o humor da pessoa — e que atividade física diária está relacionada a níveis mais baixos de estresse. Então vamos dar uma chance aos passatempos — a maneira ideal de banir a avassaladora angústia metafísica.

Enquanto relaxar feito motor de carro parado no sinal vermelho é benéfico em diversas formas, infelizmente, o mesmo não se aplica a ficar meramente sentado. Os pesquisadores descobriram que a lípase, enzima que ajuda o corpo a queimar gordura, é suprimida, quase ao ponto de ser anulada, após um dia sem movimento. Quando as pessoas ficam sentadas — na frente da TV, do monitor, de jogos de computador — é mais provável que a gordura seja armazenada no tecido adiposo do que passe aos músculos, onde pode ser queimada. Portanto, permanecer sentado durante longos períodos pode resultar em retenção de gordura, baixos níveis de HDL (o colesterol bom) e uma redução geral da taxa metabólica. Merece uma vaia.

BURN BABY BURN*:
CALCULE O SEU GASTO DE ENERGIA

Se você não fizer nada o dia inteiro e só ficar deitada na cama cochilando, o organismo queima, naturalmente, em média, 1.400 calorias. Isso ocorre sem você perceber e é chamado de taxa média do metabolismo basal; queima pouco menos de uma caloria por minuto para uma mulher de 67kg. O irritante é que os homens queimam mais — em torno de 1.700 calorias por dia (ou 1,2 caloria por minuto) para um homem de 81kg. Você pode aumentar consideravelmente esse valor ao acrescentar surtos de atividade ao seu dia. Por exemplo:

Atividade	Gasto Calórico
Correr para pegar o ônibus (um minuto)	18
Percorrer lojas por meia hora	68
Dar um beijo molhado por dez minutos	11
Tocar "air-guitar" com a música "Free Bird", de Lynyrd Skynyrd	250

* Literalmente, "Queime, querida, queime". Retirada do refrão da Música "Disco Inferno", famosa na gravação de The Trammps. *(N. da T.)*

Passar maquiagem de manhã durante dez minutos	33
Correr durante meia hora	350*
Fazer as unhas durante 45 minutos	50
Empurrar o carrinho de supermercado durante meia hora	83
Passar aspirador de pó na sala, inclusive debaixo do sofá	58
Jogar golfe durante meia hora	105
Praticar ioga durante meia hora	91
Arrasar na pista de dança	257
Cantar no Karaokê:	
The Carpenters — "Yesterday Once More"	10,1
The Beatles — "Let it Be"	11,4
Frank Sinatra — "My Way"	15,6
Guns'n'Roses — "Sweet Child O' Mine"	21
Nintendo Wii, durante meia hora	75
Mascar chiclete	11
Mascar chiclete e soltar pum ao mesmo tempo	15,3
Ficar inquieta	10

Os valores são aproximados e representam uma queima além do metabolismo em repouso.

* O número de calorias necessárias para correr 1Km é o equivalente ao peso (muito útil isso, né). Portanto, um corredor de 71kg queimará 71 calorias/km. Muito legal! Também gosto do fato de que a altura representa o triplo da circunferência da cabeça. E que o tamanho do pé é aproximadamente a distância entre o cotovelo e o pulso. Não é estritamente relevante, mas é bom saber.

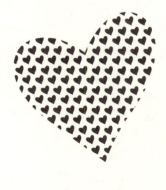

86 FAÇA SEXO MAIS ENERGÉTICO

Você deve achar que é assim com todo mundo. O tempo todo. Transando feito louco igual ao Keith Moon. Tendo orgasmo como se não houvesse amanhã. Sexo, mais que qualquer outra atividade humana, é vítima da Síndrome do Quarto ao Lado — é a sensação de que há uma festa louca rolando ao lado e que você não está na lista de convidados. É claro que é uma falácia, promovida pela mídia fantasiosa e "pesquisas" fajutas realizadas por empresas que querem vender seus inovadores brinquedinhos sexuais. Mas não se desespere. Valores recentes mostram que o povo britânico, em média, faz amor algumas poucas vezes por mês.

A verdade é que se nos déssemos mais esse luxo, com certeza seríamos mais elegantes e estaríamos mais em forma. Além disso, sexo é muito conhecido como remédio, uma salvação. A atividade libera oxitocina, que promove a intimidade e combate a insônia. Pode melhorar a autoestima, combater o estresse e melhorar a imunidade contra doenças, estando ligado a níveis mais altos de anticorpos naturais e imunoglobulina A, que protege contra resfriados e outras infecções. (Sei que isso não é exatamente picante, mas é interessante.) Uma relação de meia hora faz uso de 150-200 calorias. Esse valor é quase o dobro da queima jogando golfe e muito, muito mais divertido. Se fizer a posição sexual "candelabro italiano", aparentemente vai queimar 912 calorias por hora. *Mamma mia!*

É óbvio que há mais que diversão e prazer em jogo aqui: sintonize-se com o seu desejo sexual e, assim, estará ainda mais linda. Se estiver mais linda, vai querer ainda mais. Viu? Eis o círculo vicioso do amor.

SIM! SIM! SIM!
COMO FAZER MAIS SEXO

✳ Antes de amar o seu parceiro, ame a si mesma. Você é deslumbrante. De verdade. Entoe isso debaixo do chuveiro. Diga isso na frente do espelho. E saiba que uma mulher que tem vergonha do tamanho do próprio bumbum é tão sexy quanto um prato de abobrinha fria. A maioria dos homens ficam gratos por tudo, e não apenas pelas magrinhas.

✱ Conheça melhor a sua bicicleta. Aquela mesmo, que fica parada no canto do quarto. Aparentemente, 20 minutos de pedalada podem aumentar o impulso sexual da mulher. Andar de bicicleta, particularmente, melhora a circulação, a qual é crucial para a função sexual.

✱ Não se volte para a comida para ficar excitada. Diga a si mesma, em voz baixa, repetidas vezes, um provérbio de autoria anônima: "A comida substituiu o sexo na minha vida, e agora eu nem consigo entrar nas minhas calças." Que isso seja uma lição.

✱ Mas alimente-se bem. Em geral, os afrodisíacos não valem nada, apesar de serem de certa forma interessantes numa longa noite de inverno. Segundo a Dra. Toni Steer, nutricionista de Cambridge: "As ostras estão mortas na água: não há provas científicas que corroborem que certos nutrientes aumentam a função sexual ou a libido." Ah... A melhor forma de trabalhar a libido é ter uma dieta equilibrada. Eu sei, isso não tem nada de sexo-de-rasgar-a-camisa, né? Mas o consolo é que alguns alimentos realmente favorecem a produção natural de estrógeno, e isso pode ajudar, se é o que você acha que precisa. São eles romã, erva-doce e leite de soja (você encontrará mais informações sobre isso no Capítulo 10). Aspargos e abacate são ricos em vitamina E (considerado um estimulante dos hormônios sexuais), enquanto é possível melhorar o fluxo sanguíneo e, consequentemente, o desempenho sexual com alicina, presente no alho (mas coma, não esfregue, pelo amor de Deus). Mas se quer mesmo ficar mais ativa, deixe pra lá o sorvete de chocolate (faz um grande estrago no colchão) e, em vez disso, sirva sexo de sobremesa.

> 1 bulbo de erva-doce
> 1 laranja, sem casca ou caroço, espremida
> 1 romã. As sementes cor de rubi são demais!
> 1 punhado de folhas de hortelã secas
> Amêndoas picadas para ficar crocante (diz-se que o aroma também é afrodisíaco)
> Uma garrafa de Louis Roederer Cristal (opcional)

Coma, beije, *excite-se*.

87 DESAPEGUE-SE DO SEU CARRO

Ande de carona (no Reino Unido, existem dois sites ótimos: liftshare. org.uk ou streetcar.co.uk). É uma alternativa. Se o seu carro é um componente vital da sua existência diária — e eu entendo muito bem como é tentador vê-lo na garagem, todo brilhante e potente —, pelo menos pense em lhe dar momentos sabáticos. Esconda a chave do carro toda segunda quarta-feira do mês. Nunca ligue o carro se for para dirigir menos de 1Km (a não ser que esteja fazendo o grande favor de ajudar numa mudança ou se for para locomover familiares velhinhos). Derrame café com leite no banco do carona (você não vai querer pegar no carro até o cheiro passar, e isso só pode ser feito com a ajuda de uma lavagem bem carinha. Eu já fiz isso: funciona).

Eu juro que vale a pena diminuir a confiança que se tem nos automóveis. Há muitas razões para tal: econômica, ecológica, ética. Contudo, enquanto estiver confusa, prevendo a possibilidade de chuva, digira isto: um estudo realizado com 11 mil moradores de Atlanta relatou uma correlação entre dirigir e engordar. Segundo os resultados, cada hora adicional passada no carro por dia está associada a um aumento de 6% nas chances de obesidade. Então, dê uma guinada na vida: PARE, se você pega o carro para ir até a loja que dá para avistar da porta da sua casa. PARE, se você vai à academia dirigindo. PARE, se você dá voltas de carro para fazer o bebê dormir. Comece a pensar antes de pegar no volante.

88 ESTABELEÇA UMA FAÇANHA A SER REALIZADA

✴ Participe de uma competição de natação e faça seus amigos apostarem dinheiro. Você terá muita vergonha se desistir.

✴ Inscreva-se numa meia-maratona. Que tal escalar o Kilimanjaro ou dar a volta a pé na South Coast Path? Você está achando que eu estou brincando? Não se menospreze. Você consegue!

✱ Nas férias, faça trabalho voluntário. Pelo menos de vez em quando, nem que seja uma vez na vida. Chega de ficar na piscina na companhia de Marian Keyes. Você pode trabalhar numa associação em prol dos cangurus, na Austrália, ou reabilitando orangotangos em Sarawak ou contando baleia nas Hébridas Exteriores. É bom, limpo, divertido e vem acompanhado de uma auréola feita sob medida. Descubra mais nos websites responsibletravel.com, ecoteer.com, originalvolunteer.co.uk, peopleandplaces.com, yoursafeplanet.co.uk.

✱ Construa alguma coisa. Um barco à vela. Um galinheiro. Uma casa na árvore. Uma escultura em tamanho real do que você quiser (quer algo mais tentador que isso?). Uma cabana para os filhos. Uma estante para livros. Faça algo duradouro, algo que lhe encha com um sentimento de orgulho. Não tente montar um móvel que se compra numa loja de departamentos, pois isso não é nada permanente e vai encher você de um arrependimento existencial medonho.

✱ Participe de uma competição para a qual terá de se preparar muito. Break-dance ou Kung-fu. Que o seu objetivo seja se tornar faixa preta em um ano.

GINÁSTICA: NÃO SOMENTE NOS MÚSCULOS, MAS TAMBÉM NA MENTE

Agora, minha querida, chegou o momento de lhe apresentar uma das minhas pesquisas favoritas. Figura no topo da minha lista porque é pura e brilhante, e porque demonstra uma ideia muito provocadora. O estudo, realizado pelo departamento de psicologia de Harvard, pegou 84 camareiras, todas do sexo feminino, de sete hotéis diferentes, sendo que cada uma limpava 15 quartos por dia em média. Elas andavam e empurravam e se ajoelhavam e esfregavam. Elas carregavam e levantavam e arrumavam e lustravam. Mas 66% delas disseram não fazer exercício com regularidade. Mais de 36% disseram nunca se exercitar.

Então, os pesquisadores dividiram as mulheres em dois grupos. A um grupo, foram dadas informações, em inglês e em espanhol, sobre a queima de calorias em atividades como passar aspirador de pó e limpar privada. Até mesmo colocaram mensagens nas áreas de convivência explicando os grandes benefícios para a saúde de tais atividades. Após um mês, o grupo monitorado observou estar se exercitando mais que antes, enquanto que, no grupo que não foi monitorado, as reações não mudaram. Nenhum grupo alterou o nível de atividade.

Mas tem o lado assustador: apesar de não haver mudanças no nível de exercícios, o grupo monitorado revelou "melhoras em todos os aspectos relativos à saúde observados: peso, gordura corporal, índice de massa corporal, relação cintura-quadril e pressão". As mulheres do grupo que obteve informações perderam, em média, 900 gramas, abaixaram a pressão sanguínea em quase 10% e ficaram significativamente mais saudáveis que as "irmãs não informadas".

Portanto, me parece que a mudança de pensamento pode influenciar o metabolismo. Então me diga: hoje, no que você vai acreditar?

89 RIA — ESSA ATIVIDADE GASTA ENERGIA

Há muitas provas que corroboram a afirmação de que rir faz bem. Aparentemente, quando se ri, os músculos da face e do corpo se alongam, a pressão e a frequência cardíaca sobem e caem, e respiramos mais rápido, o que transporta mais oxigênio — ótimo para a vida — pelo organismo. Pesquisas mostram que rir também fortalece o sistema imunológico, reduz os desejos por comida (uau!) e aumenta a resistência à dor. Aquela crise de riso de fazer a barriga doer queima calorias, fortalece o abdome, o diafragma e os ombros, e, segundo uma pesquisa apresentada no encontro anual de 2008 da Sociedade Americana de Psicologia, reduz a quantidade de cortisol rebelde pelo corpo. Um simples sorriso exercita 16 músculos da face e aumenta a produção de endorfina. Até mesmo um sorriso falso pode melhorar o humor. Experimente.

Sorrir mais, ver o lado positivo das coisas, andar de bem com a vida... Essas coisas a ajudarão no dia a dia assolado por leis. Encontre um exercício que faça você rir. Badminton. Roller-disco. Twister. Irritar o comediante de stand-up. Powerplate (aquela geringonça vibratória que fez Charlotte Church perder 29kg depois de ganhar neném e que faz a gente rir assim que sobe a bordo). Se lhe faz sentir bem, pratique com mais frequência.

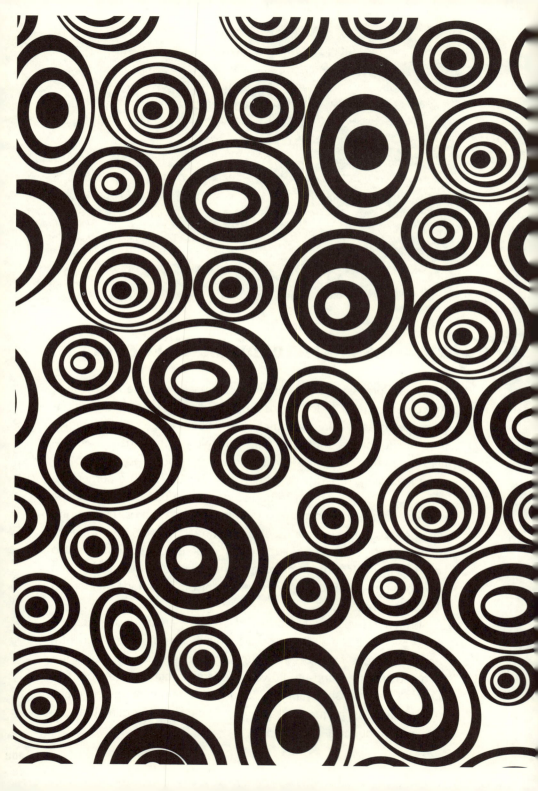

CAPÍTULO 10
A VIDA, O UNIVERSO E TUDO MAIS
Como tudo o que você faz reflete no espelho

O seu corpo, a sua dieta, a sua saúde — nenhuma dessas coisas fascinantes existem no vácuo. Agora que você já pode avistar a linha de chegada, está na hora de ver que sua aparência e, mais importante ainda, a forma pela qual você é vista estão relacionados a diversos fatores. Alguns nebulosos, alguns concretos. A atitude. A autoestima. Os hormônios. O que está à sua volta. A agenda. Tudo isso vai ditar a sua forma e como você se sente nela. Agora apresentarei formas para maximizar o seu potencial magro ao tirar proveito de mudanças no estilo de vida. Isto é, estilos de vida que vão virar o seu corpo do avesso e revelar uma incrível nova versão de você.

90 MANTENHA OS HORMÔNIOS FELIZES

É como Tammy* disse com toda razão: às vezes é difícil ser mulher. Mas ela esqueceu de dizer uma coisa que seria muito útil: a maioria dos nossos problemas não tem a ver com homens. Os nossos problemas têm a ver com hormônios. (Eu realmente aprecio o fato de que não fizeram uma música sobre isso.) Pode ser que você nem dê tanta ênfase a esses pequenos luxos efêmeros, mas, em algum lugar, em todos os lugares, nas profundezas do seu ser, eles controlam o seu metabolismo, o seu destino, a sua vida; liberados pelas glândulas do organismo, possuem uma gama de funções fascinantes que estão interligadas, controlando todas as atividades metabólicas e, basicamente, ditando regras. Não é necessário repassar os papéis desempenhados por cada santo hormônio; o que importa para nós é que afetam a ingestão calórica, a absorção de nutrientes e o gasto de energia — os três fatores que dotam a forma do corpo no qual você vive.

Inúmeros estudos examinaram o papel dos hormônios na perda e no ganho de peso. Insulina, cortisol, adrenalina, estrógeno, progesterona, DHEA — todos causam um impacto, e é de seu interesse encontrar um equilíbrio interno para ter uma aparência melhor. Afinal de contas, emagrecer é um processo bioquímico. Não ocorre sobre a esteira ou na porta da geladeira. Ocorre nas células.

As mulheres estão muito mais propensas a apresentar mudanças hormonais do que os homens. Portanto, vale muito a pena manter os hormônios felizes por meio de alimentos equilibrados e que lhes sejam nutritivos, pois lhes darão uma maior chance de prevenir o acúmulo de gordura. Segundo Daniel Sister, um renomado médico londrino especializado em terapia hormonal, o consumo dos alimentos ideais "ajuda a reduzir o apetite, a diminuir os desejos por comida, a estimular a liberação de hormônios que queimam gordura, a melhorar a eficiência da digestão, a aumentar os níveis de energia...". Talvez eles até saiam para passear com o cachorro se você pedir com educação. A ideia é rejeitar combustível de baixa qualidade e começar a encher o tanque com gasolina premium. Portanto:

---

* Tammy Wynette, cantora de cujo o primeiro verso da música "Stand by your man" diz: "Sometimes is hard to be a womam" (Às vezes é difícil ser mulher). *(N. da T.)*

✳ Aumente a ingestão de legumes e verduras, principalmente da família Brassicaceae — couve, folhas verdes, brócolis, repolho, couve-flor, couve-chinesa, couve-rábano. Veja mais à frente como preparar a couve-rábano.

✳ A soja é igualmente benéfica. Use leite de soja em vez de leite de vaca com a granola matinal; beba missoshiro para dar uma esquentada instantânea; opte por tofu como fonte de proteína uma vez por semana (pode ser até com mais frequência se quiser; se tofu lhe parecer sem gosto, escolha o mais consistente e deixe marinar em shoyo, azeite de pimenta-vermelha, gengibre, alho e cebolinha picada; ou experimente a versão defumada).

✳ A semente de gergelim, apesar de pequenininha, é uma deusa do equilíbrio hormonal. Falafel com homus, tahini e repolho ralado são um jantar excelente.

✳ Introduza mais fitoestrógenos (plantas fonte de estrógeno) à dieta — como broto de alfafa, ervilha, cereja, salsinha, alcaçuz, linhaça, centeio, trigo, feno-grego, ginseng coreano. Se tudo isso for complicado demais, simplesmente consuma legumes, grãos integrais, raízes, sementes e leguminosas. Ou opte pela sopa de lentilha (você está fazendo isso desde o Capítulo 2, então já está em vantagem).

✳ Evite estrógenos sintéticos (usados para a engorda de gado e o aumento da produção de leite e ovo) e opte por produtos orgânicos. O objetivo é obter equilíbrio hormonal, portanto, tente eliminar substâncias "estrogênicas" do seu ambiente. Tais poluentes, que podem ser encontrados em plástico, tintura para cabelo, cosméticos, dentre outros, são capazes de imitar os efeitos do estrógeno no organismo. Alguns dos sintomas do domínio do estrógeno são retenção de líquidos, sensibilidade nos seios, TPM, mudança de humor, depressão, perda de libido, ciclos menstruais irregulares e fluxos fortes, fibroide, desejo de comer doce e — adivinha só — aumento de peso.

✳ Aliás, diga adeus à TPM e todo o mal que ela causa. Comprimidos de vitaminas do complexo B e cápsulas de óleo de prímula ajudam a combatê-la. Você pode seguir o exemplo de Gwyneth Paltrow, que foi aconselhada a tomar levedura de cevada e a comer mais grãos integrais para aumentar a quantidade de vitamina B6 na dieta.

✶ Ingira mais ácidos graxos essenciais. Portanto, mais peixes gordurosos — cavala, atum, sardinha, arenque e salmão —, mas tem de seguir as recomendações semanais. Isso é especialmente importante para as mulheres que sofrem de TPM porque o ácido gama linoleico nos ácidos graxos ômega pode ajudar a evitar as mudanças de humor causadas por variações hormonais, deixando os vasos de enfeite e o casamento intactos. Se você for vegetariana, ingira ácidos graxos essenciais por meio de óleo de linhaça e óleo de cânhamo.

✶ Alimentos ricos em zinco só fazem bem aos hormônios. Você encontrará zinco na carne vermelha, fígado, sementes, frutas secas e ostra.

✶ O exercício físico, além de tonificar o corpo, aumenta a massa muscular, libera a ansiedade e mantém a saúde cardiovascular e a densidade óssea. Além disso, também tem efeito sobre os sistemas hormonais no organismo, os quais, dentre outras coisas, aumentam a reação das células à insulina e ajudam a metabolizar cortisol e adrenalina, transformando o corpo em algo que queima gordura, e não que armazena. Recupere aquele par de tênis e comece hoje.

"A American Association of Indexers [Associação Americana de Indexadores], situada em Albuquerque, no estado do Novo México, se apossou dessa verdura modesta como mascote, porque 'ninguém sabe quem somos ou o que fazer conosco'."

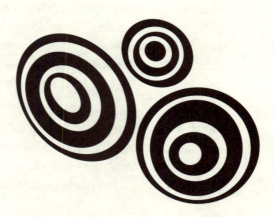

LIDANDO COM A COUVE-RÁBANO

Descobri recentemente que a couve-rábano faz um bem danado — é repleta de substâncias boas para os hormônios, fitonutrientes que combatem o câncer, uma enorme quantidade de potássio e a boa e velha vitamina C. Mas o que exatamente é esse alimento? E depois de descobrir o que é, o que exatamente fazer com ele?

Acontece que a indagação acerca da couve-rábano se espalhou pelos quatro cantos do mundo. Ninguém sabe muito bem para o que serve. É o príncipe Edward do mundo vegetal. Até mesmo Nigel Slater, o rei da cozinha, fica à deriva se estrebuchando: "Para ser franco, não sei ao certo o que dizer a quem me envia e-mails, de certa forma repletos de esperança de que eu indicasse um modo de preparo dessa verdura", ele escreveu. "Sob o risco de arrumar encrenca com o fã-clube da couve-rábano, eu tenho de admitir que ela me derrotou."

Por mais curioso que pareça, *existe* um fã-clube da couve-rábano. A American Association of Indexers [Associação Americana de indexadores], situada em Albuquerque, no estado do Novo México, se apossou dessa verdura modesta como mascote, porque "ninguém sabe quem somos ou o que fazer conosco".

Contudo, a couve-rábano não é o novo presidente iraniano. Não é uma técnica samurai de tortura. É uma verdura, mais comumente usada para alimentar o gado. Que delícia... Segundo seus antropólogos, a couve-rábano possui "folhas deliciosas que são macias e excelentes em saladas ou refogados". O bulbo é "naturalmente doce e pode ser ingerido cru, preparado no vapor ou ralado e acrescentado em sopas e saladas". Também é uma ótima opção para a tábua de queijos, para ser degustado cru, como a maçã. Devo advertir que tem um leve gosto de esgoto, mas trufa também tem, e nunca fez mal a ninguém.

A GORDURA AOS 40:
A BOMBA HORMONAL DO PESO NO ORGANISMO

É como Nora Ephron sabiamente adverte no livro *Meu pescoço é um horror*: "Aos 55 anos de idade, tudo acima da cintura cai, mesmo se você for extremamente magra. Essa queda é especialmente visível se vista por trás e lhe forçará a reavaliar metade das roupas no seu guarda-roupa, ainda mais as camisas brancas." Isso que acontece com todas nós. Está acontecendo inclusive com Elizabeth Hurley. "A maior mudança aos 40 anos é que não dá mais para manter o peso só com ioga ou Pilates", ela confessou recentemente. "Tem de fazer alguma atividade aeróbica, a menos que a mulher coma pouco. Mas eu como muito."

Quando alguém que ostenta um corpão, como Hurley, admite estar passando pela desaceleração da vida, você pode ver que tem alguma coisa aí. Tem uma piada muito engraçadinha que diz: "Com o passar do tempo, fica cada vez mais difícil emagrecer, porque o corpo e a gordura tornam-se cada vez mais *melhores amigos*."

A dura verdade é que tudo cai na meia-idade. Segundo o Dr. Daniel Sister, "os primeiros quilos extras podem aparecer misteriosamente quando se chega aos 30 e poucos — não importa quanto se come ou o tanto que se exercite. O tecido muscular decai, e a taxa de metabolismo basal começa a desacelerar. A capacidade de queimar calorias reduz, como uma lareira que vai se apagando. Poucos anos atrás, uma pesquisa finalmente validou o que todos há muito suspeitavam: as células adiposas têm sexo. As células adiposas das mulheres são fisiologicamente diferentes. São maiores, mais ativas e mais resistentes à dieta. Quando a mulher atinge a meia-idade, em reação a níveis mais baixos de estrógeno, seus 30-40 milhões de células adiposas aumentam em tamanho, número e capacidade de armazenar gordura." A conclusão, e o lado extremamente negativo de tudo isso, é que as mulheres na menopausa são eficientes armazenadoras de gordura — e a barriga é geralmente onde tudo vai parar. Eis mais uma grande razão para estar em paz com os hormônios e tratá-los com respeito.

91 BUSQUE TER MENOS ESTRESSE

Eis uma surpresa: o nosso estilo de vida altamente exigente, desafiador e competitivo tem um impacto enorme sobre o peso e a forma. O fato de estarmos sempre correndo, enfiando comida goela abaixo, tendo refeições em horários imprevisíveis, ingerindo comidas pouco nutritivas — tudo isso surte um efeito perigoso, como mostrou um estudo com sessenta mulheres realizado na Universidade de Yale. Os pesquisadores descobriram que a gordura abdominal se desenvolve quando a pessoa sofre de estresse contínuo, graças à liberação de cortisol. Esse hormônio é produzido durante reações de estresse agudo, estimulando a liberação de insulina e promovendo o metabolismo acelerado de carboidrato e de gordura, a fim de enfrentar as exigências extremas. Isso serve para aumentar o apetite por alimentos ricos em carboidrato e gordura. Portanto, se você está constantemente sob estresse — e quase uma em cada dez pessoas relata passar por estresse relacionado a trabalho a ponto de causar doenças —, os níveis de cortisol estão sempre elevados e, veja só, você sempre tem vontade de comer alguma friturinha.

"Há boas provas indicando que o cortisol ativa uma enzima que promove o armazenamento de gordura nas células adiposas (ou adipócitos)", explica a Dra. Joanne Lunn, cientista da nutrição da British Nutrition Foundation [Fundação Britânica de Nutrição]. "O número de receptores do cortisol se encontra em maior número nos adipócitos intra-abdominais; portanto, o acúmulo de gordura nessa área será mais acentuado quando os níveis de cortisol estiverem altos." Em outras palavras, o estresse deixa as mulheres redondas. Além disso, acrescenta Emma Stiles, cientista nutricional da Universidade de Westminster, o estresse também "aumenta a insulina e diminui os hormônios femininos", com toda a expansão da cintura que já sabemos que isso gera.

Num estudo realizado na Universidade da California, pesquisadores descobriram que ratos estressados reagiram bebendo mais água açucarada e comendo mais banha. Eles engordaram ao encontrar conforto nos alimentos "consoladores". Então é por isso que rosquinhas parecem sempre tão consoladoras; é por isso que o principal grupo alimentar de Homer Simpson é composto por rosquinhas. ("Estressado" em inglês — "stressed"—de trás para frente é "desserts", isto é, "sobremesa", sendo que o próprio Homer Simpson já apontou tal coincidência).

Ah, e para finalizar, como se fosse o chantili do sundae, o estresse também esvazia os nutriente benéficos — desde as vitaminas antioxidantes (A, E, C e as vitaminas do complexo B) até minerais como zinco, selênio, cálcio, magnésio, ferro, potássio, enxofre e molibdênio. Sem essas "coisinhas", querida, você não é nada.

O objetivo aqui é relaxar um pouco. Se você está sempre rangendo os dentes, com o coração acelerado e com dor de cabeça de tensão, se você tem certeza de que o seu mundo sofrerá um colapso se todos os lápis não estiverem apontados, está na hora de buscar uma forma de controlar o estresse. Jogue squash, faça musculação, medite, passe um bom tempo num banho de espuma e ressurja cheirando a rosas. Se nada disso ajudar, procure um profissional da área da saúde.

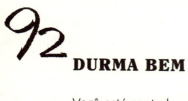

92 DURMA BEM

Você está sentada num lugar bem confortável? Então deixe-me apresentar-lhe à Leptina e à Grelina. Sei que pode parecer que são personagens de um mundo imaginário, mas são dois hormônios. Eis os que fazem:

✱ **Leptina**: é por meio dela que a gordura dialoga com o cérebro. E deve ser uma conversa tão fascinante... O papel da leptina é manter o hipotálamo informado sobre a adequação do seu armazenamento de energia; é o hormônio da saciedade. Se o sinal falha, o cérebro busca uma fonte de energia para preencher o vácuo. Ela aumenta a fome e manda você à caça daquela coxa de galinha que está na geladeira. E para piorar ainda mais, uma célula adiposa grande, sendo grande, produz muita leptina. Quando fazemos dieta, essas células encolhem (o efeito final é aquele que você fica admirando na frente do espelho), e os níveis de leptina caem. O efeito irritantemente negativo que ela produz é estimular a fome e promover o corpo a armazenar energia. Arrrgh.

✱**Grelina**: como você já sabe, é produzida no estômago para sinalizar a fome ao cérebro. É a versão hormonal do ronco no estômago.

Você pode estar se perguntando: o que tudo isso tem a ver com o sono? Bem, a leptina tem um ritmo circadiano e atinge o pico durante o sono. Se você não dorme bem (em torno de 1/3 das pessoas não dorme bem), os níveis de leptina não atingem o pico, e o cérebro manda ao ataque seus soldados — a sensação de fome e o armazenamento de energia —, assim como o faz quando as células adiposas encolhem durante o período de dieta. Ao mesmo tempo, a falta de sono faz com que os níveis de grelina subam. O apetite vai às alturas, e o pote de biscoito começa a chamar você.

Há inúmeras pesquisas — às vezes controversas, às vezes hiperbólicas — sobre os efeitos da leptina e da grelina sobre o peso. Aqui vai um breve resumo:

✱ Um estudo de Stanford com mil voluntários descobriu que quem dormia menos de oito horas por dia apresentava níveis mais baixos de leptina e níveis mais altos de grelina, e (agora vem o suprassumo) níveis mais elevados de gordura corporal. "Quem dormia a menor quantidade de horas por noite, resumidamente, apresentava o maior peso."

✱ Um estudo da Universidade de Warwick descobriu que a falta de sono estava associada a quase o dobro do risco de se tornar obeso.

✱ Pesquisadores da Universidade de Bristol compararam amostras de sangue de insones com de pessoas que dormiam muito bem. Os insones apresentaram níveis de leptina 15% mais baixos e níveis de grelina 15% mais altos do que o normal.

✱ Um estudo da Universidade de Laval, em Québec, descobriu que talvez exista uma faixa ideal de sono de cerca de oito horas por noite que facilite a manutenção do peso corporal.

✱ O professor Jim Horne, do renomado Sleep Research Center [Centro de Pesquisa do Sono], da Universidade de Loughborough, aconselha ter muita cautela. "Parece que, na melhor das hipóteses, o sono tem um papel fisiológico coadjuvante na causa da obesidade, apesar de talvez haver uma explicação mais comportamental, por exemplo, pelo cansaço causado pela falta de sono e pela 'alimentação consoladora'."

Em todos os casos, o que você precisa entender é que o sono não é meramente um estado zumbi inativo; é ativo, complexo e vital para o andamento natural do metabolismo. Se for prejudicado pelo estilo de vida de 24 horas, com uma superestimulação na calada da noite, fazendo hora extra que nunca termina, alimentando-se em horários irregulares, é inevitável que o organismo sofra.

Seja lá qual for a dos hormônios, noites maldormidas, sem sombra de dúvida, roubam a energia necessária para pular da cama e enfrentar mais um novo dia. Tal ciclo de baixa energia é o arqui-inimigo do emagrecimento contínuo e acaba nos levando ao consumo de açúcar e cafeína para conseguir enfrentar o dia, o que serve para interromper os padrões de sono e para dar continuidade a toda essa saga.

Você já deve estar com sono. Ótimo! Vá dormir. Bons sonhos. Durma com os anjos.

COMO **DORMIR FÁCIL** NA SUA CAMA

Segundo o Sleep Council [Conselho do Sono], 2/3 das pessoas acreditam estar dormindo menos do que há alguns anos — cerca de 90 minutos menos, segundo uma renomada especialista do sono dos EUA. "Provavelmente, temos uma geração que apresenta bastantes distúrbios do sono", concorda Kathleen McGrath, diretora médica do centro Sleep Matters [Dormir é Importante], uma linha de ajuda gerenciada pelo Medical Advisory Service [Serviço de Aconselhamento Médico]. "Estamos observando uma bomba-relógio. As pessoas não estão cansadas fisicamente, mas estão cansadas mentalmente... Alguns quartos mais parecem o centro de comando de uma nave espacial, com televisores e computadores. O quarto serve para duas coisas: dormir e fazer sexo, não necessariamente nessa ordem."

Se você fica se revirando na cama, vendo o relógio virar, o seu organismo não está tendo o descanso que tanto merece. O professor Jim Horne deu as seguintes dicas para um sono revigorante:

✱ **Mande os problemas para o espaço**. A ansiedade e a estimulação exacerbada interferem no sono; portanto, realize tarefas soporíferas antes de se deitar. Nada de TV, que é um estimulante. Ler é o método clássico. Horne também recomenda trabalhar num quebra-cabeça, passear com o cachorro, fazer tricô e lavar os pratos. A cozinha vai estar sempre brilhando, e você pode terminar com um lindo cachecol.

✷ **Levante-se num horário regular**. Não importa o horário em que você tenha se deitado, levante-se sempre no mesmo horário, dia após dia. Isso ajuda a programar o relógio biológico num padrão de dormir-acordar, e isso, afirma o professor Horne, pode ser de grande valia para os insones.

✷ **Você não precisa de um cochilo.** Tente 15 minutos. Se você não se aguenta mais ficar em pé no início da tarde, dê uma cochilada de apenas 15 minutos. Mais do que isso você saciará a necessidade do sono noturno e atrapalhará à noite.

✷ **Fique fria**. O corpo precisa esfriar durante o sono. Então nada de mega edredom de plumas, cobertor térmico, aquecedor. Abra a janela.

✷ **Faça silêncio**. Cortina pesada, máscara para dormir, protetor de ouvido — faça o que for preciso para bloquear a luz e a poluição sonora. Se você dorme com o celular ao lado da cama, deixe-o na sala. Desligue o laptop e deixe-o bem longe.

✷ **Acerte o relógio.** A melatonina pode ajudar a reiniciar o relógio biológico, segundo o Dr. Daniel Sister. É um hormônio produzido na glândula pineal para regular os ciclos de dormir e despertar, mas também pode ser tomada como suplemento para ajudar a promover aquela noite com os anjinhos.

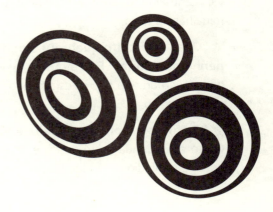

93 PARE DE PENSAR GRANDE E DE FALAR BOBAGEM

Nunca diga coisas como:

✳ **"Sou uma formiguinha."** Não, você não é viciada em açúcar. Um recado para todas as mocinhas açucaradas: a ciência decretou, recentemente, que não existe vício em açúcar. Pesquisadores da Universidade Duke, no estado da Carolina do Norte, alegam que o cérebro humano "sente" que alimentos doces são ricos em calorias e "dão uma recompensa" quando ingeridos, liberando hormônios que fazem a pessoa se sentir mais feliz. Você não é uma formiga. Você é um ser humano, e o cérebro humano pode ser melindroso. Treino-o e deixe o lixo no lixo.

✳ **"Eu tenho muito apetite."** Você pode até ter, mas isso é uma confissão, e não uma desculpa.

✳ **"O meu metabolismo é lento."** Então mexa-se mais para queimar mais calorias.

✳ **"Sou muito esfomeada... Eu poderia comer o meu próprio fígado! Estou morrendo de fome... Minha glicose está baixa demais... Se eu não comer aquela torta de cereja agora, vou desmaiar!"** Não vai desmaiar, não. Aposto que a sua última refeição nem foi há pouco tempo. Controle-se, mulher. Se você acha que a sua glicose varia loucamente, regule-a ingerido alimentos de baixo índice glicêmico, como frutos secos, ameixa seca e pães integrais. Nada de carboidratos refinados, como bolos e biscoitos. Isso simplesmente vai acentuar ainda mais a montanha-russa e deixá-la louca catando as migalhas da torta.

✳ **"Oba! O biscoito quebrou! Significa então que não tem mais nenhuma caloria!"** Esse aforismo, e outros da mesma espécie, não é nada divertido. É o que os esfomeados dizem para comer um biscoito atrás do outro.

✳ **"Prefiro ser gordinha e feliz a viver em dieta e ser infeliz."** Gosto da segunda parte da frase, mas *gorda e feliz*? Está mais para gorda e desiludida. Não faça dieta, mas seja honesta consigo mesma.

✸ **"Eu tenho ossos largos."** Está bem. O mamute também. E daí?

✸ **"Eu nasci gorda."** Minha nossa... Por onde começar?

✸ **"É a engorda da meia-idade."** Acredite em mim, essa é a pior de todas.

✸ **"Agora estou comendo por dois."** Se você está grávida, essa é a maior razão para ficar saudável. Não corra para devorar a caixa de bombom assim que o teste de farmácia revelar o pauzinho azul. Você vai se arrepender em... ah, em quarenta semanas.

✸ Pare de começar frases com "**eu sempre**..." Surpreenda-se. Eu sempre faço isso.

94 SEJA ADEPTA DA BOA VIDA E CULTIVE A SUA PRÓPRIA HORTA

Por quê? Vou lhe dar dez boas razões:

✸ **Sabor**. Cenoura da horta. Experimente. Você vai ver. Você vai comer mais. Você vai ver.

✸ **Barganha**. Por que pagar tão caro por um molho de rúcula se você pode cultivar no quintal um montão por uma ninharia?

✸ **Controle**. É você quem controla o que usar na alface. Não tem nenhum conglomerado multinacional despejando agrotóxicos durante meses antes de a folha chegar à sua boca. É tudo seu, tudinho seu! Portanto, diferentemente da alface já picada e lavada, vendida num saco fechado à vácuo nos supermercados, você terá folhas saudáveis e cheias de vitalidade da vitamina C.

✸ **Jamie Oliver**. Ele faz isso, então você também pode.

✸ **Radicalismo ecológico.** Nada de embalagem. Nada de transporte. Nada de culpa. Se optar por adubo, você será ainda mais ética. Eu recomendaria um minhocário, mas, sério, *eca*. Em casa? Eu prefiro decompositor de lixo orgânico, que dá conta de tudo: casca de ovo, saquinho de chá, osso de galinha — tudo menos colheres de prata do faqueiro, presente de casamento da tia Evelyn. Foi o maior alívio.

✴ **Relaxe**. Isso é slow food e, portanto, como já sabemos, é coisa de boa qualidade. É, necessariamente, local e da estação. E é relativamente fácil. Então, basta se lembrar de regar as abóboras, colher as alfaces, adubar a vagem, regar as mudas, colher batata. Está bem, pode ser que você precise de um livro. Recomendo o *Grow Your Own Veg* (BBC Books), de Carol Klein.

✴ **Exercício**. Cuidar dar horta durante meia hora queima 150 calorias. Você provavelmente vai precisar fazer as unhas depois (mais 50 calorias).

✴ **Galochas**. São a base de vários modelitos lindos, especialmente quando combinados com avental de linho, vestido floral de algodão, um raminho de flores do campo atrás da orelha, e aí por diante. Eu adoro balaio, tamanco e limonada caseira servida no quintal num dia quente, ainda mais com louça de conjuntos diferentes e com as colheres da tia Evelyn. É parte da quintessência inglesa, tal como mel no chá. Aí é só posar ao lado da cotovia com uma espátula na mão e com cheiro de geleia de alguma frutinha para parecer que saio direto das páginas da tradicional revista de decoração *World of Interiors*. Será uma alegria e um triunfo fashion.

✴ **Camaradagem**. Se você nunca anunciou a sua chegada surpresa à casa de uma amiga com uma cesta cheia de alho-poró da sua horta, você nunca viveu. Atualmente, você pode se surpreender ao descobrir que inúmeros conhecidos cultivam frutas, legumes e verduras no quintal de casa. Acredita-se que agora, na Grã-Bretanha, cultiva-se tanto em casa quanto se fazia durante a Segunda Guerra Mundial, quando se plantavam nos gramados e se criavam galinhas nas jardineiras das janelas. Isto é um sonho para a perda de peso — e bem melhor que levar uma caixa de bombons.

✴ **Direito**. Se possui uma terra, que rapariga de sorte você é! Deixe Hermès Birkin para lá; o que o *beau monde* realmente deseja agora é um pedacinho de terra para cultivar espinafre e couve. Apesar de haver 330 mil proprietários de terra no Reino Unido, há sempre uma lista de espera de cerca de 100 mil pessoas. Sinta-se livre para usar a enxada e espantar a concorrência; saiba que o corpo agradecerá e revelará os benefícios.

95 CONVERTA-SE AO BUDISMO E PONHA UM FIM AO DESEJO, OU SIGA O TAO E NÃO FAÇA NADA

Agora que nos aproximamos do destino final de alegria total, vale a pena fazer algumas perguntas filosóficas. Você sempre quer mais? Nunca está satisfeita? Está triste e com fome? Só estou perguntando porque esses sentimentos de dor e anseio vieram para caracterizar a vida no século XXI. Não quero dar uma de doutrinadora para cima de você com "Confúcio disse que". Mas existe uma lição a ser aprendida nas crônicas de sabedoria antiga, a qual afetará a sua relação com tudo neste mundo, inclusive com o seu almoço. O crucial é viver conscientemente. Com atenção. Eu sei que estou parecendo um biscoito da sorte, mas isso é importante. Tem a ver com os velhos preceitos de autoaceitação, responsabilidade e propósito de vida. Se você já ligou e desligou a TV, pare um pouco. Será que você pode ser mais gentil consigo mesma? Será que você é capaz de gostar um pouquinho mais de si própria? Será que é possível prestar atenção em algo mais construtivo do que o buraco do cinto?

Para falar a verdade, todo mundo pode. Não há necessidade de criar um fanatismo acerca de tudo isso. Segundo boatos, Gwyneth Paltrow já tentou jantar meio nua, digamos, na posição de lótus, na frente do espelho, a fim de criar um aumento da autoconsciência. Isso pode ser meio desagradável se você tiver convidados para o jantar. Talvez seja melhor se concentrar em algo mais significativo do que o seu próprio umbigo. Cyril Connolly escreveu no livro *The Unquiet Grave:* "a única forma de emagrecer é estabelecer um objetivo na vida." E, se ele tivesse parado para pensar, aposto que ainda teria escrito que o objetivo *não* deve ser "ter um bumbum mais bonito" nem "entrar num biquíni menor".

Quando *você* parar para pensar — e eu insisto para que faça isso, agora —, saiba que a maioria das pessoas se sairia melhor ao se conectar mais e se autocriticar menos. Nesse ponto, estou com Henry Miller, que disse que "o propósito da vida é viver, e viver significa estar atento; feliz, bêbado, sereno e divinamente atento".

Podemos, se queremos, viver mais no tempo presente, aqui e agora, e não lá e amanhã ou depois de amanhã. É interessante o fato de que Buda tinha muito a dizer sobre a forma do corpo. "Nós nos tornamos aquilo que pensamos" é um de seus preceitos. Meu favorito, quando está tudo um lixo e o vestido não entra, é: "Você pode procurar em todo o universo alguém que mereça mais o seu amor e o seu afeto do que você mesmo, mas essa pessoa nunca será encontrada em nenhuma parte. Você, assim como qualquer pessoa em todo o universo, merece o seu amor e o seu afeto."

COLOQUE UM POUQUINHO DE AMOR NO PRATO

O alimento deve ser servido com a alma, com amor e com risada, e não temperado com cautela, apreensão e culpa. Existe tanta alegria envolvida ao se compartilhar um panelão de sopa, um bolo de comemoração de alguma coisa ou uma tigela inocente de sorvete... É verdade. Pensar muito sobre essas coisas, considerar os prós e os contras e preocupar-se com as consequências só estragam o sabor. Será que não é melhor simplesmente estar alegre?

Para exemplificar, comilança e cantoria sempre estiveram de mãos dadas na minha família quando eu era criança (apesar de que se sabia muito bem que essas duas coisas juntas eram consideradas falta de educação quando havia visitas). Mas não importa. Quando as linguiças estavam saindo da panela ou o frango assado estava empoleirado pronto para ser cortado, rolava a maior cantoria. *Nessum Dorma*. *Lakmé*. "My Old Man Said Follow The Vain."*

Mas cantávamos mesmo quando chegava a hora de arrumar a cozinha. É a maior prova de que cantar faz passar mais rápido uma atividade chata. Minha irmã e eu cantávamos as músicas do Abba ou os sucessos dos musicais da época, com minha mãe fazendo a improvisação de Nancy em *Oliver!*, entoando "Oom-Pah-Pah" com o verso que fala de "Mister Percy Snodgrass", enquanto esfregava o chão. Meu pai gostava mais de ópera, de composição própria ("Toreador, não cuspa no chão! Use a escarradeira, é para isso que serve!", dizia ele para a travessa grudenta onde o frango foi assado). No Natal, a cozinha movi-

---

* Música popular inglesa do início do século XX. *(N. da T.)*

mentadíssima era embalada ao ritmo de cantigas natalinas, com todas as tias, primos e primas — cada um com um pano de prato na mão — cantando "Noite Feliz" e o "Bom Rei Venceslau", na esperança de conseguirem se esquivar de secar alguma panela bem pesada.

Foi numa dessas festas de família que tive uma crise de adolescente: o que vestir naquela noite para ir à discoteca (pois é, isso foi há muito tempo...). Minha avó, uma mulher bem versada na arte de sapato alto, disse na sua maneira nada absurda: "Eu não me preocuparia, querida. Ninguém vai reparar em você."

Levei anos para perceber que ela não quis ser grosseira; foi mais uma maneira de chamar minha atenção para eu ser menos *envolvida* comigo mesma. Desde então, descobri estudos científicos que mostram que minha avó tinha toda razão: as pessoas não reparam nas outras como pensamos; na verdade, isso ocorre a níveis muito mais insignificantes do que imaginamos. A maior parte do tempo, estão absorvidas num assunto muito mais fascinante. Si próprias. Então pronto. Cante mais. Preocupe-se menos. Lembre-se de que aquela pessoa na pista de dança, que parece estar se divertindo horrores, realmente deve estar.

96 ENTENDA QUE OS AMIGOS PODEM SER ÍMÃS DE COMIDA

Semana passada, passei a hora do almoço (umas três horas, mas para que ser tão exata?) com minhas amigas Pippa e Lou. Nós estávamos animadas e nos sentindo bastante hedonísticas e conspiradoras enquanto mergulhávamos pedaços fartos de focaccia salgada numa vasilha de azeite que ocupava o centro da mesa. Nós três resolvemos pedir entrada porque, bom... não estávamos comemorando alguma coisa? Enfim, por que não?

Três fartas taças de vinho branco Sauvignon chileno depois, Pip pediu o risotto, Lou, o confit de canard então, — que se dane — pedi linguine carbonara para mim. Achei que uma porção de batatinhas bem gordurosas cairia bem, para dividir. Não seriam nem seis batatinhas para cada uma. Pedimos pudim porque não tinha ninguém vendo e comemos o chocolate de menta que acompanhava o café porque... bem, quem poderia se lembrar por quê? Quem sabe até rolou uma segunda garrafa de vinho branco. E, de repente, o que veio depois? *Compras...*

Que Deus as abençoe, sempre. Não é que as amigas nos façam comer e comprar feito desesperadas. É que *você* fazendo essas coisas é uma desculpa para *elas* também o fazerem, e, assim, o carrossel da gordura roda e roda até você acabar no chão meio a um ataque de risos.

Brian Wansink, em um de seus muitos experimentos brilhantes, descobriu recentemente que uma boa maneira de engordar é jantar na companhia de outras pessoas. Em *Por que comemos tanto?*, ele relata: "Em média, quem come na companhia de outra pessoa come 35% a mais do que se estivesse sozinho; pessoas em grupo de quatro comem 75% a mais; aquelas em grupo de sete ou mais comem 96% a mais... Se você quer emagrecer muito, procure um colega magrinho como companhia no almoço (mas não vale comer o que sobrar do prato dele)."

Aliás, pode funcionar das duas maneiras, ainda mais entre as mulheres. Por via de regra, temos a tendência de regular o nosso pedido no restaurante com o das demais mulheres presentes à mesa; a gula ou a abstinência da ocasião são, portanto, sancionadas socialmente.

Pela minha experiência, e para corroborar a pesquisa de Wansink, se a primeira aposta for relativamente alta (um risotto primavera, digamos), os jogadores vão com tudo, de fato, e pedirão acompanhamentos como batata amanteigada e fritas, até a última pessoa da mesa a ir embora se encontrar na situação vergonhosa de ter pedido toda a parte esquerda do cardápio.

Ainda assim, essa partida, de cabo a rabo, pode ter outra história e outros lances históricos. Há uma situação óbvia. Se Philippa pede "só uma salada *tricolore*", Jodie pedirá a mesma coisa, mas com o molho *ao lado*. Pense nisso como uma espécie de barganha gastronômica. Tudo depende das amigas (ir diminuindo o pedido é muito popular nos círculos fashion) e do pedido inicial. Vamos pela lógica: se seis editoras fashion saem para almoçar, a última a fazer o pedido talvez vá para casa com fome, havendo a possibilidade de ela recorrer ao roubo das balinhas de menta na porta do restaurante para conseguir se sustentar até a hora do lanche (pois essa era eu).

Contudo, quanto mais relaxada estiver, mais chances há de se render à comilança (é por isso que a maioria de nós come até morrer quando faz refeições sozinhas). Também é por isso que sair de férias com as amigas é um grande perigo, com as águas do nosso mapa social infestadas de tubarão. Recentemente, tirei umas miniférias com as amigas, e fomos nós que pilotamos o fogão. A quantidade de comida que foi comprada, discutida, consumida e discutida de novo foi fenomenal. Parecia que, a cada três minutos, alguém colocava mais uma colherada de purê de batata no meu prato. Comíamos e limpávamos e conversávamos e depois comíamos mais, sendo que o papo constante era o que constituiria a próxima refeição e quantas barras de chocolate ainda tinha na dispensa.

É compreensível, é claro. Os humanos são animais sociais. A comida nos une. A comida é, de forma brilhante, algo comemorativo e coesivo; uma cola social que aquece os corações e faz lamber os beiços. Você pode imaginar que, há muitos e muitos e muitos anos, naquelas cavernas, os nossos antepassados se sentavam para discutir os méritos relativos a porco selvagem ou bisão cru para o lanche — sem ter um pingo de preocupação se estão meio gordinhos sob aquelas vestimentas de pele. Atualmente, porém, se você tem uma preocupação real de manter o corpo sob controle, é necessário encontrar formas de estar com as amigas sem engordar — e sem virar uma chata arrogante que sabe o valor calórico até do guardanapo. Uma boa maneira de fazê-lo é presentear este livro a todas as amigas. Assim vocês estarão na mesma página, literalmente.

CUIDADO COM A COLEGA DA DIETA,
POIS ELA NÃO LHE QUER BEM

As colegas da dieta nem sempre são as amigas mais fiéis que você precisa quando quer emagrecer. Um escritor certa vez disse, com certa frieza, que emagrecer é "como entrar numa zona de guerra. Não existem mais amigos. Tenha em mente que ninguém realmente quer o seu sucesso". Particularmente, sendo um ser mais otimista, eu gostaria de pensar que as mulheres são mais solidárias do que isso, mas, mesmo assim, vale a pena ter juízo quando ouvir qualquer uma das seguintes frases:

✱ "Mas eu não quero beber sozinha."

✱ "Você não precisa emagrecer."

✱ "Eu fiz especialmente para você porque sei como adora bolo de chocolate com recheio de brigadeiro e cobertura."

✱ "Ah, fica mais um pouquinho; vamos terminar a garrafa."

✱ "Eu sei que você disse que só queria uma bola, mas tinha uma oferta imperdível de três bolas com cobertura extra de caramelo, nozes trituradas e aqueles minimarshmallows lindos de morrer."

✱ "Coma essa última panqueca, senão vai direto para o lixo."

Você tem de saber que essas são manobras para a sabotagem. Diga a ela para ficar quietinha, senão você começará a levar o seu próprio extrato de semente de uva para o jantar. Cuidado também com qualquer pessoa que condene alguém que está engordando. Mais importante ainda do que evitar as críticas e as ofertas de comida é voltar as críticas para si mesma. É como Balzac disse: "Quanto mais se julga, menos se ama." Então pare de avaliar, pare de olhar as amigas de cima a baixo, pare de competir, pare de fazer pavê para as suas amigas na esperança de que não caibam mais naquelas camisetas de alcinha irritantes. Comece com pequenas doses de gentileza e lembre que tudo que vai, volta...

POR QUE **AMIGA GORDA** ENGORDA

Um estudo da Universidade da California mostrou, recentemente, que a obesidade se espalha dentro das redes sociais e que pessoas que têm amigos gordos têm 50% a mais de chance de estar acima do peso do que aquelas que andam com pessoas magras. Uma pesquisa posterior, realizada por economistas da Universidade de Warwick, do Dartmouth College e da Universidade de Leuven, descobriu que as pessoas são influenciadas, de forma poderosa, mas subconsciente, pelo peso das pessoas que as cercam. Acontece que a qualidade de gordo está se espalhando. É tudo relativo. Se os seus amigos e familiares sempre se lambuzam com baldes de frango frito, você, inevitavelmente, fará o mesmo. Se sempre compram pipoca extragrande no cinema, sua pipoca grande parecerá medíocre em comparação a deles. Segundo o professor Andrew Oswald, de Warwick, "o aumento da obesidade tem de ser considerado como um fenômeno sociológico, e não fisiológico. As pessoas são influenciadas por comparações relativas, e os padrões mudaram e continuam mudando".

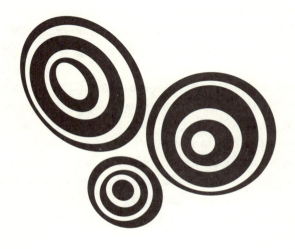

97 ESCOLHA UM DESAFIO; NÃO SE ACOMODE

Está bem, você não pode se mudar para outro continente ou casar-se ou divorciar-se cada vez que sente a calça apertar, mas há muitas provas que sugerem que uma mudança sísmica no estilo de vida é o que realmente mudará a forma do corpo. Não se contenha, como se fosse uma vaca leiteira. Não se acomode, não sucumba, não se sujeite a uma vida condescendente e fácil.

Segundo Iris Murdoch, "não existem substitutos para a acomodação garantida pelo relacionamento certo e seguro". E é glorioso saber que isso é verdade. Mas um dos maiores obstáculos para as intenções de emagrecer é o seu próprio parceiro, especialmente se você está nesse relacionamento a tempo o bastante para se sentir completamente confortável, como um par de meias velhas. Se você é feliz por arrotar na frente dele, se você raspa as pernas enquanto ele faz a barba, se você lava as cuecas dele, você está acomodada (mas se você passá-las, está é latindo). Mas o conforto é como um sofá: macio, imóvel e difícil de sair.

Estudos sempre mostram que as mulheres engordam após o casamento, em parte porque a imagem do vestido de noiva frente-única bordado e com cauda não bloqueiam mais a vista cada vez que veem uma torta. Mas também porque, quando o anel está no dedo esquerdo, a mulher tende a acalmar, aconchegar-se e pedir uma porção extra de pão de alho. Em relação ao corpo, a comida mais perigosa é o bolo de casamento. ("O matrimônio", como disse um astuto observador, "é o processo pelo qual o supermercado abocanha a conta que antes era da floricultura.")

Uma vez casada, fica fácil demais começar a comer muito. Quando antes se subsistia com uma tigela de cereal no jantar, agora se lambuza com carne assada e guarnições. Você não costumava preparar guarnições. Agora até vinagrete está fazendo! Então espalhe a mensagem por aí! A revista *Observer Food Monthly* observou que "as pessoas casadas são naturalmente boas de garfo. Não temem carboidratos e ficam ofendidos se só se come metade de tudo... Cuidado com o seguinte: pão na cestinha! Purê! Molho! As pessoas casadas adoram isso".

Quando os filhos entram em cena, o estilo de vida parental (se esse não for um termo majestoso demais para tal) provavelmente implica em ficar um pouco mais em casa e farrear um pouco menos. Presa em casa, você acaba presa à lata de biscoito e à cesta de pão por um cordão umbilical invisível. A primeira taça de vinho é servida assim que a cabecinha da Olívia encosta no travesseiro; é o prêmio pelo dia de clemência materna (e pelo fato de você ter conseguido montar uma fazendinha inteira com massinha enquanto enchia a lavadora três vezes seguidas). Não é surpresa que o jeans que usava antes da gravidez parece pertencer a outra galáxia.

"Se você é feliz por arrotar na frente dele, se você raspa as pernas enquanto ele faz a barba, se você lava as cuecas dele, você está acomodada."

Isso não é apenas uma simples observação. Recentemente, o Vigilantes do Peso realizou um estudo com 3 mil mulheres casadas que revelou os diferentes estágios pelo qual o corpo feminino passa durante a vida. Quase 66% das mulheres que participaram da pesquisa disseram que o peso oscilava, dependendo de sua satisfação em uma época específica. Segundo o estudo, nos primeiros dias de um relacionamento, quando a mulher encontra o homem dos seus sonhos, ela tem "tanta vontade de impressionar que até pede salada num jantar romântico". Caramba! Depois, ela entra na Zona do Conforto, quando noites aconchegantes na companhia do queridão, de um DVD e de comida chinesa entregue em casa significam que ela engordará uma média de 5kg. Quando o Dia D vai se aproximando, a nossa heroína emagrece 4kg para conseguir entrar no vestido de casamento. O primeiro filho traz muitas alegrias, junto de uma média de 7kg extras. Depois, acaba chegando a hora da Reinvenção, quando a mulher se dá conta de que a vida tem mais a oferecer do que calça de moletom e televisão durante o dia. Ela emagrece mais de 6kg, pena que logo antes de a perimenopausa chegar para sabotar todos os planos...

Então, o que fazer para aprisionar a gordura que sempre nos persegue? Sua missão é continuar se desafiando, ficar longe da rotina, sacudir a vida. Se você sempre come horrores com o seu parceiro, matricule-se na ioga à noite e faça do almoço a principal refeição do dia. Se você se pega fazendo a mesma coisa por três noites seguidas, corra algumas voltas no quarteirão como penalidade. Se os seus filhos são a razão de você não sair à noite, comece a praticar piano, estudar francês ou (melhor ainda) fazer kick-boxing. Compre um DVD didático: será mais benéfico para você do que ficar acompanhando todas as temporadas de sua série favorita. Por último, vamos nos voltar mais uma vez ao nosso velho amigo Honoré de Balzac, que escreveu: "O casamento deve sempre lutar contra o monstro que devora tudo: a rotina."

98 TIRE AS SUAS PAIXÕES DO PRATO

Se a ideia que faz você mais querer se exercitar na vida é quando você pensa na nova coleção de inverno de meia-calça, então está precisando reavaliar as coisas. Quem sabe aonde as suas energias vão levá-la quando parar de choramingar com peninha de si própria? À organização de eventos beneficentes? À criação de abelhas? Ao combate à fome? Não importa muito o destino final, mas, com essa revisão geral da sua vida e do seu comportamento (olha só, você está no número 98; nada mais pode detê-la agora), você deve passar a desviar a atenção do tamanho do seu traseiro e a começar a fazer algo que torne o mundo um pouquinho melhor. Se for para ficar intensa, ardente, fervorosa, é muito melhor que o objeto da sua atenção seja algo que faça uma diferença (a sua ONG favorita, o grupo de jovens local, um evento beneficente para arrecadar fundos para arborizar a rua onde você mora. Ou então, plante essas árvores você mesma). Você se surpreenderá como o seu corpo se beneficiará com um ponto de vista de quem olha para fora, e não para dentro.

MORTE E CHOCOLATE:
COMO PENSAMENTOS MÓRBIDOS ATIÇAM A FOME

Às vezes, aparece uma pesquisa que nos permite contemplar a admirável complexidade da condição humana. Eis um estudo que faz exatamente isso: segundo uma pesquisa recente da Universidade de Erasmus em Roterdã, as pessoas que pensam sobre a própria morte têm desejo de comer mais.

Um trabalho publicado no *Journal of Consumer Research* revelou que "os consumidores, especialmente aqueles com baixa autoestima, podem estar mais suscetíveis ao consumo exagerado quando veem imagens de morte durante o noticiário ou nas cenas de crime da série policial favorita". Esse efeito é explicado usando uma teoria que pode ser chamada de "fuga da autoconsciência". Quando algo faz as pessoas lembrarem da inevitável morte, elas podem começar a se sentir incomodadas com as conquistas que já tiveram na vida e começam a questionar se fizeram alguma diferença no mundo. Uma forma de lidar com tal estado de desconforto é fugir dele, por meio de mais um pacote de jujuba. A questão aqui não é discorrer sobre a morte, mas pensar na vida que você ainda tem (isso, sim, eu li num biscoito da sorte).

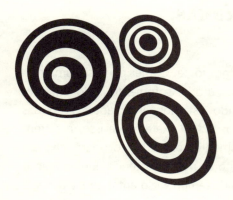

PREGUE UMA FOTO DA BRITNEY FEIA NA GELADEIRA

A alma gêmea de Britney Spears, Madonna, tem o seguinte a dizer sobre o assunto de se manter em forma: "Se você quer saber o que eu faço para ficar assim, é com dieta, exercício e um cuidado constante." Cuidado. Constante. É óbvio que a maioria das mulheres habita o território intermediário, abrigada numa casa no meio do caminho entre a Britney Feia e a Meticulosa Madonna. Mas todo mundo precisa de beliscões e lembretes regulares para não esquecer o plano do jogo, admitindo que dizer "Não!" a um pedaço de torta tem um custo imediato (nada de torta!), mas — como usar fio dental e fazer plano de previdência privada — pouquíssimos benefícios imediatos. O benefício virá, com sorte e vento favorável, amanhã e amanhã e amanhã. Para nunca se esquecer disso, deixe o convite para aquele casamento bem à vista, o vestido pendurado atrás da porta, uma foto sua de biquíni colada no pote de sorvete. Também vale a pena ficar de olho no calendário. Nada como um churrasco no verão, à beira de uma bela piscina, para fazer você recusar a segunda linguiça. Uma série de prazos sociais estarão na sua mão enquanto ela procura por sustentação supérflua.

A ideia aqui é conhecer o inimigo e mantê-lo bem longe usando uma combinação de vigilância e raríssimo sangue frio.

EM SITUAÇÕES EXTREMAS, FAÇA TRICÔ

Você não come só quando está com fome. Comer pode ser uma reação do estresse, fadiga, solidão, euforia, sofrimento... No entanto, comemos particularmente quando estamos entediadas. Pesquisas mostram que metade dos adultos fazem exatamente isso, recorrendo a um pacote de chips simplesmente porque isso ocupará mais um pequeno espaço no infinito circuito de nossa existência. É uma reação robotizada e repetitiva ao espaço de tempo vazio entre aqui e acolá. É por isso que a maioria das pessoas come um montão de salgadinhos e chocolate numa viagem longa de carro e por que a pausa para o café no trabalho parece fazer o dia andar mais rápido (especialmente se acompanhada de bolinhos ou biscoitinhos...). Contudo, comida não é solução, é combustível. É feita para levar você a algum lugar, e não para deixá-la o dia todo afogada no pufe, perguntando-se onde o dia foi parar. Se você encontra conforto e consolo num Cheddar McMelt, você realmente precisa sair mais. Encontre outra muleta.

COMENDO DE TÉDIO: FAÇA ALGO
MAIS INTERESSANTE QUE ISSO

✷ Quando bate a vontade de comer, diz-se que as atrizes hollywoo-dianas correm para pegar as agulhas de tricô em vez de um pretzel gigantesco — tanto Julia Roberts quanto Uma Thurman são adeptas da técnica, e não é possível correr nos bastidores de desfiles atrás de gancho de crochê e agulhas. Você pode se deleitar com o fato de que tricô é muito legal, graças ao ressurgimento recente de grupos no bairro londrino de Hoxton, anarquistas e guerrilheiras de tricô — como o Cast Off and Knitta, uma gangue que "picham" estátuas no mundo todo com peças subversivas de tricô. Você pode até se juntar a um grupo de tricô (mas que seja dentro da lei, por favor). As noites de inverno vão voar, e você pode acabar com um cachecol interessante, em vez de um pacote vazio de biscoito e um buraco na alma. Consulte o site knitty.com.

✷ Masque chiclete. Parafraseando Lyndon B. Johnson: "Como Gerald Ford, não dá para comer e mascar chiclete ao mesmo tempo."

✷ Vá à manicure — ocupará o seu tempo até a hora do almoço. O mesmo serve para aquarela, fotografia, aula de percussão. Confeccione os seus próprio cartões de Natal, acaricie o gato, costure uma colcha de retalhos enorme com roupas velhas, depois a leiloe e doe o dinheiro para uma instituição de caridade. Não me importa o que você vai fazer, contanto que não seja mastigar sem perceber.

CAPÍTULO 11
AME-SE
Engrandeça-se para reduzir de tamanho

Quase vinte anos trabalhando no ramo da moda me levaram a uma conclusão: a aparência, na verdade, relaciona-se muito pouco com o peso, mas tudo à autoconfiança. Pense nas mulheres que você admira, nas que são confiantes e sabem exatamente o que fazer com esta confiança. Vou apostar — coloco em jogo o meu melhor par de Jimmy Choos — que elas exalam confiança, vitalidade e entusiasmo. Desenvolver a autoconfiança gerará uma relação mais saudável com a comida e uma relação melhor com o corpo. É por isso que está aqui. É isso que possui — uma sabedoria intuitiva e íntima de que você é maravilhosa. Você não precisa que uma balança lhe diga isso. Você já sabe, lá no fundo, sob o abraço emagrecedor provocado por esse vestido sensacional que você está usando.

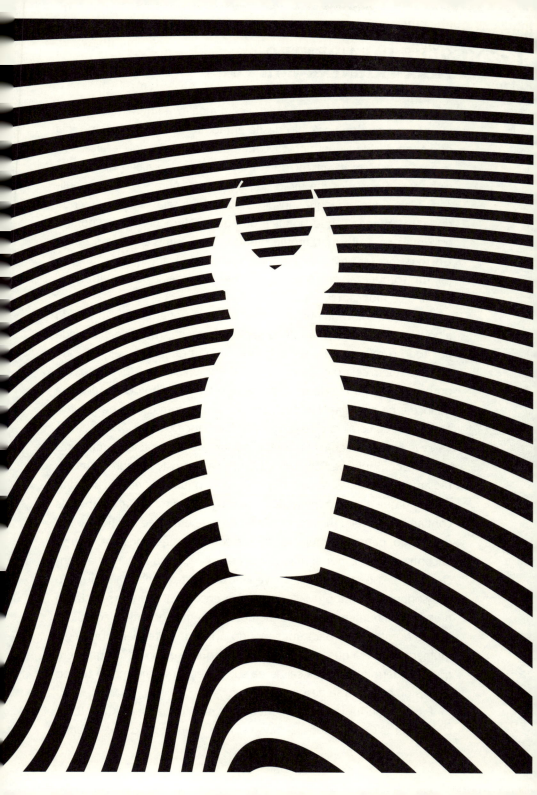

101 OLHE PARA DENTRO PARA TRIUNFAR POR FORA

Não muito tempo atrás, me deparei com a palavra "numenescência". Eu me agarrei a tal vocábulo desde então e o estimo tal como a joia que é, apesar de alguém provavelmente tê-lo inventado — talvez enquanto assistisse ao nascer do sol ou bebesse a terceira garrafa de vinho. Os dicionários lhe dirão que a palavra "nume" pode ser aplicada a algo que provoque "inspiração" ou que seja "sublime", vindo do latim "numen", que significa divindade. Numenescência, porém, está mais para um matrimônio híbrido entre nume e luminescência. Gosto de pensar nessa ideia como uma qualidade intangível, atemporal, transcendental; como uma coisa que, se pudesse ser engarrafada, tornaria os fabricantes milionários.

Porém, se colocada numa garrafa, vai tudo por água abaixo. Sendo algo volátil e pessoal, não pode ser empacotada, rotulada e enviada por todo o mundo para ser colocada numa prateleira qualquer; não importa quem seja o consumidor final. Numenescência, portanto, é a borboleta que não pode ser capturada, o tênue brilho do mistério, da nuance e da energia. Não pode ser comprado com cartão de crédito; é algo que se compra com confiança. Confiança e amor.

Leve em consideração o Botox, por exemplo. Por que as mulheres que recebem injeções de toxina botulínica no rosto sempre parecem tão amargas, tão desesperadas, sem mais nenhuma glória? Eu acredito que é porque elas têm medo de habitar o próprio rosto. Tal colapso de confiança se revela, mesmo por meio da pele brilhante e esticada. Por outro lado, pense em mulheres que se conhecem e se gostam. Não se encontram muitas por aí, não numa época dedicada a corroer a crença que a pessoa tem em si e a vender um ingresso para a realização dos sonhos num tubo. Mas, quando se encontra, quando se está na presença de numenescência, é memorável e emocionante; a complexa mente humana não para um segundo a fim de entender o que essa mulher tem. Será que é o perfume? Será que é o sorriso? O que será que não permitiu que ela saísse da sua cabeça, mesmo muito tempo depois de haverem se despedido?

É claro que há famosas que têm isso na própria alma. Cate Blanchett. Erin O'Connor. Nigella Lawson. Tilda Swinton. É o que Julianne

Moore tem. Helen Mirren também possui. Elizabeth Taylor estaria perdida sem isso. Parece que Catherine Zeta-Jones nasceu com isso, o combustível para sua trajetória incandescente de classe média em Swansea à alta sociedade de Hollywood. Mas não precisa ser celebridade nem inescrupulosamente magra ou rica para encontrar o seu eixo e rodar em torno dele (só para ficar registrado, Dawn French, Beth Ditto e Oprah Winfrey também têm).

Tomemos, como exemplo, Rose, uma mulher que conheci numa festa alguns anos atrás. Eu já escrevi sobre ela, mas vale muito a pena revisitá-la, como se fosse uma velha amiga. Eu estava em Lewes, saboreando madeleines de mel e vinho local — e lá, em meio a uma mistura eclética de convidados (um lenhador de terras vizinhas, uma garota com dentes interessantes que produzia hamburger orgânico com carne do próprio rebanho de gado, um ciclista profissional de bermuda de lycra amarela), estava Rose. Ela devia ter cerca de 60 anos; seu cabelo era do tipo impossível de domar em público, cor castanho-escuro e com um corte que não merece comentários. Ela não usava maquiagem e, falando por alto, era tão bonita ou tão feia quanto as pessoas que a rodeavam. Ainda assim, Rose brilhava. O que ela tinha? Nada de Botox. Nada de microdermoabrasão. Nada de roupas da moda de grandes grifes. Nós conversamos sobre amenidades — uma casa nova, uma velha piada — enquanto o meu olho tinhoso não parava para precisar a fonte de seu magnetismo.

Depois, eu me dei conta de que Rose estava bem consigo mesma, com seu corpo, sua idade, seu estilo, sua forma. O efeito desse bem-estar era surpreendente. Ela usava aquele monte de pano desengonçado que funciona muito bem quando não se aguentam mais as miniexplosões efervescentes da moda em grande escala. Rose combinou uma saia cinza escura e uma camisa larga com um colar lindo de prata e âmbar, pesado de tanta história que carregava — um colar que tinha história para contar — e um xale enorme de tecido bordado nas cores grená e bege, com o qual ela protegeu os ombros quando começou a escurecer e a temperatura começou a cair no quintal. O xale provavelmente já esteve sobre uma cama no Rajastão ou decorando uma parede; era étnico, como patchuli, só que raro, como ouro.

Para uma experiente louca por moda como eu, momentos de epifania são, surpreendentemente, raros e valiosos, como ouro. Choviam momentos assim quando comecei a acompanhar as passarelas, maravilhada com a poderosíssima força de um desfile da Versace ou pelas pernas de Linda Evangelista ou pela indescritível perfeição de um vestido Dior. Mas depois de passado tudo isso, as imagens mais fortes de estilo para mim vêm de pessoas que compreendem não os axiomas atuais da moda, a fofoca na rua, o apego nervoso à bolsa ou ao sapato da moda. Vêm de pessoas que compreendem a si mesmas.

Portanto, isso é numenescência — uma palavra inventada para uma coisa imensurável. Também já encontrei isso por todos os lados; na minha primeira professora de ioga, por exemplo, uma mulher gloriosa que só vestia branco e conseguia manter um equilíbrio invejável, apesar da luta contra o câncer de mama e uma subsequente mastectomia. Ou a minha amiga Iris, que sempre usa bota e um suéter velho e grande sobre o qual (acredito eu) sua Golden Retriever uma vez deu à luz. Ela é o tipo de mulher que se encontra margaridas no cabelo e que usa a carteira do pai a tiracolo. Iris vive fora de sintonia, mas controla a loucura ao ser notavelmente contente sendo quem é. Eu a invejo de uma forma que nunca invejaria uma mulher que possuísse a última bolsa Prada (e olha que eu *adoro* as bolsas Prada). E tem a editora fashion de primeira linha que conseguiu sobreviver às revelias das coleções internacionais, sempre fiel a si mesma e ao seu estilo (uma série de vestidos sofisticados e sóbrios de tons neutros, um armário de sapatos perfeitos), como se ela nutrisse seu próprio segredo, talvez numa encruzilhada pela espera da própria alma. Eu me lembro de observá-la de canto de olho sentada ao lado da passarela, serena e cativante, enquanto os colegas editores gritavam envaidecidos e nervosos, usando camisas Beau Brummel, jaquetas "*must have*" e sapatos com monogramas. Enquanto pareciam desesperados para ser alguém, qualquer outro alguém, ela parecia indiferentemente feliz de ser ela mesma.

Então como ter um pouquinho disso só para você? Agora já leu 100 maneiras para ajudar o começo. Você já sabe que o ato de fazer dieta irá fazer com que se sinta cruelmente insatisfeita com quem você é, e que a indústria das dietas é puro veneno. Ela só lhe fará mergulhar no extremismo de soluções rápidas, lhe deixará à mercê do mercador de óleo de cobra e provará que o otimismo incorrigível passa por cima da experiência.

Portanto, emagrecer não tem a ver só com os hábitos alimentares. Tem a ver como você se sente consigo mesma. Comece com atuoaceitação. Comece, se tiver coragem, com amor próprio. Isso lhe dará uma plataforma muito mais dinâmica e positiva para a mudança, e você não vai se enfiar num buraco assolada por dúvidas próprias. É como Eleanor Roosevelt afirmou, num epigrama pronunciado com muita frequência: "Ninguém fará você se sentir inferior sem o seu consentimento."

A psicóloga e especialista em peso Kerry Halliday diz: "Quando se está em paz consigo mesmo, o corpo encontra seu próprio peso natural. Buscar a felicidade fora de si próprio é uma das razões pelas quais caímos nas garras das soluções rápidas e milagrosas. Os distúrbios alimentares são, geralmente, consequência de uma dissociação do 'eu' do corpo. Então torne-se ativa. Dance. Anime-se. Ame-se de novo." Você não precisa se tornar uma narcisista desmedida, mas você mais que merece uma folga. E poderia parar de se gratificar com comida. Comece hoje. Por que não?

"Portanto, emagrecer não tem a ver só com os hábitos alimentares. Tem a ver como você se sente consigo mesma."

NÃO É UMA DIETA, E SIM A VIDA PRÁTICA:
COMO CONQUISTAR CONFIANÇA

✴ **Torça para si mesma**. Se você não está na sua torcida, então por que alguém deveria estar? É um princípio básico da boa psiquiatria. Você tem de ser otimista e gritar "eu consigo" do fundo da alma.

✴ **Saiba que não está sozinha**. Uma pesquisa recente descobriu que 72% das mulheres classificavam a própria aparência como "mediana" (mas você perceberá que isso é uma impossibilidade estatística). O interessante é que as mulheres mais satisfeitas com a beleza que possuem estavam significativamente mais propensas a pensar que fatores não físicos, como felicidade, confiança, dignidade, humor, inteligência e sabedoria, contribuem para a beleza da mulher. Não existe mulher neste mundo que goste de tudo do corpo. Portanto, encontre as partes de que você gosta. Use este livro para ajudar a revelá-las. Cuide bem delas, aproprie-se delas, confie nelas.

✴ **Saiba o que é normal**. Compreenda que uma mulher normal, uma boa mulher, pode ser macia e cheia de curvas. Tome Liv Tyler como exemplo, uma grande beleza que se recusa a sucumbir aos padrões de Hollywood. Ela diz: "Para o resto do mundo, eu sou magra, e eu gosto de mim assim."

✴ **O objetivo tem de ser o progresso, e não a perfeição**. A perfeição é chata demais. São as suas falhas que deixarão as pessoas de queixo caído.

✴ **Admita que você é incrível.** Porque você é, sim. Nigella Lawson certa vez disse: "Eu digo ao Charles [Saatchi] que não peço muito, só 100% de adoração o tempo todo. Isso não é exagero nenhum, né? Para mim, não é."

✴ **Mas fique atenta**. À medida que o corpo vai ficando tonificado e mais magro, cuidado. O sucesso gera satisfação, e satisfação gera negligência, o que, por sua vez, gera uma vozinha lá dentro do seu ouvido, que diz que uma fatia de torta não faz mal a ninguém. Com certeza. Mas, a longo prazo, é a receita infalível para o desastre.

★ **Seja constante**. Manter o peso requer força de vontade; ninguém fará isso por você. É o seu corpo, a sua vida, o seu brownie com calda de chocolate e duas bolas de sorvete, e o sabor fica à sua escolha. Ou não.

★ **Seja feliz**. É o que lhe garantirá boa forma, muito mais do que passar fome. Acredite em mim.

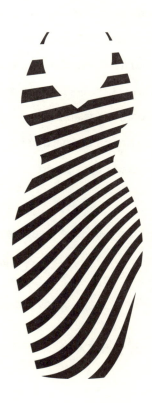

SITES ÚTEIS

ALIMENTAÇÃO

fishonline.org para mais informações sobre pesca sustentável

mymuesli.com para a famosa granola

nutritionaldata.com para a análise nutricional precisa de milhares de produtos alimentares

LINGERIE

axfords.com para espartilhos

bravissimo.com para as "mulheres de peito"

drreyshapewear.com para as peças íntimas do Dr. Rey

everythingunderthedress.com e **usefulchickstuff.co.uk**

para Boostits, Liftits, Concealits e Tapeits da Fashion First Aid

figleaves.com para modeladores de corpo

rigbyandpeller.com para serviço personalizado de sutiã

yummietummie.com para camisetas que diminuem a barriga

MODA

brownfashion.com para Preen e muitas outras grandes marcas

duoboots.com e **plusinboots.co.uk** para tamanhos de botas personalizados

ilovejeans.com para aquele jeans excepcional nos mais variados tamanhos

net-a-porter.com para Diane von Furstenburg, Preen, Roland Mouret, Issa

nydj.com para o jeans Tummy Tuck, que encolhe a barriga

miraclesuit.com para o biquíni/maiô milagroso

tightsplease.co.uk para inúmeras versões da meia-calça preta opaca

SAÚDE E BELEZA

Beautyworkswest.com para os conselhos de saúde do Dr. Daniel Sister

howtolookgood.com para ótimos conselhos de boa forma de Caryn Franklin

joannahall.com para o programa de caminhada Walk the Weigh Off e para comprar um pedômetro

knitty.com para tricô subversivo

liftshare.org.uk ou **streetcar.co.uk** para carona

maccosmetics.com para encontrar a loja da M.A.C. mais perto de você

positivelyslim.com para conselhos sobre emagrecimento da dra. Kerry Halliday

responsibletravel.com, ecoteer.com, originalvolunteer.co.uk, peopleandplaces.com, yoursafeplanet.co.uk para voluntariado nas férias

retouchphoto.co.uk para um lift facial fotográfico

stickK.com para fazer um contrato de exercício físico com si mesma

BIBLIOGRAFIA

Bad Food Britain: How a Nation Ruined Its Appetite, de Joanna Blythman.

Cellulite My Arse!, de Shonagh Walker.

País fast food: o lado nocivo da comida norte-americana, de Eric Scholosser, lançado no Brasil pela Editora Ática.

I Feel Bad About My Neck, de Nor Ephron.

Em defesa da comida: um manifesto, de Michael Pollan, publicado no Brasil pela Editora Intrínseca.

Por que comemos tanto?, de Brian Wansink, publicado no Brasil pela Editora Campus.

Not on the Label: What Really Goes into the Food on Your Plate, de Felicity Lawrence.

Nudge, de Richard H. Thaler e Cass R. Sunstein.

Trans Fat: the Time Bomb in Your Food, de Maggie Stanfield.

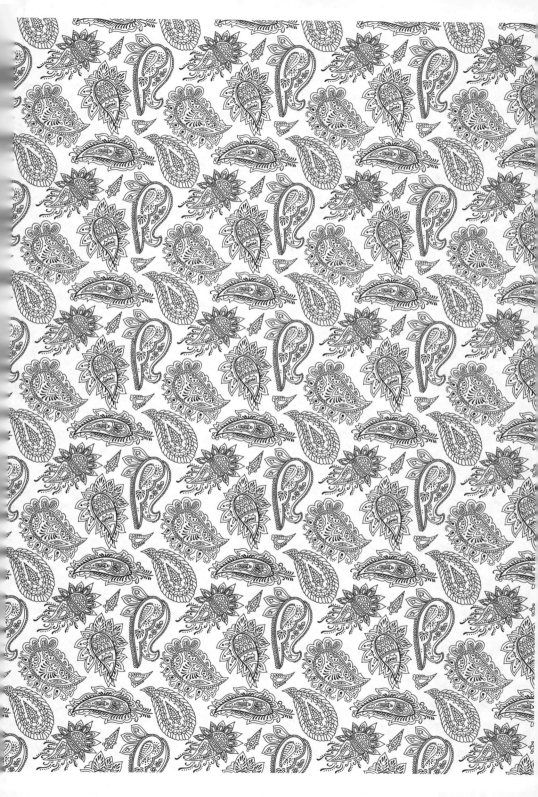

Este livro foi composto na tipologia Frutiger LT Std,
em corpo 10/14,5 e impresso em papel offwhite 80 g/m²
pela gráfica Markgraph.